DRG 入组错误百例详解

Detail of DRG Grouping Errors

主　编　陈晓红　郑　筠　赵慧智　丁　滨

组织策划　北京中卫云医疗数据分析与应用技术研究院

学术支持　中国卫生监督协会医疗卫生机构监管专业委员会
　　　　　中国医院协会民营医院分会

技术支持　山东康网网络科技有限公司

中卫云 DRG 助手

CHS-DRG 实用工具，让 DRG 变得简单

东南大学出版社

·南　京·

内 容 简 介

　　《DRG 入组错误百例详解》是基于疾病诊断大类(MDC)编撰的 DRG 分组的实用性书籍,分为 DRG 基本知识、国际疾病分类编码基本知识、DRG 入组错误案例三篇。本书案例选择真实病案首页数据,共 21 个 MDC 系统、百余个 DRG 组代表性疾病案例,每个案例均有 DRG 组调整对比及基于临床医师思路和编码员思路的分析讨论,非常直观,浅显易懂,是一本 DRG 启蒙及普及类指导性书籍。适宜各类医疗机构管理人员、病案编码人员、临床医务人员学习阅读。

图书在版编目(CIP)数据

　　DRG 入组错误百例详解 / 陈晓红等主编. — 南京 ：东南大学出版社,2020.7(2023.7重印)

　　ISBN　978 - 7 - 5641 - 9007 - 1

　　Ⅰ.①D…　Ⅱ.①陈…　Ⅲ.①病案—管理　Ⅳ.①R197.323.1

　　中国版本图书馆 CIP 数据核字(2020)第 126295 号

DRG 入组错误百例详解
DRG Ruzu Cuowu Baili Xiangjie

主　　编	陈晓红　郑　筠　赵慧智　丁　滨
出 版 人	江建中
责任编辑	张　慧
出版发行	东南大学出版社
	(江苏省南京市四牌楼 2 号东南大学校内　邮政编码 210096)
网　　址	http://www.seupress.com
印　　刷	江苏扬中印刷有限公司
开　　本	787mm×1092mm　1/16
印　　张	21.75
字　　数	570 千字
版 印 次	2020 年 7 月第 1 版　2023 年 7 月第 8 次印刷
书　　号	ISBN 978 - 7 - 5641 - 9007 - 1
定　　价	88.00 元

(＊东大版图书若有印装质量问题,请直接与营销部联系,电话 025－83791830)

《DRG 入组错误百例详解》编委会

前　言

　　我国已建立了世界上规模最大的基本医疗保障网,全国基本医疗保险参保人数超过 13.5 亿人,覆盖面稳定在 95％ 以上。2020 年 3 月 5 日,《中共中央国务院关于深化医疗保障制度改革的意见》明确指出要继续推进医保支付方式改革,完善医保基金总额预算办法,逐步建立按病种、按疾病诊断相关分组付费。

　　"疾病诊断相关分组"的英文全称为"Diagnosis Related Groups",简称 DRG。DRG 作为医保主要支付方式之一,能够促进医院从被动控费转变为主动控制成本,实现医保、医药、医疗"三医"联动。本书作者尝试以案例来解答医院的困惑:只有规范医疗行为,完善临床路径,才能有效控费,在获得合理医保支付的同时推进医院的精细化管理。

　　医保支付改革的压力传递给医院后,医院该怎么办?

　　为了帮助医院理解 DRG 分组的逻辑关系,掌握 DRG 应用基本原理,减少 DRG 入组错误,北京中卫云医疗数据分析与应用技术研究院组织全国专家参与编写了《DRG 入组错误百例详解》。这是一本专业科普图书,全书共三篇二十七章,介绍了基本知识、基本工具和错误案例,选择了百余例 DRG 分组代表性的错误案例,适合临床医生和编码员作为工具书阅读使用。

　　本书作者都是工作在医院一线执行 DRG 的技术人员。他们在 DRG 学习与应用的过程中,也承担了 DRG 的培训任务。作者期望展示给读者三个内容。一是 DRG 是全流程管理,关键环节需要医生、编码员、医院管理者深度参与;二是通过对每一个错误案例的梳理,看清错误的来龙去脉,找到解决问题的办法;三是 DRG 权重计算遵循统计原理,若医院的数据有问题,支付一定碰到阻力!

　　本书部分作者参与了对数十家医院病案首页数据的 DRG 相关统计分析工作,分析发现两大问题直接影响医保支付。一是病例不能入组,意味着不能或得不到合理医保支付。分析发现 15％ 的病例没有入组,数据不规范是主要原因,如主要诊断和主要手术不匹配导致不能入组,主要诊断不是分组器配套的 ICD-10 编码版本,与分组器 ICD 版本不匹配导致不能入组。二是病例入错组,影响权重值。如出现低码高编造成低倍率假象,或者高码低编造成高倍率假象。所以,病案首页数据质量是 DRG 分组的关键,诊断及手术/操作不遗漏、编码正确才能正确分组,正确分组才能得到合理的 DRG 组权重值,从而得到合理的医保支付!

本书是国内第一本基于疾病诊断大类(MDC)编撰的 DRG 入组错误案例分析的实用性书籍,分组结果依据 CN-DRG 国家临床版 2.0;术语参照国家卫生健康委印发的《常用临床医学名词(2018 年版)》;"参考权重"根据中卫云 DRG 数据会诊云平台的大数据测算,实施点数法地区可参照公式"权重×100=基准点数",旨在为读者提供正确的 DRG 入组思路,是一本 DRG 启蒙及普及类指导性书籍,希望对读者有用。

2020 年 6 月下旬,在本书出版前夕,国家医疗保障局的《CHS-DRG 细分组方案 1.0》出台,各地区 DRG 支付改革加快了落地实施。我们将围绕 CHS-DRG 实际应用及盈亏分析进行深入研究,并在相应时机出版基于国家医保分组器落地实施的案例解析书籍。

此外,在本书扉页提供了中卫云 DRG 助手小程序二维码,小程序基于国家医疗保障局的《CHS-DRG 细分组方案 1.0》研发,并提供了完整的国家医疗保障局 CHS-DRG 分组方案的 MDC、ADRG、DRG 列表及疾病诊断名称、手术与操作名称、并发症与合并症列表等字典库,帮助读者随时查询病案的 DRG 入组结果及异常预警分析。

本书在编撰过程中得到中国卫生监督协会医疗卫生机构监管专业委员会和中国医院协会民营医院分会的技术支持和指导,得到众多参与专家的支持,得到南京东南大学出版社的支持和帮助,在此一并表示感谢!

山东康网网络科技有限公司自创立以来就从事医疗数据分析工作,并资助成立了北京中卫云医疗数据分析与应用技术研究院,本书由该研究院专家组织策划。

主　编

2020 年 7 月

目　　录

第一篇　DRG 基本知识

第二篇　国际疾病分类编码基本知识

第三篇　DRG 入组错误案例

第一篇

DRG 基本知识

第一章 DRG 定义与指标

第一节 什么是 DRG?

DRG 全称为疾病诊断相关分组(Diagnosis Related Groups),是用于衡量医疗服务质量效率以及进行医保支付的一个重要工具。DRG 实质上是一种病例组合分类方案,即根据住院患者年龄、疾病诊断、合并症、并发症、治疗方式、病症严重程度及转归和资源消耗等因素,按照 ICD-10 的诊断码和 ICD-9-CM-3 手术操作码,使用聚类方法将临床特征和医疗资源消耗情况相似的出院者分为同一组,将患者分入若干诊断组进行管理的体系。

用简单直白的语言理解:DRG 是通过一个分组工具,分出若干个疾病组,并产出若干个数据指标,用于医疗服务评价和医保支付。

第二节 什么是 DRG 预付费?

疾病诊断相关组-预付费(Diagnosis Related Groups-Prospective Payment System,DRG-PPS)是对各疾病诊断相关组制定支付标准,预付医疗费用的付费方式。在 DRG 付费方式下,依据诊断的不同、治疗手段的不同和患者特征的不同,每个病例会对应进入不同的诊断相关组。在此基础上,医保机构不再是按照患者在院的实际费用支付给医疗机构,而是按照病例所进入的诊断相关组的付费标准进行支付。

第三节 DRG 的来龙去脉

关于 DRG 的起源,大概可以追溯到 20 世纪 20 年代医疗服务中的一个实际问题,即"如何比较医疗服务提供者的优劣,以便做出适当的选择"。回答这个问题的最大困难在于,不同的医疗服务提供者之间收治患者的数量和类型不同,难以直接比较。

为了应对这个困难,产生了"病例组合(Case-Mix)"的概念。"病例组合"将临床过程相近和(或)资源消耗相当的病例分类组合成为若干个组别,组与组之间制定不同的"权重"反映各组的特征。于是,同组之间的病例可以直接比较,不同组的病例经过权重的调整后再进行比较。至 20 世纪 60 年代,涌现出多种有风险调整功能的病例组合工具用于医疗服务管理,其中应用最为广泛的当数 DRG。20 世纪 80 年代,美国率先将 DRG 用于医疗保险定额支付,现今多数发达国家社会医疗保险都采用这一工具进行预算、资源配置管理或购买医疗服务。

我国也有学者在 20 世纪 80 年代末就开始了 DRG 的初步研究,认为国内病案承载的数据已经基本满足 DRG 分组需要。经过 20 余年的发展,国内形成了四个主流权威版本:一是北京医疗保险协会的 BJ-DRG,主要侧重于费用支付,兼顾医疗质量评价,充分反映医保管理诉求;二是国家卫生健康委医政医管局和北京市卫生健康委信息中心联合制定的 CN-DRG,主要侧重于医疗服务绩效评价和质量监管,并应用于部分城市费用支付,充分反映临床实际和需求;三是国家卫生健康委基层卫生司制定的 CR-DRG,主要面向地市级和县级医院,充分反映基层疾病谱的特点及市县级的医院和医保管理能力,适用于新农合和城乡居民的支付和管理;四是国家卫生健康委卫生发展研究中心的 C-DRG,创新采用覆盖了全部疾病谱的临床诊断术语和 CCHI 为分组工具。

2017 年,《国务院办公厅关于进一步深化基本医疗保险支付方式改革的指导意见》(国办发〔2017〕55 号)要求推进按疾病诊断相关分组(DRG)付费国家试点,探索建立 DRG 付费体系。2018 年,国家医疗保障局(简称国家医保局)成立,DRG 支付方式改革成为国家医保局成立以来的重要职责之一。2019 年 6 月,国家医保局、财政部、国家卫生健康委和国家中医药局联合印发的《关于印发按疾病诊断相关分组付费国家试点城市名单的通知》(医保发〔2019〕34 号),提出深化医保支付方式改革,加快推动 DRG 付费国家试点工作,确定了 30 个城市作为 DRG 付费国家试点城市。该通知制定了"三年三步走"的策略,即 2019 年完成顶层设计,2020 年模拟运行,2021 年实际付费。2019 年 10 月 24 日,国家医疗保障局发布了《关于印发疾病诊断相关分组(DRG)付费国家试点技术规范和分组方案的通知》(医保办发〔2019〕36 号),标志着 DRG 付费国家试点工作进入实质性阶段。

第四节　DRG 的常用指标

DRG 是用一个分组工具,将病例分为若干组,并产出若干个指标。DRG 有三大核心指标,即病例组数、权重(RW)、病例组合指数(CMI)。进而产出一系列衍生指标,即费用/时间消耗指数,低、中、高风险死亡率等。

1. DRG 组数:是指分到的 DRG 组个数,代表了医院收治病例所覆盖疾病类型的范围。

2. RW:反映 DRG 组内的疾病严重程度和资源消耗情况。RW 是对每一个 DRG 依据其资源消耗程度所给予的权值,反映该 DRG 的资源消耗相对于其他疾病的程度。它是医保支付的基准,是反映不同 DRG 组资源消耗程度的相对值,数值越高,反映该病组的资源消耗越高,反之则越低。

$$某\ DRG\ 费用权重 = \frac{该\ DRG\ 中病例的例均费用}{所有病例的例均费用}$$

3. 总权重:是指住院服务总产出(风险调整后),总权重计算公式如下:

$$总权重 = \sum(某\ DRG\ 费用权重 × 该医院\ DRG\ 病例数)$$

4. CMI:综合反映医院收治患者的结构和技术能力的指标,根据医院的总权重和医院病例总数计算得出。CMI>1 说明医院或科室技术难度高于平均水平。

$$CMI = \sum(某\ DRG\ 费用权重 × 该医院\ DRG\ 病例数)/ 该医院全部病例数$$

5. 费用、时间消耗指数:用于医疗服务效率能力的评价,如在某个区域内不同医疗机构治疗同类疾病花费高低和住院时间的长短代表不同医疗机构的服务效率,反映治疗同类疾病医疗费用高低和时间长短。如果计算值在 1 左右,表示接近平均水平;小于 1 则表示医疗费用较低或住院时间较短。

6. 死亡指数:衡量医院病死率的指标,用于医疗安全的评价,主要是以低风险死亡率评价该区域不同医疗机构的风险性和安全性。

从本质上讲,DRG 数据指标是一套医疗管理的工具,既能用于支付管理,也能用于预算管理,还能用于质量管理。DRG 数据指标通过医疗服务、医疗效率和医疗安全三个维度构建医院绩效考核体系。

第五节　DRG 常用术语

1. 主要诊断(Principal Diagnosis):指本次住院医疗过程中的住院疾病和情况。

2. 主要诊断大类(Major Diagnosis Category,MDC):指主要诊断按解剖系统及其他大类目进行分类的结果。

3. 核心疾病诊断相关组(Adjacent Diagnosis Related Groups,ADRG):是主要根据疾病临床特征划分的一组疾病诊断或手术操作等临床过程相似的病例组合。ADRG 不能直接应用于管理或付费,需进一步细分为 DRG 后才能使用。

4. 并发症与合并症(Complication and Comorbidity,CC):指本次住院医疗过程中,除了主要诊断外,影响医疗决策及使用的其他疾患及情况。其中,影响较大的称为"严重并发症与合并症"(Major Complication and Comorbidity,MCC)。

5. 手术室手术操作(Operating Room Procedure,OR. Procedure):指在手术室进行的手术及操作。

6. 非手术室操作(Non-Operating Room Procedure,Non-OR. Procedure):指较重要的非传统的诊断性和治疗性操作。

第六节　DRG 分组理念及思路

一、 DRG 的分组理念

DRG 分组采用病例组合(Case-Mix)思想,其分组的基本理念是:疾病类型不同,应该区分开;同类病例但治疗方式不同,亦应区分开;同类病例同类治疗方式,但病例个体特征不同,也应区分开。而且,DRG 关注的是"临床过程"和"资源消耗"两个维度,分组结果要保障同一个 DRG 内的病例临床过程相似、资源消耗相近(见图 1-6-1)。

为了实现上述分组理念,疾病类型通过疾病的"诊断"来辨别;治疗方式通过"手术或操作"来区分;病例个体特征则利用病例的年龄、性别、出生体重(新生儿病例)、其他诊断尤其是合并症、并发症等变量来反映。

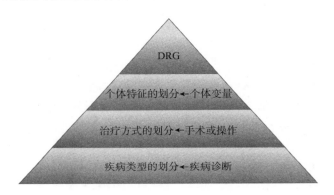

图 1-6-1　DRG 分组理念图示

(来源:CHS-DRG 分组与付费技术规范)

二、 DRG 的分组思路

(一) CHS-DRG 的分组流程

1. 在进行主要诊断大类(MDC)分类之前,首先根据病案首页数据,将器官移植、呼吸机使用≥96 小时,年龄<29 天,主要诊断或其他诊断为 HIV 或者严重创伤的病例进行先期分组,形成 4 个先期分组诊断大类(Pre-MDC),即 MDCA、MDCP、MDCY 及 MDCZ。

2. 其余病例依据病案首页的主要诊断、病例个体的性别因素分入不同的主要诊断大类;生殖系统诊断则要考虑性别差异后分入 MDCN 或 MDCM;每个 MDC 都有一个主要诊断表。

3. 病案首页的主要诊断和手术操作是分入 ADRG 组的关键依据。凡接受手术室手术或操作的病例分入相关手术、操作组,其他的按主要诊断分入相关内科病例组。

4. 结合影响临床过程的其他因素,如病例的个体因素(如年龄、新生儿出生体重)、有无并发症与合并症及其严重程度、离院方式等,最后生成最终 DRG 组。

(二) DRG 分组步骤

每一个病例进行 DRG 分组都需要三个步骤(见图 1-6-2)。

1. MDC 组(主要诊断大类):以病案首页的主要诊断为依据,以解剖和生理系统为主要分类特征,参照 ICD-10 将病例分为 26 个 MDC。

2. ADRG 组(核心疾病诊断相关组):在各 MDC 下,再根据治疗方式将病例分为手术、非手术和操作三类,并在各类下将主要诊断和(或)主要操作相同的病例合并成ADRG,在这部分分类过程中,主要以临床经验分类为主,考虑临床相似性,统计分析作为辅助。

3. DRG 组(诊断相关组):在各 ADRG 下,综合考虑病例的其他个体特征、合并症和并发症,将相近的诊断相关分组细分为 DRG。细分的目的是提高分组的科学性和用于付费的准确性。细分因素可考虑年龄、合并症、并发症等因素,以缩小组内变异,提高分组效能为目标。这一过程中,主要以统计分析寻找分类节点,考虑资源消耗的相似性。

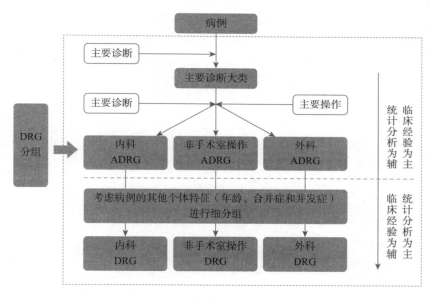

图 1-6-2　DRG 分组思路示意图

(来源:CHS-DRG 分组与付费技术规范)

第七节　CHS-DRG 病组代码的含义

CHS-DRG 病组由 4 位码构成,均以英文 A—Z 和阿拉伯数字 0—9 表示。DRG 代码各位编码的具体含义如下:

第一位表示主要诊断大类(MDC):根据病案首页的主要诊断确定,进入相应疾病主要诊断大类,用英文字母 A—Z 表示。

第二位表示 DRG 病组的类型:根据处理方式不同分为外科部分、非手术室操作部分(接受特殊检查,如导管、内窥镜检查等)和内科部分。用英文字母表示。

外科部分用 9 个字母代表:A, B, C, D, E, F, G, H, J;

非手术室操作部分用 6 个字母代表:K, L, M, N, P, Q;

内科部分用 9 个字母代表:R, S, T, U, V, W, X, Y, Z。

第三位表示 ADRG 的顺序码,用阿拉伯数字 1—9 表示。

第四位表示是否有合并症和并发症或年龄、转归等特殊情况,用阿拉伯数字表示。

"1"表示伴有严重并发症与合并症;

"3"表示伴有一般并发症与合并症;

"5"表示不伴有并发症与合并症;

"7"表示死亡或转院;

"9"表示未作区分的情况;

"0"表示小于 17 岁组;

其他数字表示其他需单独分组的情况。

DRG 四位编码示意图见图 1-7-1。

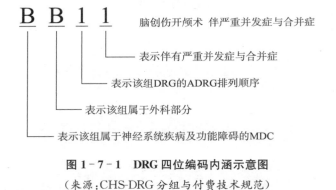

图 1-7-1 DRG 四位编码内涵示意图

(来源:CHS-DRG 分组与付费技术规范)

第八节 CHS-DRG 方案的基础数据需求

实施 DRG-PPS 的数据来源有两方面,一是历史数据采集,二是实时数据采集。历史数据采集又包括医院病案数据、医保平台结算数据和医院疾病诊断与手术操作编码库。实时数据采集是参照《国家医疗保障局关于印发医疗保障定点医疗机构等信息业务编码规则和方法的通知》(医保发〔2019〕55 号),通过医院的各信息系统(包括首页)生成结算清单,实时上传医疗保障基金结算清单信息。

CHS-DRG 需要的基础信息包括病情严重度和复杂性、医疗需要及使用强度、医疗结果及资源消耗等多个维度的信息。各个维度的数据均来自参保患者出院时的"医疗保障基金住院结算清单",见表 1-8-1。

表 1-8-1　CHS-DRG 方案的基础数据需求

分类轴心	信息/数据
数据来源	医疗保障基金住院结算清单
编码系统	《医疗保障疾病诊断分类与编码》ICD-10 《医疗保障手术操作分类与代码》ICD-9-CM-3
病情严重程度及复杂性	主要诊断、并发症与合并症、个体因素(如年龄、性别、新生儿的出生体重等)
医疗需要及使用强度	手术室手术、非手术室手术、其他辅助的医疗和护理服务(如呼吸机使用等)
医疗结果	出院状态(死亡、医嘱出院、非医嘱出院、转院)
资源消耗	医疗费用、住院时间

第九节　医疗保障基金结算清单的填写规范要点

CHS-DRG 的应用基于"医疗保障基金结算清单"数据。医保结算清单是指医保定点医疗机构在开展住院、门诊慢特病等医疗服务后,向医保部门申请费用结算时提交的数据清单,是 DRG 付费后的数据来源。

2020 年 5 月 8 日,国家医疗保障局印发《医疗保障基金结算清单填写规范》。通知指出:制定医疗保障基金结算清单填写规范的目的为统一医保结算清单数据采集标准,做好基础信息质量控制,提高医疗保障基金结算清单数据质量。医疗保障基金结算清单填写的总要求是:客观、真实、及时、规范,项目填写完整,准确反映患者诊疗、医疗收费等信息。

医疗保障基金结算清单数据指标共有 190 项,具体包括:① 基本信息部分 32 项数据指标,主要用于定点医疗机构和患者的身份识别。② 门诊慢特病诊疗信息部分 6 项,主要反映门诊慢特病患者的实际诊疗过程。③ 住院诊疗信息部分 57 项,主要反映患者入院、诊断、治疗、出院等全诊疗过程的信息,这是最为复杂的一类信息。包括住院医疗类型、入院相关信息(途径、治疗类别、时间、科别)、转科相关信息、出院相关信息、入院病情、手术相关信息、特殊诊疗与护理信息、转归信息、再住院信息,以及诊疗责任人信息等。④ 医疗收费信息部分 95 项,主要反映定点医疗机构与患者结账时的实际医疗费用。医疗收费信息与"医疗住院收费票据"信息一致。

《医疗保障基金结算清单填写规范》指出:医疗保障基金结算清单中常用的标量、称量等数据项应当使用国家和医保、卫生行业等相关标准。其中,诊疗信息数据指标填报主要来自于住院病案首页数据,医疗收费信息数据指标填报口径应与财政部、国家卫生健康委员会、国家医疗保障局统一的"医疗住院收费票据"信息一致。

西医疾病诊断代码统一使用《医疗保障疾病诊断分类与代码》,手术和操作代码应当统一使用《医疗保障手术操作分类与代码》,中医疾病诊断代码统一使用《医疗保障中医诊断分类与代码》,日间手术病种代码统一使用《医保日间手术病种分类与代码》。填写疾病诊断、手术及操作项目时应当同时填写名称及代码。

全新的"医疗保障基金结算清单"遵循适用性、一致性、规范性的基本原则,编制了涵盖 CHS-DRG 所需的病案首页中的指标内容、参保病人住院结算信息以及财政部医疗收费电子票据中的收费分类等。在国家医疗保障局印发《医疗保障基金结算清单填写规范》之前,我国采用病案首页数据作为 DRG 分组数据来源。未来 CHS-DRG 实时分组的数据将完全来源于"医疗保障基金结算清单"。

尽管如此,病案首页数据仍然重要。规范和科学分组是 DRG 实施的重要前提,依据"医疗保障基金结算清单"精准的分组结果,依赖于病案首页各个数据项目的准确性、规范性和标准化,特别是与 DRG 分组相关的各项诊疗项目数据。通过病案首页中的主要诊断、手术和操作,准确反映疾病的严重程度和治疗方式的复杂程度;通过年龄、出生体重(新生儿病例)、其他诊断等变量来反映病例的个体特征差异。

第十节　医保机构实施 DRG 监管考核的指标

在实施 DRG 付费的过程中,为了保障 DRG 付费能够可持续地运行,避免并遏制可能存在的医疗机构选择轻患者住院、推诿重患者、升级诊断和服务不足等现象,医保经办机构对医疗机构的行为以及 DRG 实施的过程和结果进行监督和管理。考核指标主要内容包括以下 8 个方面:

1. 组织管理和制度建设:管理制度考核建设包括病案管理、临床路径管理、成本核算管理、绩效考核制度建设等配套措施的建立情况的考核。

2. 病案质量:由于病案的质量直接影响 DRG 分组和付费标准测算的准确性,也能反映实施 DRG 付费的医疗机构诊疗规范情况,因此,需从病案首页的完整性、合理性和规范性进行考核。完整性考核包括患者病案首页及费用明细信息是否按病案管理规范要求填写完整,核心指标有无漏项。合理性考核包括对患者性别与诊断的相符判断,年龄与诊断的相符判断,出入院时间的逻辑判断,总费用与明细费用是否相等的逻辑判断,诊断与费用是否相符的逻辑判断以及必要费用和无关费用比例的计算等。规范性考核包括审查病例诊断是否为规范诊断,诊断是否出现顺序排列错误、主诊断为空等,以及诊断编码与诊断是否相匹配,诊断编码是否为规范诊断编码等。

3. 医疗服务能力:对收治病例覆盖的 DRG 组数、病例组合指数值(CMI 值)、住院服务量、转本地区外住院患者比例等的考核,可反映医疗机构的服务能力。

4. 医疗行为:从分解住院率、按照医疗原则收治患者、因病施治、规范住院收费行为等方面考核医疗行为是否规范。

5. 医疗质量：从入出院诊断符合率、30 天内返住率、院内感染发生率和平均住院日等方面考核可能出现的升级诊断、服务不足和效率不高等现象。

6. 资源使用效率：从不同医疗机构间 DRG 的时间消耗指数、资源消耗指数比较来反映各医疗机构资源消耗的差异。

7. 费用控制：从药占比、次均住院费用、实际补偿比和自费项目费用比例等方面考核实施 DRG 付费后，医疗机构是否主动控制成本，医药费用不合理上涨是否得到遏制。

8. 患者满意度：从患者对医疗行为和医疗质量的满意度方面的调查，考核 DRG 实施后，医疗机构是否存在医疗行为改变、医疗服务质量下降等情况。

第二章　DRG 管理与策略

第一节　我国推行医保 DRG 付费的目的

按 DRG 支付是世界公认的较为先进和科学的医保支付方式之一,是有效控制医疗费用不合理增长,建立公立医院运行补偿新机制,实现医-保-患三方共赢和推进分级诊疗促进服务模式转变的重要手段。随着我国老龄化时代的到来,医疗保险短期收支平衡和长期收支平衡难以保持,引进 DRG 这一管理工具,开启 DRG 支付方式改革,替代目前使用的按项目付费,是当务之急。

国家医保局相关文件指出,应用 DRG 付费所期望达到的目标是实现医-保-患三方共赢。通过 DRG 付费,医保基金不超支,使用效率更加高效,对医疗机构和医保患者的管理更加精准;医院方面诊疗行为更加规范,医疗支出得到合理补偿,医疗技术得到充分发展;患者方面享受高质量的医疗服务,减轻疾病经济负担,同时结算方式也更加便捷。

第二节　DRG 支付改革的技术规范

DRG 支付方式改革包括 DRG 分组和付费两部分,其中规范和科学分组是 DRG 实施的重要前提,精确付费是 DRG 实施的重要保障。2019 年 10 月 24 日,国家医疗保障局颁发了《关于印发疾病诊断相关分组(DRG)付费国家试点技术规范和分组方案的通知》(医保办发〔2019〕36 号),正式公布了《国家医疗保障 DRG 分组与付费技术规范》(以下简称《技术规范》)和《国家医疗保障 DRG(CHS-DRG)分组方案》(以下简称《分组方案》)两个技术标准,对 DRG 付费工作提出了具体规范与要求。

《技术规范》对 DRG 分组的基本原理、适用范围、名词定义,以及数据要求、数据质控、标准化上传规范、分组策略与原则、权重与费率确定方法等进行了规范。《分组方案》明确了国家医疗保障疾病诊断相关分组(China Healthcare Security Diagnosis Related Groups, CHS-DRG)是全国医疗保障部门开展 DRG 付费工作的统一标准,包括了 26 个主要诊断大类(Major Diagnosis Category, MDC)、376 个核心 DRG(Adjacent Diagnosis Related Groups, ADRG),其中有 167 个外科手术操作 ADRG 组、22 个非手术操作 ADRG 组和 187 个内科诊断 ADRG 组。《技术规范》要求 26 个 MDC 和 376 个 ADRG 全国一致,并按照统一的分组操作指南,结合各地实际情况,制定本地的细分 DRG 分组(DRG)。

第三节　DRG 付费适用于所有患者吗？

DRG 是以划分医疗服务产出为目标（同组病例医疗服务产出的期望相同），其本质上是一套"管理工具"，只有那些诊断和治疗方式对病例的资源消耗和治疗结果影响显著的病例，才适合使用 DRG 作为风险调整工具，较适用于急性住院病例（Acute inpatients）。

以下这些情况不适用 DRG 方式结算：① 门诊病例；② 康复病例；③ 需要长期住院的病例（一般指住院时间≥60 天者）；④ 某些诊断相同，治疗方式相同，但资源消耗和治疗结果变异巨大的病例（如精神类疾病）。具体除外病例，各地方案也有细微差异。

第四节　医保 DRG 付费具有的基本特征

清华大学医院管理学家杨燕绥教授曾在"中国医疗保险"公众号发表署名文章《一文读懂医保 DRG 付费中的那些"机关"》，将医保 DRG 付费归纳为九个特征，即四个关注、三个手段和两个机制。

四个关注：一是关注疾病诊断分组的科学性，尊重专家组意见支持适度调整，建立与医生的对话平台，包括面对面的对话和利用智能审核系统的医生窗口对话；二是关注影响成本的资源消耗指数和时间消耗指数，以影响合理定价；三是关注疾病编码的应用，因其直接影响支付的公平性；四是关注医疗服务质量和费用的关系，保障参保人的利益。

三个手段：一是运用相对权重确认病组成本并作为确认医保支付的基础；二是制定基础费率，每个病组价格基本相同，即同地同病同价；三是动态调控，为实现医保 DRG 改革目标和坚持社会医疗保险的公平性，医保需要建立调控机制。在国内，为鼓励三级医院持续收治危重患者，有的实行特病单议，条件不成熟前不入组，有的增加点值。

两个机制：一是结余留用，引导医疗机构建立提质增效的内生机制，并在区域内合理有序地竞争。二是合理超值分担，是 DRG 的升级版，并非打包定价，也非超支分担，如某些地区对超支分担 50%。合理超支分担的目的在于支持医生组接治疑难危重患者和进行临床创新，但需要确认其合理性。

第五节　实施 DRG 付费具备的基本条件

实施医保 DRG 支付方式改革，需要具备较好的基础条件，同时还需要开展规范数据采集流程和审核等前期工作。在国家医保局颁发的《CHS-DRG 分组与技术规范》中给出了实施 DRG 付费的六项基本条件：

第一是基础代码统一：区域内已使用或按要求更换为统一的疾病诊断编码和手术操作编码是分组和付费正确的基础保障。CHS-DRG 使用国家医保版《医疗保障疾病诊断分类及代码(ICD-10)》和《医疗保障手术操作分类与编码(ICD-9-CM-3)》等技术标准。2019 年出台的《国家医疗保障疾病诊断相关分组》收录了 2 048 个疾病类目、10 172 个疾病亚目、33 392 个可以直接用于临床诊断的条目;《医疗保障手术操作分类与代码》收录了 890 个手术操作亚目、3 666 个手术操作细目和 13 002 个手术操作条目。

第二是病案质量达标：按照国家病案管理规范，病案首页信息填写完整，主要诊断和辅助诊断填写和选择正确，手术和操作填写规范，满足 DRG 分组和付费要求。

第三是诊疗流程规范：实施 DRG 付费区域内的医疗机构诊疗流程相对规范，医院质量控制机制健全，并且广泛开展临床路径管理。

第四是信息系统互联：医保经办机构和医疗机构具有安全稳定的硬件平台和网络服务，医疗机构内部 HIS 系统、病案系统、收费系统和医保结算系统互联互通，且可根据需要开发用于同 DRG 分组器进行数据交互的接口。

第五是管理队伍精干：具有精干的医保经办管理及监督考核的专业人员队伍，具备 DRG 付费和管理的基本知识和技能。

第六是协作机制健全：地方政府、医保经办机构和医疗机构具有较强的实施 DRG 付费意愿，医保部门与区域内医院保持密切的合作关系，双方建立常态性的协商沟通机制。

第六节　ADRG 的分组原则和方法

根据是否有手术和非手术室操作，可将 ADRG 分为内科 ADRG、外科 ADRG、非手术室操作 ADRG 三类。ADRG 的分组原则：一是综合考虑病例主要诊断和主要操作来划分;二是主要诊断和(或)主要操作相同或相近的病例进入同一 ADRG。ADRG 确定方法如下：

1. 以收集的历史病历数据为基础，相关专业临床专家按其临床经验，对每一主要诊断大类内包含的病例按主要诊断的相似性和临床诊疗过程的相似性对疾病进行划分。

2. 每一个 ADRG 有一个明确的内涵描述，由一组满足临床相似性的疾病诊断及其相应的诊疗操作或内科治疗方式构成。

3. 在专家初步分组后，需依据分组情况提取病例数据资料，测算各 ADRG 的平均资源消耗，提供给专家参考校正分组结果，经多轮临床论证和数据验证达成一致结果后得出最终的分组结果。

4. 按照疾病的严重程度、诊疗过程的复杂程度和资源消耗进行排序和命名。

第七节　ADRG 如何细分为 DRG?

ADRG 是否可细分为 DRG 取决于如下三个条件:一是在 ADRG 组资源消耗的变异系数(CV)是否大于 1;二是个体特征对资源消耗是否有较大影响;三是疾病的严重程度对资源消耗是否有较大影响。CHS-DRG 主要依据疾病组内病例的资源消耗是否相近,通常将住院费用或住院时间作为衡量资源消耗的指标。

根据国内外比较认可的标准,若疾病组内住院费用或住院时间的变异系数<1,可认为组内资源消耗的一致性高,疾病组可作为一个 DRG。反之,若疾病组内住院费用或住院时间的 $CV \geq 1$,可认为组内病例消耗的资源不同,应该按照影响的因素(年龄、合并症和并发症等)进一步细分,直到组内的 $CV < 1$ 为止。当主要因素都考虑以后,疾病组内病例住院费用或住院时间的 CV 仍然 ≥ 1 时,需通过临床医生和专家讨论判断确定DRG。细分过程如图 2-7-1 所示。

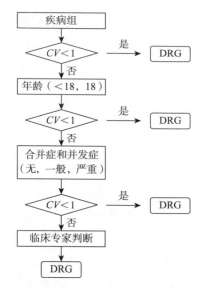

图 2-7-1　DRG 细分过程示意图

(来源:CHS-DRG 分组与付费技术规范)

第八节　《医疗保障疾病诊断相关分组(CHS-DRG)细分组方案(1.0 版)》要点

2020 年 6 月 18 日,国家医疗保障局《医疗保障疾病诊断相关分组(CHS-DRG)细分组方案(1.0 版)》[以下简称《CHS-DRG 细分组方案(1.0 版)》]正式公布。这对于我国疾病诊断相关分组(DRG)付费国制度改革的稳步推行,具有十分重要的意义。

国家医疗保障局办公室在《关于印发医疗保障疾病诊断相关分组（CHS-DRG）细分组方案（1.0 版）的通知》中提出了四点要求：一是应用统一的 CHS-DRG 分组体系；二是规范基础数据使用和采集工作；三是稳妥推进模拟运行；四是完善试点配套政策。

《CHS-DRG 细分组方案（1.0 版）》是在 2019 年 10 月公布的《国家医疗保障疾病诊断相关分组（CHS-DRG）分组方案（核心组 ADRG）》的基础上，根据国家医疗保障信息业务编码标准的更新对核心疾病诊断相关分组方案进行了微调后制订的。随着医疗技术的发展、相关信息业务编码标准的不断更新，分组方案也会不断调整、完善。

《国家医疗保障 DRG（CHS-DRG）分组方案》和《CHS-DRG 细分组方案（1.0 版）》共确定了 26 个主要诊断分类（MDC）、376 个核心疾病诊断组（ADRG）、618 个疾病诊断相关组（DRG 组），其中 229 个外科手术组，26 个非手术室操作组，363 个内科组，这是 DRG 付费的基本单元。文件要求，各 DRG 付费国家试点城市参考 CHS-DRG 细分组方案，在确保 MDC 和 ADRG 分组全国一致的前提下，制定本地的 DRG 细分组，结合各地实际进行本土化探索与调整；也可根据实际情况，直接使用 CHS-DRG 细分组开展本地的 DRG 付费国家试点工作。

全国医保结算端以国家《医疗保障疾病分类与代码》（ICD-10）和《医疗保障手术及操作分类与代码》（ICD-9-CM-3）为标准开展医保结算及其他相关业务。《医疗保障疾病分类与代码》（ICD-10）收录了 2 048 个疾病类目、10 172 个疾病亚目和 33 392 个可以直接用于临床诊断的条目。《医疗保障手术及操作分类与代码》（ICD-9-CM-3）收录了 890 个手术操作亚目、3 666 个手术操作细目和 13 002 个手术操作条目。

《CHS-DRG 细分组方案（1.0 版）》提供了 2 250 个严重并发症或合并症（Major Complication or Comorbidity，MCC），7 515 个并发症或合并症（Complication or Comorbidity，CC）。并发症（Complication）指与主要诊断存在因果关系，主要诊断直接引起的病症；合并症（Comorbidity）指与主要诊断和并发症非直接相关，但对本次医疗过程有一定影响的病症（不包括对当前住院没有影响的早期住院诊断）。其中影响较大的称为"严重并发症或合并症"。

由于一些其他诊断与主要诊断关系密切（按 ICD-10 的类目判断），所以这些其他诊断不能作为 MCC/CC，应当予以排除。因此，《CHS-DRG 细分组方案（1.0 版）》编制了并发症或合并症的排除表，共包括 27 014 个主要诊断，分为 202 个子列表。

为便于读者了解国家医保 DRG 细分组数据的具体内容，扫描本书扉页"中卫云 DRG 助手"二维码，可查询 CHS-DRG 有关的完整数据库资料，包括 MDC、ADRG、DRG 组表，主要诊断与主要手术表，CC 与 MCC 表和排除表，《医疗保障手术及操作分类与代码》（ICD-9-CM-3）及《医疗保障疾病分类与代码》（ICD-10）等。

第九节 病案首页数据影响 DRG 分组结果

出院患者病案首页数据是 DRG 分组的数据来源,高质量的病案首页数据是 DRG 准确分组的前提和保障,病案首页等级评价为优良才可被 DRG 分组采纳,中、差等病案首页数据不被采用(表 2-9-1、表 2-9-2)。病案首页数据质量对医保基金支付的影响体现在以下四点:

1. 主要诊断是 DRG 分组的核心数据,主要诊断填报正确与否影响 DRG 分组。

2. 主要诊断相同的情况下,手术操作、并发症/合并症填报影响 DRG 分组。

3. 是否采用统一的疾病与手术操作代码库、按编码质量要求进行编码,会影响数据质量与 DRG 分组。

4. 入院、出院时间,住院天数,总费用及各项费用等数据质量,影响与同类疾病所花时间、费用等效率指标的比较和评价。

表 2-9-1 病案首页数据质量评分表

等级	项目小计	评价权重
A	10	4/项
B	14	2/项
C	10	1/项
D	83	0.5/项(共计最多扣 22 分)
总计	117	100 分

[来源:《住院病案首页数据质量管理与控制指标(2016 版)》]

表 2-9-2 病案首页数据质量等级评价与 DRG 分组结果的关系

等级	评价分数	附加条件	DRG 分组结果可信度
优	≥97	不出现 A 类项错误	可靠
良	90—96	不出现 A 类项错误	供参考
中	75—89	无	不采用
差	<75	无	不采用

(来源:国家医保局 CHS-DRG 培训教材)

第十节　谁该为病案首页质量承担责任？

保证病案首页数据项目完整齐全是首页数据质量的基础,应严格执行《住院病案首页数据填写质量规范(暂行)》(2016 版)(简称《规范》),明确责任主体及应遵循的填报规则。

《规范》第二十四条指出:临床医师应当按照本规范要求填写诊断及手术操作等诊疗信息,并对填写内容负责。

第二十五条指出:编码员应当按照本规范要求准确编写疾病分类与手术操作代码。临床医师已做出明确诊断,但书写格式不符合疾病分类规则的,编码员可按分类规则实施编码。

第二十六条指出:医疗机构应当做好住院病案首页费用归类,确保每笔费用类别清晰、准确。

第二十七条指出:信息管理人员应当按照数据传输接口标准及时上传数据,确保住院病案首页数据完整、准确。

上述要求可简要归纳为:临床写得准,病案编得对,财务费用准,信息传得全。

第十一节　病案首页诊断及手术/操作
填写的主要原则

为统一医保结算清单数据采集标准,做好基础信息质量控制,提高医保结算清单数据质量,2020 年 5 月 8 日国家医疗保障局印发了《医疗保障基金结算清单填写规范(试行)》(以下简称《清单规范》),通知指出医保结算清单填写应当客观、真实、及时、规范,项目填写完整,准确反映患者诊疗、医疗收费等信息。医保清单中的 57 项住院诊疗信息数据指标采集自住院患者病案首页,主要反映患者入院、诊断、治疗、出院等全诊疗过程的信息。《清单规范》对主要诊断、其他诊断及手术/操作填写原则给出了明确要求,与原国家卫生计生委 2016 年印发的《住院病案首页数据填写质量规范(暂行)》(2016 版)主要要求相近。

一、主要诊断选择原则

什么是主要诊断? 主要诊断是经医疗机构诊治确定的导致患者本次住院就医主要原因的疾病(或健康状况)。主要诊断选择的一般原则是消耗医疗资源最多、对患者健康危害最大、影响住院时间最长的疾病诊断。

《清单规范》制定了若干条主要诊断选择原则,并指出除下列规则中特殊约定的要求外,原则上"入院病情"为"4"(即"无")的诊断不应作为主要诊断。

(一)有手术治疗时选择主要诊断怎么选?

1. 一般情况下,有手术治疗的患者的主要诊断要与主要手术治疗的疾病相一致。

2. 急诊手术术后出现的并发症,应视具体情况根据主要诊断选择一般原则,正确选择主要诊断。

3. 择期手术后出现的并发症,应作为其他诊断填写,而不应作为主要诊断。

4. 择期手术前出现的并发症,应视具体情况根据主要诊断一般原则(即"三最"原则)正确选择主要诊断。

5. 当患者住院是为了治疗手术和其他治疗的并发症时,该并发症作为主要诊断。当该并发症被编在 T80—T88 系列时,由于编码在描述并发症方面缺少必要的特性,需要另编码对该并发症进行说明。

(二)当病情不确切时主要诊断怎么选?

1. 当诊断不清时,主要诊断可以是疾病、损伤、中毒、体征、症状、异常发现,或者其他影响健康状态的因素。

2. 当症状、体征和不确定情况有相关的明确诊断时,该诊断应作为主要诊断。而 ICD-10 第十八章中的症状、体征和不确定情况则不能作为主要诊断。

3. 当有明确的临床症状和相关的疑似诊断时,优先选择明确的临床症状作主要诊断。疑似的诊断作为其他诊断。

4. 如果以某个疑似的诊断住院,出院时诊断仍为"疑似"的不确定诊断,选择该疑似诊断作为主要诊断,编码时应按照确定的诊断进行编码。

5. 极少情况下,会有 2 个或 2 个以上疑似诊断的情况,如"……不除外,或……"(或类似名称),如果诊断都可能存在,且无法确定哪个是更主要的情况下,选其中任一疑似诊断作为主要诊断,将其他疑似诊断作为其他诊断。

(三)多个诊断都可作主要诊断时如何选?

如果确定有 2 个或 2 个以上诊断同样符合主要诊断标准,在编码指南无法提供参考的情况下,应视具体情况根据主要诊断选择一般原则(即"三最"原则)正确选择。

(四)由于各种原因导致原诊疗计划未执行时主要诊断如何选?

1. 未做其他诊疗情况下出院的,仍选择拟诊疗的疾病为主要诊断,并将影响患者原计划未执行的原因写入其他诊断。

2. 当针对某种导致原诊疗计划未执行的疾病(或情况)做了相应的诊疗时,选择该疾病(或情况)作为主要诊断,拟诊疗的疾病作为其他诊断。

3. 从急诊留观室留观后入院的,当患者因为某个疾病(或情况)被急诊留观,且随后因为同一疾病(或情况)在同一家医院住院,选择导致急诊留观的疾病(或情况)为主要诊断。

(五)门诊手术后直接入院的患者主要诊断如何选?

当患者在门诊手术室接受手术,并且继而入住同一家医院变为住院病人时,要遵从下列原则选择主要诊断：

1. 如果因并发症入院，选择该并发症为主要诊断。

2. 如果住院的原因是与门诊手术无关的另外原因，选择这个另外原因为主要诊断。

（六）烧创伤、中毒患者主要诊断如何选？

1. 多部位烧伤：以烧伤程度最严重部位的诊断为主要诊断。同等烧伤程度的情况下，选择烧伤面积最大部位的诊断为主要诊断。

2. 多部位损伤：选择明确的最严重损伤和（或）主要治疗的疾病诊断为主要诊断。

3. 中毒的患者：选择中毒诊断为主要诊断，临床表现为其他诊断。如果有药物滥用或药物依赖的诊断，应写入其他诊断。

（七）产科患者主要诊断如何选？

产科的主要诊断是指产科的主要并发症或合并疾病。没有任何并发症或合并疾病分娩的情况下，选择 O80 或 O84 为主要诊断。

（八）住院康复治疗的患者主要诊断如何选？

当患者住院的目的是为了进行康复，选择患者需要康复治疗的问题作为主要诊断；如果患者入院进行康复治疗的原发疾病已经不存在了，选择相应的后续治疗作为主要诊断。

（九）肿瘤患者主要诊断如何选？

1. 当住院治疗是针对恶性肿瘤时，恶性肿瘤才有可能成为主要诊断。

2. 当对恶性肿瘤进行外科手术切除（包括原发部位或继发部位），即使做了术前和（或）术后放疗或化疗时，也应选择恶性肿瘤为主要诊断。

3. 即使患者做了放疗或化疗，但是住院的目的是为了明确肿瘤诊断（如恶性程度、肿瘤范围），或是为了确诊肿瘤进行某些操作（如穿刺活检等），主要诊断仍选择原发（或继发）部位的恶性肿瘤。

4. 如果患者本次专门为恶性肿瘤进行化疗、放疗、免疫治疗而住院时，选择恶性肿瘤化疗（编码 Z51.1）、放疗（编码 Z51.0）或免疫治疗（编码 Z51.8）为主要诊断，恶性肿瘤作为其他诊断。如果患者在一次住院中接受了不止一项的上述治疗，则可以使用超过一个的编码，应视具体情况根据主要诊断选择一般原则（即"三最"原则）正确选择主要诊断。

5. 当治疗是针对继发部位的恶性肿瘤时，以继发部位的恶性肿瘤为主要诊断。如果原发肿瘤依然存在，原发肿瘤作为其他诊断。如果原发恶性肿瘤在先前已被切除或根除，恶性肿瘤个人史作为其他诊断，用来指明恶性肿瘤的原发部位。

6. 当只是针对恶性肿瘤和（或）为治疗恶性肿瘤所造成的并发症进行治疗时，选择该并发症作为主要诊断，恶性肿瘤作为其他诊断首选。如果同时有多个恶性肿瘤，按照肿瘤恶性程度的高低顺序书写。

（1）如果患者为治疗恶性肿瘤相关的贫血而入院，且仅对贫血进行了治疗，应选肿瘤疾病引起的贫血作为主要诊断（D63.0* 肿瘤引起的贫血），恶性肿瘤作为其他诊断。

（2）当患者为了治疗因化疗、放疗和免疫治疗引起的贫血而住院时，且仅对贫血进行了治疗，选择贫血作为主要诊断，相关的肿瘤诊断作为其他诊断。

（3）当患者为了接受化疗、放疗和免疫治疗而入院，治疗中产生了并发症，如难以控制的恶心、呕吐或脱水，仍选择化疗、放疗和免疫治疗为主要诊断，并发症作为其他诊断。

（4）当患者因为恶性肿瘤引起的并发症住院治疗时（如脱水），且仅对该并发症（如脱水）进行了治疗（静脉补液），选择该并发症（如脱水）作为主要诊断，相关的肿瘤诊断作为其他诊断。

7. 未特指部位的广泛转移恶性肿瘤使用编码 C80，该诊断只有在患者有了转移病灶且不知道原发和继发部位时使用。当有已知继发部位肿瘤的诊断时，应分别逐一诊断。

8. 妊娠期间的恶性肿瘤，选择妊娠、分娩及产褥期并发恶性肿瘤（O99.8）作为主要诊断，ICD-10 第二章中的适当编码作为其他诊断，用来明确肿瘤的类型。

9. 肿瘤患者住院死亡时，应根据上述要求，视本次住院的具体情况正确选择主要诊断。

二、 其他诊断填报原则

其他诊断是指患者住院时并存的、后来发生的或是影响所接受的治疗和（或）住院时间的情况，包括并发症和合并症。并发症指与主要诊断存在因果关系，主要诊断直接引起的病症。合并症指与主要诊断和并发症非直接相关的另外一种疾病，但对本次医疗过程有一定影响（不包括对当前住院没有影响的早期住院的诊断）。《清单规范》对其他诊断填写提出了如下要求：

1. 其他诊断仅包括那些影响患者本次住院医疗过程的附加病症，这些附加病症包括需要进行临床评估，或治疗，或诊断性操作，或延长住院时间，或增加护理和（或）监测。

2. 患者既往发生的病症及治疗情况，对本次住院主要诊断和并发症的诊断、治疗及预后有影响的，应视为合并症填写在其他诊断。

3. 如果既往史或家族史对本次治疗有影响时，ICD-10 中 Z80—Z87 对应的病史应填写在其他诊断。

4. 除非有明确临床意义，异常所见（实验室、X 线摄片、病理或其他诊断结果）无须编码上报；如果针对该临床异常所见又做其他检查评估或常规处理，该异常所见应作为其他诊断编码上报。

5. 如果出院时某其他诊断仍为"疑似"的不确定诊断，应按照确定的诊断编码。

6. 按照要求将本次住院的全部诊断（包括疾病、症状、体征等）填全。

三、 手术和操作填报要求

手术和操作也有主要手术和操作与一般手术和操作之分。主要手术和操作是指患者本次住院期间，针对临床医师为患者作出主要诊断的病症所施行的手术或操作。一般是风险最大、难度最大、花费最多的手术和操作。

（一）手术和操作填报顺序和要求有哪些？

1. 一定要优先填写主要手术或操作。

2. 填写一般手术和操作时，如果既有手术又有操作，按手术优先原则。

3. 仅有操作时，首先填写与主要诊断相对应的主要的治疗性操作（特别是有创的治疗性操作），后依时间顺序逐行填写其他操作。

（二）哪些属于手术和操作填报范围？

ICD-9 中有正式名称的全部手术要求编码填报。除"无须填报和编码的原则"及"无须填报和编码的操作"要求以外的操作均应进行编码填报。

1. 手术和操作无须填报和编码的原则

在一次住院期间，大多数患者都需执行的常规操作，最主要的是因为对于这些操作的医疗资源消耗可以通过诊断或其他相关操作反映出来，也就是说对于某个特定的诊断或操作它是诊疗规范标准中的必然之选。如对于 Colles 骨折必然会使用 X 线和石膏固定，脓毒血症诊断必然会静脉输液。

2. 无须填报和编码的操作

（1）石膏的固定、置换、去除。

（2）经留置导管的膀胱灌注、膀胱造口冲洗。

（3）插管，但要除外心导管、外科插管、新生儿插管以外的动脉或静脉插管，如 PICC、CVC、S-W 插管，除外耻骨上造瘘的插管的泌尿系统插管。

（4）多普勒检查。

（5）一般其他药物治疗无须编码，但需除外日间病例该药物是主要治疗、化疗、新生儿特殊的药物干预。

（6）心电图检查及 24 小时心电监测检查。

（7）伴心脏手术时，经皮或经静脉置入的临时电极（术中使用临时心脏起搏器），包括对其进行调整、重新定位、去除电极等操作。

（8）肌电图、尿道括约肌肌电图、眼肌电图检查。

（9）影像检查，一般 X 线平片检查，MRI、CT、B 超检查等，但经食管超声心动 TOE 除外。

（10）监测：包括心脏、血管压力监测＜24 小时，如 24 小时血压监测、中心静脉压监测、肺动脉压监测、肺动脉嵌入压监测。

（11）鼻-胃管插管的减压和鼻饲（新生儿除外）。

（12）操作中的某些组成部分。

（13）应激试验，如铊应激试验伴经食管心室起搏、铊应激试验不伴经食管心室起搏。

（14）骨牵引、皮牵引。

《清单规范》进一步说明：ICD-9 中的标准优先；如果需要全身麻醉而进行的操作，上述操作要编码；对于日间医疗的患者，上述操作如果是主要住院原因要编码。

第三章　DRG 费用测算

第一节　DRG 病组例均费用的数据来源

历史数据法：采用本地区前 3 年住院病例的历史费用或成本数据计算。

作业成本法：是将住院费用按"医疗""护理""医技""药品""管理"分为 5 类业务，根据临床路径或专家意见确定每个 DRG 各部分比例，进行内部结构调整，以更好反映医务人员的劳动价值。

第二节　DRG 付费标准的测算

技术路线分为以下四步骤：

第一步：通过计算并调整各 DRG 病组的相对权重以反映各 DRG 消耗资源的程度。

第二步：根据历史数据测算各类试点医院预计 DRG 出院患者数和总权重。

第三步：以总权重为系数将年度预算基金分配到每一权重上，计算各类医院费率。

第四步：根据各 DRG 的权重和各类医院费率计算各类医院的 DRG 的付费标准。

第三节　DRG 病组的费率及付费标准测算

DRG 的费率及付费标准测算方法有固定值法和点数法。固定值法指依据历史数据实现确定每一个疾病分组的基础费率，费率在一定时期内恒定；点数法则是依据当年基金情况及实际服务供给情况，按照类似工分制方式进行费率的确定，费率是一个相对值。

我们分解步骤来看——

第一步：确定年度住院基金预算。

由当地医保管理机构根据实际情况确定所有开展 DRG 试点的医疗机构的当年住院基金总量，以此作为 DRG 付费总预算。

年度住院统筹基金预算＝本年度基金累计筹集总额（本年度基金筹集总额＋上年度结余基金）－风险金－门诊统筹基金－其他基金（包括住院分娩、门诊大病以及门诊慢性病等）

如果当地医保部门有基金预决算科室,则以其基金预算结果为准。如无预算,则用以上公式计算。

第二步:预测年度住院人次。

以试点医院前三年住院人次的平均增长率预测改革当年的总住院人次。

$$预测住院人次 = 上一年住院总人次 \times (1 + 前三年住院人次的平均增长率)$$

第三步:预测住院总费用。

根据不同情况有两种计算方法:

第一种方法是如果当地医保报销没有目录外的自费项目,则以实际的住院起付线和报销比例为依据,在住院基金总预算和预测住院人次的基础上预测改革当年的住院总费用:

$$当年预测住院总费用 = \frac{住院基金总预算}{报销比例} + 预测住院人次 \times 起付线$$

第二种方法是如果当地医保报销有目录外的自费项目,则根据各地的实际补偿比预测住院的总费用:

$$当年预测住院总费用 = 住院基金总预算 \div 上一年医保住院实际补偿比$$

第四步:预测总权重。

首先计算总权重。总权重的计算不仅要考虑各 DRG 的病例数,还要考虑各 DRG 的权重,其实际上是各 DRG 内病例数的加权求和。先计算改革当年各 DRG 的病例数,公式如下:

$$各 DRG 预测例数 = 当年预测住院人次 \times \frac{上年各 DRG 例数}{上年总住院人次}$$

再根据各 DRG 预测例数和各 DRG 调整后权重,计算预测当年总权重。公式如下:

$$预测 DRG 总权重 = \sum (各 DRG 预测例数 \times 各 DRG 调整后权重)$$

第五步:计算费率。

费率即为分配到每一权重上的可能消耗的住院费用,当年费率根据当年预测住院总费用和预测 DRG 总权重得出,公式如下:

$$当年 DRG 费率 = \frac{当年预测住院总费用}{预测 DRG 总权重}$$

第六步:计算付费标准。

费率乘以每一 DRG 病组权重即为每一 DRG 病组付费标准,公式如下:

$$各 DRG 付费标准 = 当年 DRG 费率 \times 各 DRG 调整后权重$$

上述的 DRG 费率和付费标准都要在实施后进行验证和调整。通过多种方法测算、多角度模拟。当实现 DRG 结算后,需动态跟踪分析 DRG 实际结算情况,酌情调整。

第四节　DRG 权重的调整及调整原则

DRG 实施过程中,通常考虑到数据的分布和其他外部影响因素,DRG 权重设定时还需考虑去除特殊数据点、剔除不合理费用、采用作业成本法校正等方法,对初步权重结果进行调整。原则是在保持总权重不变的前提下,调整不同 DRG 的权重,比如上调某 ADRG 组下 MCC、CC 组、新生儿/儿童组权重,相应下调无合并症及不区分合并症组权重;进一步检查是否存在有合并症组调整后的权重仍低于无合并症组的情况,同一 ADRG 内予以调整。

权重的具体调整方法有三:

一是根据资源消耗结构调整:保持总权重不变,以资源为焦点重新进行成本的归属,统一出院病人费用明细项目,将费用归集到医疗、护理、医技、药品与耗材、管理 5 类,根据合理的成本构成调整住院医疗费用,使用调整后的住院医疗费用计算各 DRG 组的权重。

二是根据疾病诊治难易程度调整:由卫生行政管理部门、医学会(医师协会)、医院集团等利益相关方代表,与医保付费政策制定方进行沟通、谈判,对 DRG 组测算权重难以体现医疗难度与医疗风险的部分 DRG 组权重进行调整,增加诊治难度大、医疗风险高的 DRG 组权重。

三是根据医保政策调整:根据当前医保政策目标,在总权重不变的前提下,提高医保当前重点保障的重大疾病和急危重症的权重,同时相对降低技术难度较低疾病的权重,以体现基本医保重点保障、合理分流等政策目标。

DRG 权重调整完成后,还应由专家委员会进行论证,综合评价其合理性,以评价其是否恰当地反映了不同 DRG 组之间技术难度、资源消耗等方面的差别以及医保政策的重点。

第五节　各类病例的 DRG 结算方式

DRG 费率和付费标准规定了每个 DRG 组给定的费用水平,这个费用水平已经包括目录外费用、起付线等自付费用、住院统筹基金支付费用等在内的所有费用,而医保基金对于协议医疗机构实际支付只体现为住院统筹基金支付费用。支付费用如何计算,又如何支付给协议医院,需要各地医保经办机构在 DRG 结算细则或办法中予以明确。各类病例的具体结算方式如下:

一、 普通 DRG 入组患者基金支付费用计算方法

医疗保险经办机构按照 DRG 分组结果进行定点医疗机构住院费用结算,具体计算公式如下:

医保基金 DRG 应支付住院费用＝$\sum$［(参保人员住院所属 DRG 组的付费标准－全自费费用－先自付费用－起付线)×政策规定的基金支付比例］

此公式为基本结算公式。医保经办机构与医疗机构实际结算过程中,是在计算机结算程序中直接用"该患者所属 DRG 组的付费标准"替代该患者的"住院总费用",应用给患者减免结算的所有政策与流程进行 DRG 支付金额的计算即可。也可采用以下简便公式计算:

医保基金 DRG 应支付住院费用＝参保人员住院所属 DRG 组的付费标准－患者已支付的费用

二、 特殊病例基金支付费用计算方法

1. 未入组病案:需查明不能入组原因,如属于现行 DRG 分组方案暂未包括的参保人住院病案,在确定新的分组前对其住院医疗费用按项目支付方式进行结算。

2. 费用极高病案:能入组,但住院总费用高于 DRG 付费标准规定倍数的(一般规定三级医院超过 3 倍,二级医院超过 2 倍,各地可自行规定),定义为费用极高病例。为了保证急重症患者得到及时有效的治疗,鼓励医院收治危重患者,此类患者按项目付费方式进行结算。但费用超高结算人次不得超出当期本院出院人次的 5%,如超过 5%,则按照住院总费用高于 DRG 付费标准的差额从高到低进行排序,取排序在前 5% 的人次所对应的费用按项目付费方式结算。

3. 费用极低病案:能入组,但住院总费用低于 DRG 付费标准规定倍数的(一般规定为 30%,各地可自行规定),定义为费用极低病例。为保证医保基金使用效率,费用极低病例同样按项目付费方式结算。

4. 其他特殊申请按项目付费患者:可特殊申请按项目付费结算,仅包含以下四种情况:① 急诊入院的危急症抢救患者;② 已在医保经办备案的新技术项目;③ 住院天数过长或住院费用过高等特殊情况;④ 经医保经办机构核准可申请按项目付费的其他情况。

(丁滨　滕春霞　李巍巍　陈晓红)

第二篇
国际疾病分类编码基本知识

第四章 ICD-10 基本知识

第一节 ICD-10 溯源

国际疾病分类(International Classification of Diseases,ICD)是 WHO 制定的国际统一的疾病分类方法。它已有百年发展史,可以说,今天的国际疾病分类已不是哪一个人哪一个国家的专利,而是世界各国专家合作的产物。百年来,它经过了多次修订,已经成为被世界各国接受的国际标准分类。

1990 年 5 月世界卫生组织第四十三届成员国会议正式通过有关 ICD 的第十次修订版本(ICD-10),并且从 1994 年开始,WHO 成员国逐步开始使用 ICD-10。

国家统计信息中心 1993 年首次把 ICD-9 引入中国,经国家标准化管理委员会批准后等效采用,成为国家标准《疾病分类与代码》(GB/T 14396—1993)。2001 年国家标准化管理委员会发布了《疾病分类与代码》(GB/T 14396—2001),等效采用世界卫生组织WHO《疾病和有关健康问题的国际统计分类,ICD-10》(第 10 次修订版),并从 2002 年 6月 1 日起实施。2011 年,国家统计信息中心联合北京协和医院世界卫生组织疾病分类合作中心共同编制了《疾病分类与代码(试行)》,即在 ICD-10 框架下将疾病编码由 4 位扩展到 6 位,覆盖了 2 万余种疾病条目。2016 年 10 月 13 日,国家标准化管理委员会批准发布了《疾病分类与代码》(GB/T 14396—2016)。2019 年 4 月 17 日,国家卫生健康委办公厅下发《关于启动 2019 年全国三级公立医院绩效考核有关工作的通知》,要求使用统一的疾病编码与手术操作编码,各三级公立医院要全面启用《疾病分类代码国家临床版2.0》和《手术操作分类代码国家临床版 2.0》。ICD10-6 位扩展码覆盖了 3.5 万余种疾病分类目录。

历经百年发展,ICD 代表着人类对于疾病、损伤、健康的认识,是现代社会统计医疗卫生状态、分配医疗卫生资源的重要工具。截至目前,ICD 已经被翻译为 43 种语言,有117 个国家使用该分类标准进行疾病死亡率和发生率的统计,有 99 个国家采用 ICD 对所在国家人群的健康状况进行描述。国际疾病分类 ICD 是过去名称的沿用,现在的译名全称为"疾病和有关健康问题的国际统计分类"(International Statistical Classification of Diseases and Related Health Problems)。

现今,ICD 仍在不断修订中,世界卫生组织 2018 年 6 月 18 日发布了一个 ICD-11 版本(https://www.who.int/classifications/icd/en/),允许成员国准备实施,包括将 ICD翻译成其本国语言。ICD-11 通过 2019 年 1 月的第 144 届执行委员会会议提交给 2019

年 5 月的第七十二届世界卫生大会,并获得批准,成员国将于 2022 年 1 月 1 日开始使用 ICD-11。

2018 年 12 月 14 日国家卫生健康委发布《关于印发国际疾病分类第十一次修订本(ICD-11)中文版的通知》(国卫医发〔2018〕52 号),规定自 2019 年 3 月 1 日起,各级各类医疗机构应当全面使用 ICD-11 中文版进行疾病分类和编码。国家卫生健康委医政医管局、国家中医药管理局医政司于 3 月 12 日召开 ICD-11 中文版电视电话培训会议,指导各地落实应用和管理。国家有关部门已经把 ICD-11 工作提到议事日程,将由国家病案管理质量控制中心联合世界卫生组织国际分类家庭中国合作中心负责 ICD-11 规范化培训工作,从国家病案管理质量控制中心、省级病案管理质量控制中心、全国医疗机构 ICD 编码人员三个层面积极推进 ICD-11 的应用。

目前国内对 ICD-10 的应用仍停留在 ICD-10 编码方法使用上,对应用范畴缺乏总结和拓展。如何挖掘 ICD-10 在本专业、跨专业领域的作用,值得所有病案、医院统计、ICD 研究人员和医院管理者深入思考。随着 DRG 的纵深开展,病案管理工作得到充分重视和肯定。《2018 年国家医疗服务与质量安全报告》数据显示,从事编码工作人员中有医学背景的人员占 60.72%,具备借助医学知识理解 ICD-10 编码正确含义的能力;在从事编码工作的人员中,接受过省级及以上组织编码专项培训的编码员占被调查编码员总数的 82.41%,具备用专业知识技能与医师探讨主要诊断选择的能力。医院统计人员多数也具备统计专业知识,可以利用统计学方法进行相关数据的总结分析,为挖掘 ICD-10 作用奠定了坚实基础。总结、拓展 ICD-10 的应用范畴,已经迫在眉睫。本篇从 ICD-10 应用实质层面出发,以胃肠外科数据分析为线索,从 ICD-10 章、类目、亚目、扩展码四个层面,逐层深入对胃肠外科病种和手术进行分析,给大家提供分析一个案例的具体思路和一点启示,以期共同提高 ICD-10 的专业应用水平。

第二节　ICD-10 分类原理与架构

一、ICD 分类原理

ICD 分类的基础是对疾病的命名,疾病又是根据它的内在本质或外部表现来命名的,因此疾病的本质和表现是分类的依据,分类与命名之间存在对应关系。当对一个特指的疾病名称赋予一个编码时,这个编码就是唯一的,且表示了特指疾病的本质和特征,以及它在分类里上下左右的联系。

ICD 分类依据疾病的病因、部位、病理及临床表现 4 个主要特征,其中临床表现包括症状、体征、分期、分型、性别、年龄、急慢性、发病时间等。每一个特征构成了一个分类标准,形成一个分类轴心,因此 ICD 是一个多轴心的分类系统。

二、 ICD-10 的架构

(一) ICD-10 结构

ICD-10 是字母＋数字的树状结构,共 22 章、2 045 个类目(A00—Z99)、10 070 个亚目(A00.0—Z99.9)。鉴于章、类目、亚目在医院实际应用中的作用和意义,笔者重点从章、类目、亚目三个层次来了解 ICD-10 结构。ICD 的每一章、节、类目、亚目均可称为一个 ICD 分类单元。

(二) ICD-10 层次

ICD 是依据疾病的某些特征,按照规则将疾病分门别类,并用编码的方法来表示的系统。因此 ICD-10 是一个分类系统,存在章、类目、亚目三个层次关系。章由若干类目构成,类目由若干亚目构成。类目用 3 位数表示,亚目用 4 位数表示。以第二章肿瘤(C00-D48)为例,三个层次结构系如表 4-2-1:

表 4-2-1 第二章肿瘤(C00-D48)三个层次结构

层 次	结构	名 称
第一层	章	肿瘤(C00-D48)
第二层	类目	C00 唇恶性肿瘤
第二层	类目	…
第二层	类目	C16 胃恶性肿瘤
第三层	亚目	C16.0 贲门恶性肿瘤
第三层	亚目	C16.1 胃底恶性肿瘤
第三层	亚目	C16.2 胃体恶性肿瘤
第三层	亚目	C16.3 幽门窦恶性肿瘤
第三层	亚目	C16.4 幽门恶性肿瘤
第三层	亚目	C16.5 未特指的胃小弯恶性肿瘤
第三层	亚目	C16.6 未特指的胃大弯恶性肿瘤
第三层	亚目	C16.8 胃交搭跨越恶性肿瘤的损害
第三层	亚目	C16.9 未特指的胃恶性肿瘤
第二层	类目	C17 小肠恶性肿瘤
第二层	类目	C18 结肠恶性肿瘤
第二层	类目	C19 直肠乙状结肠连接处恶性肿瘤
第二层	类目	…
第二层	类目	D48 其他和未特指部位的动态未定或动态未知的肿瘤

注:本表选择部分编码举例说明。

第三节　ICD-10 在医院管理中的作用

ICD-10 类目、亚目都是分类名称,不是疾病名称,与临床诊断名称差别较大,临床医师很难接受按 ICD-10 类目、亚目统计的病种数量,认为无法表达临床实际的需要,因此病案统计提供的病种统计数据常常因为名称差异而被质疑数据的准确性。因此,病案统计人员面向临床时,要解释 ICD-10 是分类名称,主要用于数据的检索和统计,如流行病学统计、疾病谱统计、病种统计等方面,不是标准的疾病名称。

如果将一个疾病分类表最详细地扩展开,使每一个编码都对应一个特指的疾病名称,这时的疾病分类就接近疾病命名表了,所以 ICD-10 临床版的扩展码名称更接近临床诊断,从而容易被临床医师接受。但采用扩展码统计时易存在漏统计情况,如肠梗阻只统计分类名称中含有肠梗阻的扩展码,其实肠梗阻还包括肠套叠、肠扭转等,因此病案编码人员统计数据时应该与医师沟通,明确统计工作的目的,再选择正确的编码范围。

《三级综合医院医疗服务能力指南(2016 年版)》中明确提出按主要诊断统计临床专科收治病种数量。下文按 ICD-10 章、类目、亚目、扩展码统计病种提到的出院人次,都是按病案首页出院主要诊断进行的统计。

第四节　ICD-10 各层级的应用

一、ICD-10 章和类目的应用

推进专科和亚专业病种和诊疗技术数据建设是多数医院为实现专科专病专治精细化管理而采取的主动监管行为。利用 ICD-10 章和类目统计专科病种,宏观判断二级临床专科、亚专科是否存在跨专业收治患者,有助于解决医院专病专治监管问题。

二、ICD-10 亚目的应用

ICD-10 亚目是 ICD-10 最小单位,也是统计病种的最小单位,全国范围内病种的比较必须以亚目为单位,才有可比性。

原国家卫生计生委颁发的《三级综合医院医疗服务能力指南(2016 年版)》中提出用 ICD-10 疾病编码统计病种,用统计结果反映三级医院疾病诊治能力的广度与深度,三级综合医院病种数量不少于 2 000 种。收治病种数量以第一诊断的 ICD-10 编码前 4 位(即 ICD-10 亚目)汇总计算。

三、ICD-10 扩展码的应用

ICD-10 扩展码主要用于疑难重症、临床科研、罕见病等方面的统计。可以单独使用,

也可与类目、亚目共同使用。2018 年 5 月 11 日国家卫生健康委员会等 5 部门联合发布的《第一批罕见病目录》，就是联合使用了类目、亚目、扩展码。

扩展码的另一重要应用是在 DRG 中的应用。目前国内不同版本 DRG 分组器都要求统一使用 ICD-10 扩展码，手术和操作编码统一使用 ICD-9-CM-3 扩展码。DRG 应用将在后面章节阐述。

第五节　以胃肠外科疾病为例分析 ICD-10

一、胃肠外科诊疗科目概况

无论是《医疗机构诊疗科目名录》，还是《学科分类与代码》（表 4-5-1），都只分出普通外科专业（二级诊疗科目）、普通外科学科（三级学科）。亚专科建设是学科细分发展、技术纵深提高的需求，普通外科可分出甲状腺乳腺外科、血管外科、疝外科、胃肠外科、肛肠外科、肝脏外科、胆胰外科等亚专科。胃肠外科是普通外科的亚专科。

表 4-5-1　医疗机构诊疗科目名录及学科分类与代码节选

医疗机构诊疗科目名录		学科分类与代码	
代码	名　　称	代码	学科名称
03	内科	320.24	内科学
04	外科	320.27	外科学
04.01	普通外科专业	320.2710	普通外科学
04.02	神经外科专业	320.2720	神经外科学
04.03	骨科专业	320.2730	胸外科学
04.04	泌尿外科专业	320.2735	心血管外科学
04.05	胸外科专业	320.2740	泌尿外科学
04.06	心脏大血管外科专业	320.2745	骨外科学
04.07	烧伤科专业	320.2750	烧伤外科学
04.08	整形外科专业	320.2755	整形外科学
05	妇产科	320.2770	小儿外科学
08	小儿外科	320.31	妇产科学
11	耳鼻咽喉科	320.41	耳鼻咽喉科学

判断胃肠外科是否跨专业收治患者可从二级诊疗科目、亚专科 2 个层面进行评价。从二级诊疗科目层面评价，胃肠外科收治普通外科的病种不属于跨专业收治；从亚专科层面评价，胃肠外科收治甲状腺乳腺外科、血管外科、疝外科、肛肠外科、肝脏外科、胆胰

外科的病种属于跨专业收治。胃肠外科的二级诊疗科目包括颈部疾病、乳腺疾病、周围血管疾病、腹壁疾病、腹部急症、胃肠疾病、肛管直肠疾病、肝胆胰脾疾病及体表软组织感染等。

二、从 ICD-10 章层面分析

对应胃肠外科诊疗疾病范围见表 4-5-2。

表 4-5-2　胃肠外科专病专治与 ICD-10 各章相对应表

章序号	目　　录
2	肿瘤(C00-D48)(主要包括消化系统良性、动态未定、恶性肿瘤)
4	内分泌、营养和代谢疾病(E00-E90)(主要包括甲状腺疾病)
9	循环系统疾病(I00-I99)(主要包括痔)
11	消化系统疾病(K00-K93)
12	皮肤和皮下组织疾病(L00-L99)
14	泌尿生殖系统疾病(N00-N99)(主要包括乳腺疾病)
15	妊娠、分娩和产褥期(O00-O99)(属于强烈优先分类章节,妊娠合并消化系统疾病分类于这一章)
17	先天性畸形、变形和染色体异常(Q00-Q99)(主要包括消化系统先天发育异常疾病)
18	症状、体征和临床与实验室异常所见,不可归类在他处者(R00-R99)(主要包括各种消化系统查因入院患者)
19	损伤、中毒和外因的某些其他后果(S00-T98)(主要包括腹部急症如外伤)
21	影响健康状态和与保健机构接触的因素(Z00-Z99)(主要包括化疗、对症治疗的患者)

注:本表选择部分编码举例说明。

以某院为例(此处某院为虚拟医院,综合 3 家医院数据),2018 年胃肠外科出院患者 6 260 人次(表 4-5-3),胃肠外科专病专治从二级诊疗科目层面分析上包含了以上提及章的病种,共计 6 206 人(表 4-5-4),占出院总人数的 99.14%,专病专治控制得很好。

表 4-5-3　按 ICD-10 章统计 2018 年胃肠外科收治疾病范围

章序号	章名称	出院人次
1	某些传染病和寄生虫病(A00-B99)	14
2	肿瘤(C00-D48)	1 373
3	血液及造血器官疾病和涉及免疫机制的某些疾患(D50-D89)	25
4	内分泌、营养和代谢疾病(E00-E90)	182
5	精神和行为障碍(F00-F99)	2
6	神经系统疾病(G00-G99)	1

章序号	章名称	出院人次
7	眼和附器疾病(H00-H59)	0
8	耳和乳突疾病(H60-H95)	0
9	循环系统疾病(I00-I99)	204
10	呼吸系统疾病(J00-J99)	8
11	消化系统疾病(K00-K93)	1 851
12	皮肤和皮下组织疾病(L00-L99)	40
13	肌肉骨骼系统和结缔组织疾病(M00-M99)	4
14	泌尿生殖系统疾病(N00-N99)	84
15	妊娠、分娩和产褥期(O00-O99)	12
16	起源于围产期的某些情况(P00-P96)	0
17	先天性畸形、变形和染色体异常(Q00-Q99)	17
18	症状、体征和临床与实验室异常所见,不可归类在他处者(R00-R99)	34
19	损伤、中毒和外因的某些其他后果(S00-T98)	40
21	影响健康状态和与保健机构接触的因素(Z00-Z99)	2 367
合计		6 260

注:本表选择部分编码举例说明。

表 4-5-4　按 ICD-10 章统计 2018 年胃肠外科按二级诊疗科目收治疾病范围

章序号	章名称	出院人次
2	肿瘤(C00-D48)	1 375
4	内分泌、营养和代谢疾病(E00-E90)	182
9	循环系统疾病(I00-I99)	204
11	消化系统疾病(K00-K93)	1 851
12	皮肤和皮下组织疾病(L00-L99)	40
14	泌尿生殖系统疾病(N00-N99)	84
15	妊娠、分娩和产褥期(O00-O99)	12
17	先天性畸形、变形和染色体异常(Q00-Q99)	17
18	症状、体征和临床与实验室异常所见,不可归类在他处者(R00-R99)	34
19	损伤、中毒和外因的某些其他后果(S00-T98)	40
21	影响健康状态和与保健机构接触的因素(Z00-Z99)	2 367
合计		6 206

注:本表选择部分编码举例说明。

三、从 ICD-10 类目层面分析

以第二章肿瘤(C00-D48)为例对胃肠外科收治病种进一步分析。本章出院人次共 1 375 人(表 4-5-5),其中 32 例属跨专业收治病种(表 4-5-6)。胃肠外科"第二章肿瘤(C00-D48)"专病专治从二级诊疗科目层面分析例数为 1 343 人,专病专治率为 97.82%。其他各章类目出院人次剔除,依此类推,最后可得到胃肠外科按类目统计跨专业收治患者例数,进而得到专病专治率。

表 4-5-5 按 ICD-10 类目统计 2018 年胃肠外科肿瘤收治病种范围

ICD 编码	类目名称	出院人次
C11	鼻咽恶性肿瘤	3
C15	食管恶性肿瘤	9
C16	胃恶性肿瘤	231
C17	小肠恶性肿瘤	9
C18	结肠恶性肿瘤	265
C19	直肠乙状结肠连接处恶性肿瘤	21
C20	直肠恶性肿瘤	164
C21	肛门和肛管的恶性肿瘤	8
C22	肝和肝内胆管恶性肿瘤	73
C23	胆囊恶性肿瘤	1
C24	胆道其他和未特指部位的恶性肿瘤	21
C25	胰恶性肿瘤	15
C26	消化器官其他和不明确的恶性肿瘤	1
C34	支气管和肺恶性肿瘤	8
C38	心脏、纵隔和胸膜恶性肿瘤	1
C43	皮肤恶性黑色素瘤	1
C48	腹膜后腔和腹膜恶性肿瘤	2
C49	其他结缔组织和软组织恶性肿瘤	1
C50	乳房恶性肿瘤	94
C56	卵巢恶性肿瘤	2
C61	前列腺恶性肿瘤	1
C73	甲状腺恶性肿瘤	34
C76	其他和不明确部位的恶性肿瘤	2
C77	淋巴结继发性和未特指的恶性肿瘤	8

ICD 编码	类目名称	出院人次
C78	呼吸和消化器官的继发性恶性肿瘤	53
C79	其他和不明确部位的继发性恶性肿瘤	36
C80	部位未特指的恶性肿瘤	6
C83	非滤泡性淋巴瘤	4
C85	非霍奇金淋巴瘤的其他和未特指类型	1
C97	独立(原发)多个部位的恶性肿瘤	10
D01	消化器官其他和未特指的原位癌	1
D04	皮肤原位癌	1
D05	乳房原位癌	4
D11	大涎腺良性肿瘤	4
D12	结肠、直肠、肛门和肛管良性肿瘤	105
D13	消化系统其他和不明确部位的良性肿瘤	9
D17	良性脂肪瘤样肿瘤	26
D18	血管瘤和淋巴管瘤,任何部位	8
D20	腹膜后腔和腹膜软组织良性肿瘤	2
D21	结缔组织和其他软组织的其他良性肿瘤	3
D24	乳房良性肿瘤	73
D25	子宫平滑肌瘤	2
D27	卵巢良性肿瘤	1
D28	女性生殖器官其他和未特指的良性肿瘤	1
D34	甲状腺良性肿瘤	15
D35	内分泌腺其他和未特指的良性肿瘤	1
D36	其他和未特指部位的良性肿瘤	4
D37	口腔和消化器官动态未定或动态未知的肿瘤	15
D44	内分泌腺动态未定或动态未知的肿瘤	1
D48	其他和未特指部位的动态未定或动态未知的肿瘤	12
合计		1 373

注:本表选择部分编码举例说明。

表 4－5－6　按 ICD-10 类目统计 2018 年胃肠外科肿瘤跨专业收治病种

ICD 编码	类目名称	出院人次
C11	鼻咽恶性肿瘤	3
C15	食管恶性肿瘤	9
C34	支气管和肺恶性肿瘤	8
C38	心脏、纵隔和胸膜恶性肿瘤	1
C56	卵巢恶性肿瘤	2
C61	前列腺恶性肿瘤	1
D11	大涎腺良性肿瘤	4
D25	子宫平滑肌瘤	2
D27	卵巢良性肿瘤	1
合计		31

注：本表选择部分编码举例说明。

四、 从胃肠外科亚专科分析

1. 从亚专科 ICD-10 类目分析：仍然以"第二章肿瘤（C00-D48）"为例，出院人次共 1 373 人（表 4－5－5），从亚专科层面胃肠外科肿瘤专病专治为 874 人次（表 4－5－7、表 4－5－8），专病专治率为 63.66％。

表 4－5－7　按 ICD-10 类目统计 2018 年胃肠外科肿瘤亚专科收治疾病范围

ICD 编码	类目名称	出院人次
C16	胃恶性肿瘤	231
C17	小肠恶性肿瘤	9
C18	结肠恶性肿瘤	265
C19	直肠乙状结肠连接处恶性肿瘤	21
C20	直肠恶性肿瘤	164
C26	消化器官其他和不明确的恶性肿瘤	1
C78	呼吸和消化器官的继发性恶性肿瘤	53
D01	消化器官其他和未特指的原位癌	1
D12	结肠、直肠、肛门和肛管良性肿瘤	105
D13	消化系统其他和不明确部位的良性肿瘤	9
D37	口腔和消化器官动态未定或动态未知的肿瘤	15
合计		874

注：本表选择部分编码举例说明。

表 4－5－8　ICD-10 中 C26、C78、D01、D12、D13、D37 类目及亚目编码及名称

ICD 编码	名　　称
C26	消化器官其他和不明确的恶性肿瘤
C26.0	肠道部位未特指的恶性肿瘤
C26.1	脾恶性肿瘤
C26.8	消化系统交搭跨越恶性肿瘤的损害
C26.9	消化系统部位不明确的恶性肿瘤
C78	呼吸和消化器官的继发性恶性肿瘤
C78.0	肺部继发性恶性肿瘤
C78.1	纵隔继发性恶性肿瘤
C78.2	胸膜继发性恶性肿瘤
C78.3	其他和未特指的呼吸器官继发性恶性肿瘤
C78.4	小肠继发性恶性肿瘤
C78.5	大肠和直肠继发性恶性肿瘤
C78.6	腹膜后和腹膜继发性恶性肿瘤
C78.7	肝部继发性恶性肿瘤
C78.8	其他和未特指的消化器官继发性恶性肿瘤
D01	消化器官其他和未特指的原位癌
D01.0	结肠原位癌
D01.1	直肠乙状结肠连接处原位癌
D01.2	直肠原位癌
D01.3	肛门和肛管原位癌
D01.4	肠其他和未特指部位的原位癌
D01.5	肝、胆囊和胆道原位癌
D01.7	消化器官其他特指的原位癌
D01.9	消化器官未特指的原位癌
D12	结肠、直肠、肛门和肛管良性肿瘤
D12.0	盲肠良性肿瘤
D12.1	阑尾良性肿瘤
D12.2	升结肠良性肿瘤
D12.3	横结肠良性肿瘤
D12.4	降结肠良性肿瘤
D12.5	乙状结肠良性肿瘤

续表

ICD 编码	名　称
D12.6	未特指的结肠良性肿瘤
D12.7	直肠乙状结肠连接处良性肿瘤
D12.8	直肠良性肿瘤
D12.9	肛门和肛管良性肿瘤
D13	消化系统其他和不明确部位的良性肿瘤
D13.0	食管良性肿瘤
D13.1	胃良性肿瘤
D13.2	十二指肠良性肿瘤
D13.3	其他和未特指部位的小肠良性肿瘤
D13.4	肝良性肿瘤
D13.5	肝外胆管良性肿瘤
D13.6	胰良性肿瘤
D13.7	胰腺内分泌的良性肿瘤
D13.9	消化系统内不明确部位的良性肿瘤
D37	口腔和消化器官动态未定或动态未知的肿瘤
D37.0	唇、口腔和咽动态未定或动态未知的肿瘤
D37.1	胃动态未定或动态未知的肿瘤
D37.2	小肠动态未定或动态未知的肿瘤
D37.3	阑尾动态未定或动态未知的肿瘤
D37.4	结肠动态未定或动态未知的肿瘤
D37.5	直肠动态未定或动态未知的肿瘤
D37.6	肝、胆囊和胆管动态未定或动态未知的肿瘤
D37.7	其他消化器官动态未定或动态未知的肿瘤
D37.9	消化器官未特指的动态未定或动态未知的肿瘤

注:本表选择部分编码举例说明。

2. 从亚专科 ICD-10 亚目分析:类目层面不能解决一个类目中涉及多个器官的编码问题,见表 4-5-9。仍然以"第二章肿瘤(C00-D48)"为例,本章出院人次共 1 373 人(表 4-5-5),从亚专科层面胃肠外科肿瘤专病专治例数为 824 人(表 4-5-9),专病专治率为 60.01%。

表 4-5-9　按 ICD-10 亚目统计 2018 年胃肠外科肿瘤亚专科疾病范围

ICD 编码	亚目名称	出院人次
C16.0	贲门恶性肿瘤	78
C16.1	胃底恶性肿瘤	8
C16.2	胃体恶性肿瘤	26
C16.3	幽门窦恶性肿瘤	55
C16.4	幽门恶性肿瘤	1
C16.5	未特指的胃小弯恶性肿瘤	8
C16.6	未特指的胃大弯恶性肿瘤	2
C16.8	胃交搭跨越恶性肿瘤的损害	30
C16.9	未特指的胃恶性肿瘤	23
C17.0	十二指肠恶性肿瘤	4
C17.1	空肠恶性肿瘤	2
C17.9	未特指的小肠恶性肿瘤	2
C18.0	盲肠恶性肿瘤	3
C18.1	阑尾恶性肿瘤	2
C18.2	升结肠恶性肿瘤	44
C18.3	结肠肝曲恶性肿瘤	10
C18.4	横结肠恶性肿瘤	22
C18.5	结肠脾曲恶性肿瘤	7
C18.6	降结肠恶性肿瘤	29
C18.7	乙状结肠恶性肿瘤	112
C18.8	结肠交搭跨越恶性肿瘤的损害	32
C18.9	未特指的结肠恶性肿瘤	4
C19.x	直肠乙状结肠连接处恶性肿瘤	21
C20.x	直肠恶性肿瘤	164
C26.8	消化系统交搭跨越恶性肿瘤的损害	1
C78.5	大肠和直肠继发性恶性肿瘤	2
C78.6	腹膜后和腹膜继发性恶性肿瘤	13
D01.0	结肠原位癌	1
D12.0	盲肠良性肿瘤	3
D12.2	升结肠良性肿瘤	12
D12.3	横结肠良性肿瘤	18

续表

ICD 编码	亚目名称	出院人次
D12.4	降结肠良性肿瘤	7
D12.5	乙状结肠良性肿瘤	39
D12.6	未特指的结肠良性肿瘤	7
D12.7	直肠乙状结肠连接处良性肿瘤	1
D12.8	直肠良性肿瘤	18
D13.1	胃良性肿瘤	3
D13.2	十二指肠良性肿瘤	2
D37.1	胃动态未定或动态未知的肿瘤	2
D37.4	结肠动态未定或动态未知的肿瘤	3
D37.5	直肠动态未定或动态未知的肿瘤	3
合计		824

注:本表选择部分编码举例说明。

医院也可以按亚目统计住院前十病种、死亡前十病种。2018 年胃肠外科前 10 病种见表 4-5-10、表 4-5-11。

表 4-5-10   2018 年胃肠外科按二级诊疗科目前十位的病种

排序	ICD 编码	亚目名称	出院人次
1	Z51.1	为肿瘤化学治疗疗程	2 223
2	K40.9	单侧或未特指的腹股沟疝,不伴有梗阻或坏疽	183
3	K35.9	未特指的急性阑尾炎	179
4	C20. x	直肠恶性肿瘤	164
5	I84.1	内痔伴有其他并发症	135
6	C18.7	乙状结肠恶性肿瘤	112
7	K80.1	胆囊结石伴有其他胆囊炎	108
8	E04.2	非毒性多结节性甲状腺肿	96
9	K56.7	未特指的肠梗阻	83
10	C16.0	贲门恶性肿瘤	78

表 4-5-11   2018 年胃肠外科按亚专科疾病范围前十位的病种

排序	ICD 编码	亚目名称	出院人次
1	K35.9	未特指的急性阑尾炎	179
2	C20. x	直肠恶性肿瘤	164

续表

排序	ICD 编码	亚目名称	出院人次
3	C18.7	乙状结肠恶性肿瘤	112
4	K56.7	未特指的肠梗阻	83
5	C16.0	贲门恶性肿瘤	78
6	K63.5	结肠息肉	73
7	C16.3	幽门窦恶性肿瘤	55
8	K35.0	急性阑尾炎伴有弥漫性腹膜炎	52
9	C18.2	升结肠恶性肿瘤	44
10	D12.5	乙状结肠良性肿瘤	39

《三级综合医院医疗服务能力指南(2016 年版)》提及 17 个临床专科能力评价中的疑难重症,普通外科(胃肠外科亚专科)疑难重症及编码见表 4-5-12。

表 4-5-12 普通外科(胃肠外科亚专科)疑难重症及编码节选

疾病名称	参考编码	
胃恶性肿瘤	C16 C45.703	胃恶性肿瘤 胃间皮瘤
复发转移胃癌	C78.802 C78.803	胃继发恶性肿瘤 贲门继发恶性肿瘤
良性十二指肠瘀滞症	K31.502	十二指肠淤积
上消化道出血	I85.0 K22.804 K25.0 K25.4 K25.6 K26.0 K26.4 K26.6 K92.000 K92.1 K92.201 K92.202 K92.203 K92.207 K92.208	食管静脉曲张伴有出血 食管出血 胃溃疡急性,伴有出血 胃溃疡慢性或未特指的,伴有出血 胃溃疡慢性或未特指的,伴有出血和穿孔 十二指肠溃疡急性,伴有出血 十二指肠溃疡慢性或未特指的,伴有出血 十二指肠溃疡慢性或未特指的,伴有出血和穿孔 呕血 黑粪 胃出血 残胃出血 十二指肠出血 急性上消化道出血 上消化道出血
低位直肠癌	C20	直肠恶性肿瘤

综上,如何挖掘 ICD-10 在本专业、跨专业领域的作用,值得所有病案、医院统计、ICD 研究人员和医院管理者深入思考。随着 DRG 的纵深开展,病案管理工作得到充分重视和肯定,需要病案管理人员加强编码理论与基本知识的学习,以规范病案首页编码质量。

第五章 ICD-9-CM-3 基本知识

第一节 ICD-9-CM-3 溯源

ICD-9-CM-3 的编码范围是广义的手术操作，包括手术（包含微创手术）、诊断性操作、治疗性操作，手术部分是管理者真正关心的数据。手术及操作名称一般由部位、术式、入路、疾病性质等要素构成，说明一个手术可能需要多个 ICD-9-CM-3 编码来表达，即一个手术对应多个 ICD 编码。医院手术一般按台次或例数统计，因此如果利用首页数据的 ICD-9-CM-3 编码统计手术台次或例数，可能存在一个手术被多次统计的情况，这正是 ICD-9-CM-3 编码在手术统计方面的局限性，因为这个局限性，ICD-9-CM-3 在医院手术统计方面没有被充分利用并重视。然而如第一节中所举例的胃肠外科病种统计一样，我们可以用层层剥离的方法来解决手术台次和例数统计问题。本节我们仍然按第一节的思路统计胃肠外科手术，重点从亚专科、细目层面进行分析。

ICD-9-CM-3 是《国际疾病分类第九版临床修订本》第三卷—手术/操作分类。早期的 ICD 并没有手术分类，所以美国在 1959 年编辑了手术操作分类作为 ICD 的补充。后来世界卫生组织认识到各国对医疗操作分类的需求，在 1971 年组织了国际工作组，由美国医学会负责召集会议，研究比较各国的手术分类方案，编写了国际医疗操作分类（International Classification of Procedures in Medicine，ICPM）。

美国自 1973 年起，在全国范围内使用 ICD-8 临床修订本，它保持并扩展了 ICD 的统计、管理和医院索引等功能。1978 年，美国国家卫生统计中心根据各方需求，组织了许多学术组织修订和出版《国际疾病分类第九版临床修订本》。"临床"两字强调了它修订的内容更适用于疾病数据的报告、报表的编制和资料的比较。它有助于内部或外部对医疗服务的及时性和适当性进行评估。

ICD-9-CM-3 以自成一卷的方式出版，包括一个类目表和一个索引，主要涉及外科手术、显微镜检查、X 线/超声诊断及其他诊疗操作的分类。ICD-9-CM 共分为三卷。第一、二卷完全与 ICD-9 兼容，但在第五位数上对 ICD-9 进行了增补；第三卷则是对 ICPM 的改编，ICPM 的第五章主要来源于美国的手术操作分类资料，而 ICD-9-CM-3 又是在 ICPM 第五章的基础上进行细分，并得到了世界卫生组织的承认。ICD-9-CM-3 大量引自 ICPM 的第五章"外科操作"，并且在恰当的情况下附加了 ICPM 其他章一些有选择的细节。

我国于 2008 年发布了《国际疾病分类第九版临床修订本手术与操作（ICD-9-CM-3）》

(2008 版),该版本共 17 章。在应用 3 年后,2008 版的分类已无法满足临床应用,于是 2011 年原国家卫生计生委卫生统计信息中心进行修订,发布了《国际疾病分类第九版临床修订本手术与操作(ICD-9-CM-3)》(2011 版),该版本共 18 章。因手术操作分类代码缺乏维护机制,2017 年原国家卫生计生委卫生统计信息中心又以北京、上海、广东的 ICD-9-CM-3 为蓝本,参考其他省市的 ICD-9-CM-3 字典库,发布了《国际疾病分类第九版临床修订本手术与操作(ICD-9-CM-3)2017 维护版》。同年 12 月,中国卫生信息与健康医疗大数据学会发布了《手术、操作分类与代码》(T/CHIA 001—2017)团体标准,并通知该标准作为《疾病分类与代码》(GB/T 14396—2016)的配套标准,于 2018 年 1 月 1 日起正式实施。

　　本着满足医学技术发展和临床实际需要的目的,2018 年国家卫生健康委卫生统计信息中心发布了《手术操作分类代码国家临床版 1.1》和《疾病分类代码国家临床版 1.1》,要求使用疾病诊断相关分组(DRG)开展医院绩效评价的地区应当使用这两个临床版。2019 年国家卫生健康委启动了全国三级医院绩效考核工作,同时发布了《疾病分类代码国家临床版 2.0》和《手术操作分类代码国家临床版 2.0》。

第二节　ICD-9-CM-3 分类原理与架构

　　本节提及的 ICD-9-CM-3 均指《国际疾病分类第九版临床修订本手术与操作(ICD-9-CM-3)》(2011 版)。该版本共分为 18 章,除第 1 章、第 5 章和第 18 章外,其他章均按解剖系统分类。ICD-9-CM-3 的主要分类轴心是解剖部位,与 ICPM 的区别在于将各类手术操作都归入解剖系统,使同一种手术操作能够归类到一处。所以手术操作的解剖部位一旦确定,类目也就确定了,从理论上讲只要改变或增加亚目和细目就可以适应手术操作术式、入路和器械等不断发展的要求。

一、ICD-9-CM-3 的结构

　　ICD-9-CM-3 类目表共 18 章、100 个类目(00—99)、889 个亚目(00.0—99.9)、3 876 个细目(00.01—99.99)。本节从章、类目、亚目、细目四个层次对 ICD-9-CM-3 类目表结构进行阐述。

二、ICD-9-CM-3 的层次

　　ICD-9-CM-3 是一个分类系统,从结构理解存在章、类目、亚目、细目四个层次关系。章由若干类目构成,类目由若干亚目构成,亚目由若干细目构成。类目用 2 位数表示,亚目用 3 位数表示,细目用 4 位数表示。以第十一章消化系统手术(42—54)为例,4 个层次结构如下(表 5-2-1):

表 5-2-1　第十一章消化系统手术(42—54)四个层次结构

层次	结构	名　　称
第一层	章	消化系统手术(42—54)
第二层	类目	42 食管手术
第二层	类目	43 胃切开术和切除术
第三层	亚目	43.0 胃切开术
第三层	亚目	43.1 胃造口术
第四层	细目	43.11 经皮[内镜的]胃造口术[PEG]
第四层	细目	43.19 其他胃造口术
第三层	亚目	43.3 幽门肌层切开术
第三层	亚目	43.4 胃病损或胃组织的局部切除术或破坏术
第三层	亚目	43.5 胃部分切除术伴食管胃吻合术
第三层	亚目	43.6 胃部分切除术伴胃十二指肠吻合术
第三层	亚目	43.7 胃部分切除术伴胃空肠吻合术
第三层	亚目	43.8 其他胃部分切除术
第三层	亚目	43.9 胃全部切除术
第二层	类目	44 胃的其他手术
第二层	类目	45 肠切开术、切除术和吻合术
第二层	类目	…
第二层	类目	53 疝修补术
第二层	类目	54 腹部其他手术

注:本表选择部分编码举例说明。

第三节　ICD-9-CM-3 在医院管理中的作用

　　ICD-9-CM-3 的手术是医院管理者最为关心的数据。目前我国相关文件对"手术"的定义有如下两种:①《医疗机构手术分级管理办法(试行)》(卫办医政发〔2012〕94 号)对手术的定义是"医疗机构及其医务人员使用手术器械在人体局部进行操作,以去除病变组织、修复损伤、移植组织或器官、植入医疗器械、缓解病痛、改善机体功能或形态等为目的的诊断或者治疗措施"。② 2019 年 1 月 16 日,国务院办公厅发布《国务院办公厅关于加强三级公立医院绩效考核工作的意见》(国办发〔2019〕4 号)对手术的定义是"包括在日间手术室或住院部手术室内、麻醉状态下完成的手术,不包括门诊手术";对微创手术的定义是"在日间手术室或住院部手术室内、麻醉状态下的内科和外科腔镜手术、血管内和实质脏器的介入(包括神经血管介入、心血管介入、外周血管介入、综合介入)治疗"。

一个手术可能需要多个 ICD-9-CM-3 编码来表达,存在一个手术对应多个 ICD 编码的情况,如果继续采用 ICD-10 进行病种统计的方法,即用首页出院主要诊断、1 个编码认定为 1 例的统计口径,不适合用于统计手术例数。手术台次或例数统计要结合主要手术编码和手术时间进行去重复处理。2019 年 5 月国家卫生健康委公布的《国家三级公立医院绩效考核操作手册(2019 版)》要求手术例数按台次统计,即同一次住院就诊期间患有同一疾病或不同疾病施行多次手术者,按 1 人统计,所以这里的台次其实应该理解为例数。但是不管按台次统计还是按例数统计,都需要进行去重复处理,这是 ICD-9-CM-3 编码在手术统计方面的局限性,医院必须处理好这个问题。

第四节　ICD-9-CM-3 各层级的应用

一、ICD-9-CM-3 章和类目、亚目的应用

ICD-9-CM-3 与 ICD-10 在结构上的不同是有细目。本节我们仍然以胃肠外科为例,重点从亚专科细目层面进行分析。控制跨专业收治患者是多数医院为实现专科专病专治精细化管理而采取的主动监管行为。利用 ICD-9-CM-3 章和类目统计专科术种,实现宏观判断二级诊疗科目、亚专科是否存在跨专业收治患者。ICD-9-CM-3 章和类目具体应用可参考第四章 ICD-10 的应用,本节不再详述。ICD-9-CM-3 亚目不是 ICD-9-CM-3 的最小单位,这是与 ICD-10 最大的区别,亚目具体应用亦可参考第四章。

二、ICD-9-CM-3 细目的应用

ICD-9-CM-3 细目是 ICD-9-CM-3 最小单位,也是统计术种的最小单位,全国范围内病种的比较,必须以细目为单位,才有可比性。

《三级综合医院医疗服务能力指南(2016 年版)》采用 ICD-10 亚目统计病种的统计口径,亚目是 ICD-10 最小单位。按照采用最小单位统计的思路,医院可利用 ICD-9-CM-3 细目来统计手术种类,没有细目的亚目则直接采用亚目统计。如 43.5 胃部分切除术伴食管胃吻合术没有细目,则把 43.5 按一个细目手术种统计。

三、ICD-10 扩展码的应用

ICD-9-CM-3 扩展码主要用于临床某一具体术式、新技术、关键技术、微创手术、介入手术等的统计,可以单独使用,也可与类目、亚目共同使用。

微创手术开展情况是各级卫生行政主管部门了解新技术开展的重要方式,也是医院自我衡量技术水平的重要方式。长期以来微创手术没有统一的定义,造成了数据统计上的混乱。微创手术有两种定义。第一种定义来自《三级综合医院医疗服务能力指南

(2016年版)》，微创手术的定义为"利用腹腔镜、胸腔镜、关节镜等现代医疗器械及相关设备进行的手术"，该指南并要求微创手术占外科手术比例应≥30%。第二种定义来自《国务院办公厅关于加强三级公立医院绩效考核工作的意见》(国办发〔2019〕4号)，该文件将微创手术定义为"出院患者在日间手术室或住院部手术室内、麻醉状态下的内科和外科腔镜手术、血管内和实质脏器的介入(包括神经血管介入、心血管介入、外周血管介入、综合介入)治疗"。临床上对微创手术的理解是利用腹腔镜、胸腔镜等现代医疗器械及相关设备进行的创伤小、疼痛轻、恢复快的手术，即对于小切口手术、经自然腔道手术(如经阴道入路方式)等也界定为微创手术。因此，对于微创手术的统计口径，仍然要根据统计目的设定统计口径，只要统计口径一致，可比性就强。

与三级公立医院绩效考核体系同时下发的《手术操作分类代码国家临床版2.0》，对ICD-9-CM-3扩展码每个手术都给出了具体分类，主要分为手术、介入手术、诊断性操作、治疗性操作4类。手术包括了腔镜手术，所以在统计微创手术时，应该对数据库分类进行重新定义(表5-4-1)。有条件的医院可将数据库嵌入医院信息系统实现自动统计；信息系统无法实现自动统计的医院，可根据ICD-9-CM-3扩展码批量或逐个统计后合并。

表5-4-1　手术操作分类代码国家临床版2.0微创手术数据库节选

主要编码	手术名称	类别1	类别2
00.5500	其他周围血管药物洗脱支架置入	介入治疗	微创手术
00.5500x008	经皮降主动脉药物洗脱支架置入术	介入治疗	微创手术
00.5500x009	经皮周围动脉药物洗脱支架置入术	介入治疗	微创手术
00.5500x010	经皮周围静脉药物洗脱支架置入术	介入治疗	微创手术
00.5500x011	经皮尺动脉药物洗脱支架置入术	介入治疗	微创手术
00.5500x012	经皮腓动脉药物洗脱支架置入术	介入治疗	微创手术
00.5500x013	经皮肱动脉药物洗脱支架置入术	介入治疗	微创手术
00.5500x014	经皮桡动脉药物洗脱支架置入术	介入治疗	微创手术
00.5500x015	经皮上肢静脉药物洗脱支架置入术	介入治疗	微创手术
00.5500x016	经皮头臂静脉药物洗脱支架置入术	介入治疗	微创手术
00.5500x017	经皮外周动脉可降解支架置入术	介入治疗	微创手术
00.5501	锁骨下动脉药物洗脱支架置入术	介入治疗	微创手术
00.5502	股总动脉药物洗脱支架置入术	介入治疗	微创手术
17.1100	腹腔镜腹股沟直疝修补术,伴有移植物或假体	手术	微创手术
17.1100x001	腹腔镜下单侧腹股沟直疝无张力修补术	手术	微创手术
17.1200	腹腔镜腹股沟斜疝修补术,伴有移植物或假体	手术	微创手术
17.1200x001	腹腔镜下单侧腹股沟斜疝无张力修补术	手术	微创手术

续表

主要编码	手术名称	类别1	类别2
17.1300	腹腔镜腹股沟疝修补术,伴有移植物或假体	手术	微创手术
17.1300x001	腹腔镜下经腹膜前腹股沟疝补片修补术(TAPP)	手术	微创手术
17.1300x002	腹腔镜下全腹膜外腹股沟疝补片修补术(TEP)	手术	微创手术
17.2100	腹腔镜双侧腹股沟直疝修补术,伴有移植物或假体	手术	微创手术
17.2100x001	腹腔镜下双侧腹股沟直疝无张力修补术	手术	微创手术
17.2200	腹腔镜双侧腹股沟斜疝修补术,伴有移植物或假体	手术	微创手术
17.2200x001	腹腔镜下双侧腹股沟斜疝无张力修补术	手术	微创手术
17.2300x001	腹腔镜下双侧腹股沟疝无张力修补术,一侧直疝一侧斜疝	手术	微创手术
17.2400	腹腔镜双侧腹股沟疝修补术,伴有移植物或假体	手术	微创手术
17.2400x001	腹腔镜下双侧腹股沟疝无张力修补术	手术	微创手术

注:本表选择部分编码举例说明。

ICD-9-CM-3 扩展码的另一重要应用是 DRG 评价。目前,国内 DRG 分组器都要求统一使用 ICD-9-CM-3 扩展码。

第五节　以胃肠外科手术为例分析 ICD-9-CM-3

一、胃肠外科手术概况

在实际工作中,医院对手术台次的统计可采用两种方法。第一种方法是:如果医院首页手术操作编码有选择主要手术操作编码,那么可采用同一时间手术编码只统计主要手术编码得到手术例数,在统计类目、亚目、细目时也不会重复统计。如腹腔镜乙状结肠癌根治术,需要 3 个编码来表达,分别为 17.3600 腹腔镜乙状结肠切除术、45.9403 降结肠-直肠吻合术及 40.5909 肠系膜淋巴结清扫术,虽然 3 个编码但只计为 1台;标记 17.3600 腹腔镜乙状结肠切除术为优先级 1,表示这个编码是主要手术编码,手术分类统计时归类于类目 17 其他各类诊断性和治疗性操作,亚目 17.3 腹腔镜大肠部分切除术,细目 17.36 腹腔镜乙状结肠切除术(表 5-5-1)。第二种方法是:如果没有选择主要手术操作,同一时间段 ICD-9-CM-3 编码有多个类目,优先统计类目 17、43、45、48,即优先统计组织或器官切除的编码,这个统计方法存在少数重复计算问题,需要后期人工处理。

表 5－5－1　ICD-9-CM-3 细目手术例数统计法——以腹腔镜乙状结肠癌根治术为例

医师填写		编码员填写			信息统计法			
日期	手术及操作名称	ICD 编码	ICD-9-CM-3 名称	优先级	台次	类目	亚目	细目
20190101	结肠镜检查	45.2300	结肠镜检查	1	1	45	45.2	45.23
20190110	腹腔镜乙状结肠癌根治术	17.3600	腹腔镜乙状结肠切除术	1	1	17	17.3	17.36
		45.9403	降结肠－直肠吻合术	2				
		40.5909	肠系膜淋巴结清扫术	3				

二、亚专科 ICD-9-CM-3 类目分析

仍选择第一节所举例医院胃肠外科的数据进行分析。按亚专科类目层面统计，某医院 2018 年胃肠外科手术台次（表 5－5－2）为 2 339 台，手术麻醉信息系统台次为 2 543 台，专病专治率为 91.98％。编码数量为 3 494 人次，手术台次 2 339 台，编码数量是手术台次的 1.49 倍。

表 5－5－2　2018 年胃肠外科按亚专科手术范围 ICD-9-CM-3 类目编码数量与手术台次统计表

类目	手术名称	编码数量	手术台次
17	其他各类操作	296	288
43	胃切开术和切除术	185	173
44	胃的其他手术	938	514
45	肠切开术、切除术和吻合术	1 421	902
46	肠其他手术	166	72
47	阑尾手术	237	224
48	直肠,直肠乙状结肠和直肠周围组织的手术	251	166
合计		3 494	2 339

三、亚专科 ICD-9-CM-3 亚目分析

按亚专科亚目层面统计,某医院 2018 年胃肠外科手术台次（表 5－5－3）为 2 215 台,手术麻醉信息系统例数为 2 543,专病专治率为 87.10％。编码数量为 3 370 人次,手术台次 2 215 台,编码数量是手术台次的 1.52 倍。

表 5－5－3 **2018 年胃肠外科按亚专科手术范围 ICD-9-CM-3 亚目编码数量与手术台次统计表**

亚目	手术名称	编码数量	手术台次
17.3	腹腔镜大肠部分切除术	172	165
43.0	胃切开术	1	0
43.1	胃造口术	4	4
43.4	胃病损或胃组织的局部切除术或破坏术	52	51
43.5	胃部分切除术伴食管胃吻合术	14	13
43.6	胃部分切除术伴胃十二指肠吻合术	19	18
43.7	胃部分切除术伴胃空肠吻合术	39	35
43.9	胃全部切除术	56	52
44.1	胃的诊断性操作	860	443
44.2	幽门成形术	1	0
44.3	胃肠吻合术不伴胃切除术	11	10
44.4	胃或十二指肠溃疡的出血控制和缝合术	63	57
44.6	胃的其他修补术	3	3
45.0	肠切开术	7	7
45.1	小肠诊断性操作	10	10
45.2	肠的诊断性操作	888	619
45.3	小肠病损或小肠组织的局部切除术或破坏术	18	17
45.4	大肠病损或大肠组织的局部切除术或破坏术	223	179
45.6	小肠的其他切除术	40	33
45.7	开放性和其他部分大肠切除术	45	36
45.9	肠吻合术	191	1
46.0	肠外置术	35	14
46.1	结肠造口术	34	6
46.2	回肠造口术	13	2
46.3	其他肠造口术	6	0
46.4	肠造口修复术	4	2
46.5	肠造口闭合术	26	23
46.7	肠的其他修补术	17	6
46.8	肠的扩张和操作	30	18
46.9	肠的其他手术	1	1
47.0	阑尾切除术	230	221

续表

亚目	手术名称	编码数量	手术台次
47.1	附带阑尾切除术	3	0
47.2	阑尾脓肿引流术	3	3
48.2	直肠、直肠乙状结肠和直肠周围组织的诊断性操作	48	10
48.3	直肠病损或直肠组织的局部切除术或破坏术	51	22
48.4	直肠拖出切除术	3	3
48.5	腹会阴直肠切除术	30	29
48.6	直肠其他切除术	109	98
48.7	直肠修补术	3	0
48.9	直肠和直肠周围组织的其他手术	7	4
合计		3 370	2 215

注:表内忽略手术台次为 0 的术种。

四、亚专科 ICD-9-CM-3 细目分析

按亚专科细目统计 2018 年胃肠外科手术台次(表 5 - 5 - 4)为 917 台,手术麻醉信息系统例数为 2 543,专病专治率为 36.06%。编码数量为 1 285 人次,手术台次 917 台,编码数量是手术台次的 1.40 倍。

表 5 - 5 - 4　2018 年胃肠外科按亚专科手术范围 ICD-9-CM-3 细目编码数量与手术台次统计表

细目	手术名称	编码数量	手术台次
17.33	腹腔镜右半结肠切除术	53	51
17.34	腹腔镜横结肠切除术	4	4
17.35	腹腔镜左半结肠切除术	32	31
17.36	腹腔镜乙状结肠切除术	73	73
17.39	其他腹腔镜大肠部分切除术	10	7
43.0	胃切开术	1	0
43.11	经皮[内镜的]胃造口术[PEG]	1	1
43.19	其他胃造口术	3	3
43.42	胃其他病损或胃组织的局部切除术	9	9
43.5	胃部分切除术伴食管胃吻合术	14	13
43.6	胃部分切除术伴胃十二指肠吻合术	19	18
43.7	胃部分切除术伴胃空肠吻合术	39	35
43.99	其他胃全部切除术	56	52

细目	手术名称	编码数量	手术台次
44.11	经腹胃镜检查	1	0
44.29	其他幽门成形术	1	0
44.38	腹腔镜下胃肠吻合术	8	7
44.39	其他胃肠吻合术	3	3
44.41	胃溃疡部位的缝合术	17	15
44.42	十二指肠溃疡部位的缝合术	32	31
44.44	经导管栓塞,用于胃或十二指肠出血	13	11
44.63	其他胃瘘闭合术	1	1
44.67	腹腔镜操作用于创建食管胃括约肌功能	1	1
44.69	胃的其他修补术	1	1
45.02	小肠的其他切开术	6	6
45.03	大肠切开术	1	1
45.11	经腹的小肠内镜检查	0	0
45.15	开放性小肠活组织检查	0	0
45.16	食管胃十二指肠镜检查[EGD]伴活组织检查	1	1
45.21	经腹大肠内镜检查	3	2
45.29	肠的其他诊断性操作,部位未特指	3	3
45.31	十二指肠病损的其他局部切除术	1	1
45.33	小肠病损或小肠组织的局部切除术,除外十二指肠	17	15
45.41	大肠病损或大肠组织的切除术	7	7
45.62	小肠其他部分切除术	40	33
45.72	开放性和其他盲肠切除术	4	1
45.73	开放性和其他右半结肠切除术	21	20
45.74	开放性和其他横结肠切除术	3	3
45.75	左半结肠切除术	4	4
45.76	开放性和其他乙状结肠切除术	12	8
45.91	小肠-小肠吻合术	7	0
45.93	其他小肠-大肠吻合术	66	1
45.94	大肠-大肠吻合术	119	0
46.01	小肠外置术	18	2
46.03	大肠外置术	18	12

续表

细目	手术名称	编码数量	手术台次
46.11	暂时性结肠造口术	24	2
46.13	永久性结肠造口术	10	3
46.21	暂时性回肠造口术	8	1
46.23	其他永久性回肠造口术	6	1
46.39	其他肠造口术	6	0
46.41	小肠造口修复术	1	1
46.42	结肠造口周围疝修补术	1	0
46.43	大肠造口的其他修复术	2	1
46.51	小肠造口闭合术	17	14
46.52	大肠造口闭合术	10	9
46.71	十二指肠裂伤缝合术	1	1
46.73	小肠裂伤缝合术,除外十二指肠	3	1
46.74	小肠瘘闭合术,除外十二指肠	1	1
46.75	大肠裂伤缝合术	8	0
46.76	大肠瘘修补术	1	1
46.79	肠的其他修补术	2	1
46.81	小肠腹内操作	6	1
46.82	大肠腹内操作	1	0
46.85	肠扩张	2	1
46.86	内镜下结肠支架置入	21	15
46.94	大肠吻合口修复术	1	1
47.01	腹腔镜下阑尾切除术	218	211
47.09	其他阑尾切除术	12	10
47.11	腹腔镜下附带阑尾切除术	2	0
47.19	其他的附带阑尾切除术	1	0
47.2	阑尾脓肿引流术	3	3
48.35	直肠病损或组织的局部切除术	22	17
48.42	腹腔镜直肠拖出切除术	3	3
48.51	腹腔镜下腹会阴直肠切除术	29	28
48.52	开放性腹会阴直肠切除术	1	1
48.62	直肠前切除术同时伴结肠造口术	9	9

续表

细目	手术名称	编码数量	手术台次
48.63	其他直肠前切除术	90	86
48.69	直肠其他切除术	10	3
48.74	直肠直肠吻合术	3	0
48.99	直肠和直肠周围组织的其他手术	7	4
合计		1 283	917

　　手术种类统计要按照首页手术操作 ICD-9-CM-3 的全部编码统计，不能按主要手术编码统计。某医院 2018 年胃肠外科细目手术种类共 89 种，见表 5－5－5。2018 年胃肠外科前十位手术按照手术台次统计见表 5－5－6。

表 5－5－5　2018 年胃肠外科按亚专科 ICD-9-CM-3 细目手术种类

细目	细目名称	细目	细目名称
17.33	腹腔镜右半结肠切除术	44.39	其他胃肠吻合术
17.34	腹腔镜横结肠切除术	44.41	胃溃疡部位的缝合术
17.35	腹腔镜左半结肠切除术	44.42	十二指肠溃疡部位的缝合术
17.36	腹腔镜乙状结肠切除术	44.43	内镜下胃或十二指肠出血控制
17.39	其他腹腔镜大肠部分切除术	44.44	经导管栓塞，用于胃或十二指肠出血
43.0	胃切开术	44.63	其他胃瘘闭合术
43.11	经皮[内镜的]胃造口术[PEG]	44.67	腹腔镜操作用于创建食管胃括约肌功能
43.19	其他胃造口术	44.69	胃的其他修补术
43.41	内镜下胃病损或胃组织切除术或破坏术	45.02	小肠的其他切开术
43.42	胃其他病损或胃组织的局部切除术	45.03	大肠切开术
43.5	胃部分切除术伴食管胃吻合术	45.13	小肠其他内镜检查
43.6	胃部分切除术伴胃十二指肠吻合术	45.14	闭合性[内镜]小肠活组织检查
43.7	胃部分切除术伴胃空肠吻合术	45.16	食管胃十二指肠镜检查[EGD]伴活组织检查
43.99	其他胃全部切除术	45.21	经腹大肠内镜检查
44.11	经腹胃镜检查	45.23	结肠镜检查
44.13	其他胃镜检查	45.25	闭合性[内镜的]大肠活组织检查
44.14	闭合性[内镜的]胃活组织检查	45.29	肠的其他诊断性操作，部位未特指
44.29	其他幽门成形术	45.31	十二指肠病损的其他局部切除术
44.38	腹腔镜下胃肠吻合术	45.33	小肠病损或小肠组织的局部切除术，除外十二指肠

细目	细目名称	细目	细目名称
45.41	大肠病损或大肠组织的切除术	46.74	小肠瘘闭合术,除外十二指肠
45.42	内镜下大肠息肉切除术	46.75	大肠裂伤缝合术
45.43	内镜下大肠其他病损或组织破坏术	46.76	大肠瘘修补术
45.62	小肠其他部分切除术	46.79	肠的其他修补术
45.72	开放性和其他盲肠切除术	46.81	小肠腹内操作
45.73	开放性和其他右半结肠切除术	46.82	大肠腹内操作
45.74	开放性和其他横结肠切除术	46.85	肠扩张
44.75	左半结肠切除术	46.86	内镜下结肠支架置入
44.76	开放性和其他乙状结肠切除术	46.94	大肠吻合口修复术
45.91	小肠-小肠吻合术	47.01	腹腔镜下阑尾切除术
45.93	其他小肠-大肠吻合术	47.09	其他阑尾切除术
45.94	大肠-大肠吻合术	47.11	腹腔镜下附带阑尾切除术
46.01	小肠外置术	47.19	其他的附带阑尾切除术
46.03	大肠外置术	47.2	阑尾脓肿引流术
46.11	暂时性结肠造口术	48.24	闭合性[内镜的]直肠活组织检查
46.13	永久性结肠造口术	48.35	直肠病损或组织的局部切除术
46.21	暂时性回肠造口术	48.36	直肠[内镜的]息肉切除术
46.23	其他永久性回肠造口术	48.42	腹腔镜直肠拖出切除术
46.39	其他肠造口术	48.51	腹腔镜下腹会阴直肠切除术
46.41	小肠造口修复术	48.52	开放性腹会阴直肠切除术
46.42	结肠造口周围疝修补术	48.62	直肠前切除术同时伴结肠造口术
46.43	大肠造口的其他修复术	48.63	其他直肠前切除术
46.51	小肠造口闭合术	48.69	直肠其他切除术
46.52	大肠造口闭合术	48.74	直肠直肠吻合术
46.71	十二指肠裂伤缝合术	48.99	直肠和直肠周围组织的其他手术
46.73	小肠裂伤缝合术,除外十二指肠		

表 5-5-6　2018 年胃肠外科按亚专科 ICD-9-CM-3 细目前十位手术

排序	细目	手术名称	手术台次
1	47.01	腹腔镜下阑尾切除术	211
2	48.63	其他直肠前切除术	86
3	17.36	腹腔镜乙状结肠切除术	73

排序	细目	手术名称	手术台次
4	43.99	其他胃全部切除术	52
5	17.33	腹腔镜右半结肠切除术	51
6	43.7	胃部分切除术伴胃空肠吻合术	35
7	45.62	小肠其他部分切除术	33
8	17.35	腹腔镜左半结肠切除术	31
9	44.42	十二指肠溃疡部位的缝合术	31
10	48.51	腹腔镜下腹会阴直肠切除术	28

五、 亚专科 ICD-9-CM-3 扩展码分析

《三级综合医院医疗服务能力指南（2016 年版）》提及的 17 个临床专科能力评价中的关键技术中,普通外科(胃肠外科亚专科)关键技术及编码见表 5-5-7。某医院 2018 年胃肠外科手术台次 917 台,腹腔镜台次 697 台(表 5-5-8),腹腔镜台次占手术台次 76.01%,原国家卫计委印发的《三级综合医院医疗服务能力指南（2016 年版）》中要求微创手术占外科手术比例应≥30%。该院胃肠外科微创手术占比明显高于 30% 的标准。

表 5-5-7 普通外科胃肠外科亚专科关键技术及 ICD-9-CM-3 编码及名称

手术名称	参考编码	手术名称
全胃切除术	43.9	胃全部切除术
腹腔镜胃癌根治术	43.5x03	腹腔镜下胃大部切除伴食管-胃吻合术
	43.6x02	腹腔镜胃大部切除伴胃十二指肠吻合术
	43.7x03	腹腔镜胃大部切除伴胃空肠吻合术
	43.9904	腹腔镜辅助全胃切除伴食管-十二指肠吻合术
	43.9905	腹腔镜辅助全胃切除伴食管-空肠吻合术
	43.9102	腹腔镜辅助全胃切除伴空肠间置术
	45.5101	小肠部分切除用于间置术
吻合器痔上黏膜环切术	49.4900x002	经肛门吻合器痔切除术
	49.4900x003	吻合器痔上黏膜环切术
	49.4901	痔上直肠黏膜环形切除吻合术(PPH 术)

注:本表为 ICD-9-CM-3 编码举例,扩展码采用《手术操作分类代码国家临床版 2.0》。

表 5－5－8　2018 年胃肠外科按亚专科 ICD-9-CM-3 扩展码腹腔镜手术台次统计表

扩展码	手术名称	手术台次
17.3300	腹腔镜右半结肠切除术	52
17.3400	腹腔镜横结肠切除术	4
17.3500	腹腔镜左半结肠切除术	31
17.3600	腹腔镜乙状结肠切除术	65
17.3600x001	腹腔镜下乙状结肠部分切除术	6
17.3900x002	腹腔镜下结肠部分切除术	1
43.4203	腹腔镜下胃病损切除术	13
43.9905	腹腔镜辅助全胃切除伴食管-空肠吻合术	58
44.3801	腹腔镜下胃空肠吻合术	8
44.4102	腹腔镜胃溃疡穿孔修补术	12
44.4200x001	腹腔镜下十二指肠溃疡穿孔修补术	28
44.6701	腹腔镜胃底折叠术	1
44.6902	腹腔镜胃修补术	1
45.3303	腹腔镜小肠病损切除术	2
45.4300x002	腹腔镜下结肠病损切除术	1
45.6208	腹腔镜下小肠部分切除术	2
46.8101	小肠扭转复位术	1
47.0100	腹腔镜下阑尾切除术	211
48.3507	腹腔镜直肠病损切除术	3
48.4200	腹腔镜直肠拖出切除术	1
48.6913	腹腔镜帕克氏术(Park's术)	2
48.5100	腹腔镜下腹会阴直肠切除术	28
48.6201	腹腔镜下直肠前切除伴结肠造口术	7
48.6302	腹腔镜下直肠前切除术	89
48.6909	腹腔镜下直肠部分切除术	10
43.5x03	腹腔镜下胃大部切除伴食管-胃吻合术	14
43.6x02	腹腔镜胃大部切除伴胃十二指肠吻合术	15
43.7x03	腹腔镜胃大部切除伴胃空肠吻合术	31
合计		697

　　注：表中 ICD-9-CM-3 扩展码采用《手术操作分类代码国家临床版 2.0》。因源数据编码映射到 2.0 版后部分细目发生变化，导致腹腔镜手术台次与细目手术台次个别数据发生变化。

　　综上，ICD-9-CM-3 在医院精细化管理和 DRG 应用中均发挥着重要作用。由于 ICD-9-CM-3 编码在手术统计方面的局限性，以致其在医院手术统计方面的受重视程度尚不够，对 ICD-9-CM-3 的正确认识有待进一步强化。

第六章　诊断-ICD-DRG 之间关系探讨

第一节　医师和编码员病案首页填写诊断顺序与原则

随着 DRG 应用的深入开展，医院已经高度重视病案首页数据，尤为重视的是被比喻为病案首页数据"金钥匙"的诊断和手术数据，不少医院已将医师诊断和手术填报的规范化纳入了医院管理的常规工作。然而，在实际工作中，却面临着医师角度和编码员角度对诊断填写顺序不同这样的难题，笔者认为解答这一难题的前提是必须厘清"诊断-ICD-DRG"三者之间的关系。

一、诊断四要素相同

无论从医师角度还是编码员角度，病案首页的诊断填写要求是相同的，即要求包括病因、解剖、病理、临床表现四要素。诊断学要求完整的诊断内容应该包括病因诊断、病理解剖诊断、病理生理诊断及疾病分型与分期等。ICD 由 WHO 主持修订，ICD-10 以病因、部位、病理和临床表现为分类轴心。《住院病案首页数据填写质量规范（暂行）》（2016版）要求首页诊断名称要包括病因、部位、临床表现、病理诊断等要素。可见，诊断学、ICD、DRG 对病案首页中"诊断"填写的核心要求都是病因、解剖、病理、临床表现。

二、病案首页主要诊断选择原则相同

病案首页主要诊断的选择原则，在诊断学、编码要求是相同的。诊断学提出："病案首页应选择好第一诊断。世界卫生组织和我国卫生行政主管部门规定，当就诊者存在着一种以上的疾病损伤和情况时，需选择对就诊者健康危害最大、花费医疗资源最多、住院时间最长的疾病作为病案首页的主要诊断；将导致死亡的疾病作为第一诊断。"《住院病案首页数据填写质量规范（暂行）》（2016 版）提出："主要诊断一般是患者住院的理由，原则上应选择本次住院对患者健康危害最大、消耗医疗资源最多、住院时间最长的疾病诊断。"这个原则是编码员选择主要诊断的依据，也是 DRG 首页数据主要诊断选择的标准和依据。而 DRG 对主要诊断的选择原则，也需要符合上述"三最"原则。

三、已确诊但未治疗的疾病亦需填写

对于临床上已确诊但本次未治疗的疾病是否需要在病案首页填写的问题，诊断学和《住院病案首页数据填写质量规范（暂行）》（2016 版）也给出了明确的答案。诊断学要求：

要将所有诊断依重要性详细列出，并且包括过去重要现在未愈或相关的疾病。《住院病案首页数据填写质量规范（暂行）》（2016 版）也有相关要求。第十九条规定："填写其他诊断时，先填写主要疾病并发症，后填写合并症；先填写病情较重的疾病，后填写病情较轻的疾病；先填写已治疗的疾病，后填写未治疗的疾病。"第二十条规定："下列情况应当写入其他诊断：入院前及住院期间与主要疾病相关的并发症；现病史中涉及的疾病和临床表现；住院期间新发生或新发现的疾病和异常所见；对本次住院诊治及预后有影响的既往疾病。"因此，临床医师应该遵循上述原则填写病案首页的其他诊断，病案编码人员应遵循上述原则对全部病案加以审核，发现遗漏现象，及时与临床科室沟通，得以完善。

第二节　医师入院记录诊断填写建议

诊断学提出，书写诊断的顺序可按传统习惯先后排列，一般是主要的、急性的、原发的、本科的疾病写在前面，次要的、慢性的、继发的、他科的疾病写在后面。把病因诊断放在所有诊断中的首位，是因为病因诊断对疾病的发展、转归、治疗和预防都有指导意义，因而是最重要的也是最理想的临床诊断内容，临床医师也习惯把病因诊断写在所有诊断中的第一位。因此，对于入院记录中的初步诊断、修正诊断、最后诊断，建议仍然保留诊断学传统的书写习惯。

高等医学院校统编教材《诊断学》迄今已出版至第九版，不同版次的《诊断学》对病案中诊断书写的内容和格式要求也与时俱进，不断提升国际疾病分类在诊断书写中的重要性以及病案首页主要诊断的作用。在 2008 年出版的《诊断学》第七版中，对诊断书写的要求仅提出病名要规范，书写要标准。在 2013 年出版的《诊断学》第八版中首次提及"疾病诊断名称的书写要符合国际疾病分类的基本原则"，并要求按照国际疾病分类最新版本书写，但没有从临床医学角度提出"主要诊断"的概念。在 2018 年出版的《诊断学》第九版中，则在前述基础上，首次从医学角度提出"主要诊断"的概念，即与病人主诉或治疗需要最为相关的单一医学诊断。

《诊断学》内容的改版，体现了信息化发展和 DRG 医保支付改革要求诊断书写必须与时俱进。医师的收入是由医保支撑的。人力资源社会保障部 2017 年数据显示，通过购买服务，医保制度成为支持和促进基本医疗卫生制度的重要筹资渠道，有力地促进了我国的卫生与健康事业发展。目前，医保资金占医疗机构业务收入的比重已达 70%。在"诊断-ICD 编码-DRG"这组关系中，临床医师位于 DRG 应用落地的第一层，因此医院管理者应积极动员临床医师参与 DRG 应用。医院也要做好 ICD 相关知识的培训，建立临床诊断-ICD 编码对照数据库，积极发挥编码人员与医师的联动作用，致力于医院病案首页数据质量的提高。

（郑　筠）

第三篇
DRG 入组错误案例

第七章　MDCA:先期分组疾病及相关操作

第一节　暴发性心肌炎（一）

一、疾病 DRG 组调整

患者女性,年龄 19 岁,住院 33 天,医嘱离院,住院总费用 384 671.61 元。原主要诊断暴发性心肌炎 I40.000x005,入 FZ11 组(其他循环系统疾患,伴重要合并症与并发症),参考权重 1.05。根据 DRG 分组原则并结合临床实际,对本病例诊断、手术/操作进行调整修正,根据不同的治疗方式,可调整为 3 种方案,见表 7－1－1—表 7－1－3。

表 7－1－1　暴发性心肌炎 DRG 入组错误调整方案一

项　目	原病历 DRG 入组	调整后 DRG 入组
主要诊断与编码	暴发性心肌炎 I40.000x005	暴发性心肌炎 I40.000x005
其他诊断与编码	重症肺炎 J18.903 急性心力衰竭 I50.907 急性呼吸衰竭 J96.000 心脏停搏复苏成功 I46.000 缺氧缺血性脑病 G93.102 传染性病因的全身炎症反应综合征伴有器官衰竭 R65.100 轻度贫血 D64.901	社区获得性肺炎,重症 J15.903 急性心力衰竭 I50.907 急性呼吸衰竭 J96.000 心脏停搏复苏成功 I46.000 缺氧缺血性脑病 G93.102 传染性病因的全身炎症反应综合征伴有器官衰竭 R65.100 轻度贫血 D64.901
手术名称与编码		体外膜氧合［ECMO］39.6500
DRG 分组	FZ11:其他循环系统疾患,伴重要合并症与并发症	FQY:循环系统疾病歧义组
参考权重	1.05	—

注:"参考权重"根据中卫云 DRG 数据会诊云平台的大数据测算,仅供参考。

表 7－1－2　暴发性心肌炎 DRG 入组错误调整方案二

项　目	原病历 DRG 入组	调整后 DRG 入组
主要诊断与编码	暴发性心肌炎 I40.000x005	暴发性心肌炎 I40.000x005

续表

项　目	原病历 DRG 入组	调整后 DRG 入组
其他诊断与编码	重症肺炎 J18.903 急性心力衰竭 I50.907 急性呼吸衰竭 J96.000 心脏停搏复苏成功 I46.000 缺氧缺血性脑病 G93.102 传染性病因的全身炎症反应综合征伴有器官衰竭 R65.100 轻度贫血 D64.901	社区获得性肺炎,重症 J15.903 急性心力衰竭 I50.907 急性呼吸衰竭 J96.000 心脏停搏复苏成功 I46.000 缺氧缺血性脑病 G93.102 传染性病因的全身炎症反应综合征伴有器官衰竭 R65.100 轻度贫血 D64.901
手术名称与编码		体外膜氧合[ECMO] 39.6500 暂时性气管切开术 31.1x00x005
DRG 分组	FZ11:其他循环系统疾患,伴重要合并症与并发症	AH19:气管切开伴呼吸机支持≥96 小时或 ECMO
参考权重	1.05	16.52

注:"参考权重"根据中卫云 DRG 数据会诊云平台的大数据测算,仅供参考。

表 7-1-3　暴发性心肌炎 DRG 入组错误调整方案三

项　目	原病历 DRG 入组	调整后 DRG 入组
主要诊断与编码	暴发性心肌炎 I40.000x005	暴发性心肌炎 I40.000x005
其他诊断与编码	重症肺炎 J18.903 急性心力衰竭 I50.907 急性呼吸衰竭 J96.000 心脏停搏复苏成功 I46.000 缺氧缺血性脑病 G93.102 传染性病因的全身炎症反应综合征伴有器官衰竭 R65.100 轻度贫血 D64.901	社区获得性肺炎,重症 J15.903 急性心力衰竭 I50.907 急性呼吸衰竭 J96.000 心脏停搏复苏成功 I46.000 缺氧缺血性脑病 G93.102 传染性病因的全身炎症反应综合征伴有器官衰竭 R65.100 轻度贫血 D64.901
手术名称与编码		体外膜氧合[ECMO] 39.6500 永久性气管切开术 31.2900x001
DRG 分组	FZ11:循环系统其他疾患,伴重要合并症与并发症	AH19:气管切开伴呼吸机支持≥96 小时或 ECMO
参考权重	1.05	16.52

注:"参考权重"根据中卫云 DRG 数据会诊云平台的大数据测算,仅供参考。

二、案例解读

(一)了解体外膜氧合(extracorporeal membrane oxygenation,ECMO)

1. ECMO 基本原理:ECMO 是一种改良的人工心肺机,最核心的部分是膜肺和血泵,分别起人工肺和人工心的作用。ECMO 运转时,血液从静脉引出,通过膜肺吸收氧,排出二氧化碳。经过气体交换的血,在泵的推动下可回到静脉(VV 通路),也可回到动脉

（VA 通路）。VV 通路主要用于体外呼吸支持；VA 通路因血泵可以代替心脏的泵血功能，既可用于体外呼吸支持，又可用于心脏支持。当患者肺功能严重受损常规治疗无效时，ECMO 可以承担气体交换任务，使肺处于休息状态，为肺功能恢复获得宝贵时间。同样，患者的心功能严重受损时，血泵可以代替心脏泵血功能，维持血液循环。

2. ECMO 适应证的演变：ECMO 是抢救垂危患者生命的新技术，其源于心外科的体外循环技术，1975 年成功用于治疗新生儿严重呼吸衰竭。1980 年，美国密歇根大学医学中心 Bartlett 医师领导并建立了第一个 ECMO 中心，随后世界各地相继建立了百余个 ECMO 中心。近年来，ECMO 技术有了很大改进，应用范围较前扩大。

目前常用的 ECMO 模式有两种，为静脉静脉（vein-vein，VV）ECMO 和静脉动脉（vein-artery，VA）ECMO，不同模式有其各自的适应证。VV ECMO 的适应证主要集中在各种原因造成的呼吸衰竭（重症肺炎、ARDS、肺移植后移植物无功能等）以及作为肺移植围术期的过渡治疗手段。V-A ECMO 的适应证主要集中在各种原因造成的心源性休克如急性心肌梗死、心肌炎等，以及作为心脏骤停的辅助抢救治疗手段，或者作为应用心室辅助装置的过渡性治疗。

（二）审核出院诊断与手术/操作是否遗漏

不少临床医师认为辅助呼吸治疗不是手术/操作，导致经常漏填写。本例基于临床逻辑思维简单推理如下：如果诊断重症肺炎、ARDS、肺移植、急性心肌梗死、心肌炎，要考虑是否有辅助呼吸支持，需查阅病历，了解是否漏填写无创通气、有创通气、ECMO 治疗。应用 ECMO 治疗，要看看是否漏填写呼吸衰竭、心源性休克、心脏骤停等诊断。

本案例主要讨论首页手术操作 ECMO 填写情况对 DRG 入组的影响。结合编码员编码时存在不查阅病历或漏编码的情况，至少存在 3 种编码情况：① 体外膜氧合［ECMO］39.6500；② 体外膜氧合［ECMO］39.6500，暂时性气管切开术 31.1x00x005；③ 体外膜氧合［ECMO］39.6500，永久性气管切开术 31.2900x001。

（三）调整主要诊断依据

1. 医师思路：对于本例的主要诊断选择，医师与编码人员思路一致，选择对患者健康危害最大、消耗医疗资源最多的暴发性心肌炎。

2. 编码员思路：根据《住院病案首页数据填写质量规范（暂行）》（2016 版）中第十条规定，"主要诊断一般是患者住院的理由，原则上应选择本次住院对患者健康危害最大、消耗医疗资源最多、住院时间最长的疾病诊断"，本例主要诊断为暴发性心肌炎 I40.000x005，符合上述原则，无须调整。

（四）修正其他诊断或手术/操作

患者同时并存重症肺炎，在无法获得病原学支持的情况下，笔者更倾向于尊重《诊断学》肺炎分类中的按患病环境分类，编码于"社区获得性肺炎，重症"。故本例其他诊断中"重症肺炎 J18.903"修正为"社区获得性肺炎，重症 J15.903"。如果明确了院内获得性感染，则需相应调整诊断与编码。

（五）DRG 入组分析

漏填写手术/操作影响 DRG 入组,导致进入不同 DRG 组,影响权重。MDCA 组是先期分组,进入该组的病种都是器官移植或生命支持技术,属于手术入组。因为该组权重高而备受医院关注,特别是"AH19:气管切开伴呼吸机支持≥96 小时或 ECMO"这组。医院经常误解只要手术/操作填写 ECMO 就能进入该组,从 AH19 组内容和实际分组结果来看,进入这一组必须同时满足两个条件:第一是暂时性气管切开术 31.1x00x005 或永久性气管切开术 31.2900x001;第二是 ECMO39.6500。遗漏手术/操作将导致入组错误。本例属于高码低编错误,将影响医院经济收入及 DRG 绩效评价成绩。

三、小结

如果诊断重症肺炎、ARDS、肺移植、急性心肌梗死、心肌炎,要考虑是否有辅助呼吸支持,所以要查看病历,是否漏填写无创通气、有创通气、ECMO 治疗。应用 ECMO 治疗,要查看是否漏填写呼吸衰竭、心源性休克、心脏骤停等诊断,避免高码低编导致入组错误。

（郑　筠）

第二节　社区获得性肺炎,重症（一）

一、疾病 DRG 组调整

患者男性,年龄 75 岁,住院 18 天,医嘱离院,住院总费用 51 361.79 元。原主要诊断重症肺炎 J18.903,入 EQY 组（呼吸系统疾病歧义组）。根据 DRG 分组原则并结合临床实际,对本病例主要诊断、手术/操作进行调整修正,根据不同的治疗方式,可调整为 4 种方案,见表 7-2-1—表 7-2-4。

表 7-2-1　社区获得性肺炎,重症 DRG 入组错误调整方案一

项　目	原病历 DRG 入组	调整后 DRG 入组
主要诊断与编码	重症肺炎 J18.903	社区获得性肺炎,重症 J15.903
其他诊断与编码	呼吸衰竭 J96.900 代谢性脑病 G93.403 冠状动脉粥样硬化性心脏病 I25.103 冠状动脉支架植入后状态 Z95.501 心功能不全 I50.900x002 2 型糖尿病性肾病 E11.201＋N08.3* 2 型糖尿病性足坏疽 E11.500x044 肾结石 N20.000	呼吸衰竭 J96.900 代谢性脑病 G93.403 冠状动脉粥样硬化性心脏病 I25.103 冠状动脉支架植入后状态 Z95.501 心功能不全 I50.900x002 2 型糖尿病性肾病 E11.201＋N08.3* 2 型糖尿病性足坏疽 E11.500x044 肾结石 N20.000

续表

项　目	原病历 DRG 入组	调整后 DRG 入组
手术名称与编码	经外周静脉穿刺中心静脉置管术 38.9301	气管内插管 96.0400 ＜96 小时连续的持续性侵入性机械性通气 96.7100 经外周静脉穿刺中心静脉置管术 38.9301
DRG 分组	EQY:呼吸系统疾病歧义组	EK11:呼吸系统诊断伴呼吸机支持,伴重要并发症与合并症
参考权重	—	7.83

注:"参考权重"根据中卫云 DRG 数据会诊云平台的大数据测算,仅供参考。

表 7－2－2　社区获得性肺炎,重症 DRG 入组错误调整方案二

项　目	原病历 DRG 入组	调整后 DRG 入组
主要诊断与编码	重症肺炎 J18.903	社区获得性肺炎,重症 J15.903
其他诊断与编码	呼吸衰竭 J96.900 代谢性脑病 G93.403 冠状动脉粥样硬化性心脏病 I25.103 冠状动脉支架植入后状态 Z95.501 心功能不全 I50.900x002 2 型糖尿病性肾病 E11.201＋N08.3* 2 型糖尿病性足坏疽 E11.500x044 肾结石 N20.000	呼吸衰竭 J96.900 代谢性脑病 G93.403 冠状动脉粥样硬化性心脏病 I25.103 冠状动脉支架植入后状态 Z95.501 心功能不全 I50.900x002 2 型糖尿病性肾病 E11.201＋N08.3* 2 型糖尿病性足坏疽 E11.500x044 肾结石 N20.000
手术名称与编码	经外周静脉穿刺中心静脉置管术 38.9301	气管内插管 96.0400 ≥96 小时连续的持续性侵入性机械性通气 96.7200 经外周静脉穿刺中心静脉置管术 38.9301
DRG 分组	EQY:呼吸系统疾病歧义组	EK11:呼吸系统诊断伴呼吸机支持,伴重要并发症与合并症
参考权重	—	7.83

注:"参考权重"根据中卫云 DRG 数据会诊云平台的大数据测算,仅供参考。

表 7－2－3　社区获得性肺炎,重症 DRG 入组错误调整方案三

项　目	原病历 DRG 入组	调整后 DRG 入组
主要诊断与编码	重症肺炎 J18.903	社区获得性肺炎,重症 J15.903
其他诊断与编码	呼吸衰竭 J96.900 代谢性脑病 G93.403 冠状动脉粥样硬化性心脏病 I25.103 冠状动脉支架植入后状态 Z95.501 心功能不全 I50.900x002	呼吸衰竭 J96.900 代谢性脑病 G93.403 冠状动脉粥样硬化性心脏病 I25.103 冠状动脉支架植入后状态 Z95.501 心功能不全 I50.900x002

项　目	原病历 DRG 入组	调整后 DRG 入组
	2 型糖尿病性肾病 E11.201＋N08.3* 2 型糖尿病性足坏疽 E11.500x044 肾结石 N20.000	2 型糖尿病性肾病 E11.201＋N08.3* 2 型糖尿病性足坏疽 E11.500x044 肾结石 N20.000
手术名称与编码	经外周静脉穿刺中心静脉置管术 38.9301	暂时性气管切开术 31.1x00x005 ≥96 小时连续的持续性侵入性机械性通气 96.7200 经外周静脉穿刺中心静脉置管术 38.9301
DRG 分组	EQY:呼吸系统疾病歧义组	AH19:气管切开伴呼吸机支持≥96 小时或 ECMO
参考权重	—	16.52

注:"参考权重"根据中卫云 DRG 数据会诊云平台的大数据测算,仅供参考。

表 7-2-4　社区获得性肺炎,重症 DRG 入组错误调整方案四

项　目	原病历 DRG 入组	调整后 DRG 入组
主要诊断与编码	重症肺炎 J18.903	社区获得性肺炎,重症 J15.903
其他诊断与编码	呼吸衰竭 J96.900 代谢性脑病 G93.403 冠状动脉粥样硬化性心脏病 I25.103 冠状动脉支架植入后状态 Z95.501 心功能不全 I50.900x002 2 型糖尿病性肾病 E11.201＋N08.3* 2 型糖尿病性足坏疽 E11.500x044 肾结石 N20.000	呼吸衰竭 J96.900 代谢性脑病 G93.403 冠状动脉粥样硬化性心脏病 I25.103 冠状动脉支架植入后状态 Z95.501 心功能不全 I50.900x002 2 型糖尿病性肾病 E11.201＋N08.3* 2 型糖尿病性足坏疽 E11.500x044 肾结石 N20.000
手术名称与编码	经外周静脉穿刺中心静脉置管术 38.9301	永久性气管切开术 31.2900x001; ≥96 小时连续的持续性侵入性机械性通气 96.7200 经外周静脉穿刺中心静脉置管术 38.9301
DRG 分组	EQY:呼吸系统疾病歧义组	AH19:气管切开伴呼吸机支持≥96 小时或 ECMO
参考权重	—	16.52

注:"参考权重"根据中卫云 DRG 数据会诊云平台的大数据测算,仅供参考。

二、 案例解读

(一) 理解肺炎分类与呼吸支持治疗方式

1. 理解临床肺炎分类:肺炎可按解剖、病因或患病环境加以分类。按解剖可分为大叶性(肺泡性)肺炎、小叶性(支气管性)肺炎、间质性肺炎。按病因可分为细菌性肺炎、非典型病原体(军团菌、支原体、衣原体等)所致肺炎、病毒性肺炎、肺真菌病、其他病原体

(立克次体、弓形体、寄生虫等)所致肺炎。

近年来,根据肺部感染的场所不同将肺炎主要分为社区获得性肺炎(CAP)和医院获得性肺炎(HAP)两大类,这是因为不同场所发生的肺炎病原学有相应的特点,这种分类有利于指导经验性治疗。大多数细菌感染的潜伏期不超过48小时,故住院48小时后发生的肺炎应诊断为HAP。处于潜伏期时入院,住院后发病的肺炎仍应属CAP。应注意的是,此类分类方法仍较粗糙,并不能替代病原学分类。但由于细菌学检查阳性率低(超过半数因各种原因查不到病原菌),培养结果滞后,病因分类在临床上应用较为困难,因此现阶段按照肺炎是在社区获得还是医院获得对指导治疗是实用的。

2. 理解辅助呼吸支持治疗的方式:呼吸衰竭作为临床常见的综合征,由其导致的低氧血症和(或)高碳酸血症严重危及患者的健康甚至生命。现代机械通气技术(主要是正压机械通气技术)是临床救治呼吸衰竭的主要手段,临床上根据是否需要建立人工气道将正压机械通气分为无创通气和有创通气两类。无创正压通气(NPPV/NIPPV)是指不需建立人工气道进行的正压机械通气方式,临床多应用口鼻面罩或鼻罩进行正压通气,另外也有采用全面罩、鼻塞等方式进行NPPV/NIPPV治疗。有创机械通气(IMV)是指通过建立人工气道(经鼻或经口气管插管、气管切开)进行的正压机械通气方式。

(二)审核出院诊断与手术/操作是否遗漏

看到呼吸衰竭的诊断,要考虑是否有辅助呼吸支持,所以要查看病历,是否漏填写无创和有创通气。有创通气因为人工气道方式不同,要明确是经鼻或经口气管插管、气管切开。

基于临床逻辑思维简单推理如下:根据中华医学会呼吸分会制定的《中国成人社区获得性肺炎诊断和治疗指南》(2016年版),CAP符合下列1项主要标准或≥3项次要标准者可诊断为重症肺炎。主要标准:① 需要气管插管行机械通气治疗;② 脓毒症休克积极体液复苏后仍需要血管活性药物治疗。次要标准:① 呼吸频率≥30次/分;② PaO_2/FiO_2 ≤250 mmHg;③ 多肺叶浸润;④ 意识障碍和(或)定向障碍;⑤ 尿素氮≥7.14 mmol/L;⑥ 收缩压<90 mmHg,需要积极的液体复苏后能维持有效循环血压。从上述诊断标准可知,重症肺炎患者可能同时存在脓毒性休克,且需要辅助呼吸支持治疗,因此可能漏填写"脓毒性休克"诊断,或遗漏"无创气道正压通气、气管内插管、气管切开术、辅助呼吸机疗法持续性通气≤96小时、辅助呼吸机疗法持续性通气≥96小时"等操作。这时候,需要查看医嘱、病程记录、出院小结等,必要时与临床医师沟通,在首页弥补漏填的诊断和手术/操作。

本案例主要讨论首页手术操作气管内插管、暂时性气管切开术、永久性气管切开术合并<96小时连续的持续性侵入性机械性通气、≥96小时连续的持续性侵入性机械性通气填写情况对DRG入组的影响。结合编码员编码时存在不查阅病历或漏编码的情况,至少存在4种编码情况:① 气管内插管96.0400,<96小时连续的持续性侵入性机械性通气96.7100;② 气管内插管96.0400,≥96小时连续的持续性侵入性机械性通气96.7200;③ 暂时性气管切开术31.1x00x005,≥96小时连续的持续性侵入性机械性通

气 96.7200；④ 永久性气管切开术 31.2900x001,≥96 小时连续的持续性侵入性机械性通气 96.7200。

（三）修正其他诊断或手术/操作

本例其他诊断或手术/操作无修正。

（四）调整主要诊断与手术/操作依据

1. 医师思路：重症肺炎常伴严重低氧血症、急性呼吸衰竭、低血压、休克等循环衰竭表现和其他器官功能障碍,并需要辅助呼吸支持治疗,因此临床医师一般会选择重症肺炎为主要诊断,以体现病情的危重。

2. 编码员思路：肺炎分类是编码员容易混淆的病种之一,原因在于临床有解剖、病因、患病环境的分类,而 ICD 只有病因分类,编码员不知道如何对应。ICD-10 中肺炎以病因作为分类轴心,不同的病因有不同的编码。当编码员遇到肺炎诊断时,应重点查阅有无痰培养、血培养,并查明培养结果。在同样无法获得病原学支持的情况下,笔者更倾向于尊重《诊断学》肺炎分类中的按患病环境分类,编码于"社区获得性肺炎,重症"。据此,本例根据实际治疗情况可调整主要诊断：社区获得性肺炎,重症 J15.903；主要手术/操作：需根据具体辅助呼吸支持治疗方式增加持续性气道正压通气 93.9001、气管内插管 96.0400、暂时性气管切开术 31.1x00x005、永久性气管切开术 31.2900x001、<96 小时连续的持续性侵入性机械性通气 96.7100、≥96 小时连续的持续性侵入性机械性通气 96.7200。

（五）DRG 入组分析

MDCA 组是先期分组,进入该组的病种都是器官移植或生命支持技术,属于手术入组。因为该组权重高而备受医院关注,特别是"AH19：气管切开伴呼吸机支持≥96 小时或 ECMO"这一组,因为呼吸机辅助通气是大多数医院都有的治疗方法。从 AH19 内容和实际分组结果来看,进入这一组必须同时满足两个条件：第一暂时性气管切开术 31.1x00x005 或永久性气管切开术 31.2900x001；第二辅助呼吸机疗法,呼吸机治疗［≥96 小时］96.7201。从本次分析可以看出,辅助呼吸治疗的 4 种组合方式可以进入 2 组 DRG 组,所以可能会因手术/操作漏填写,导致高码低编的入组错误。CHS-ADRG 中,AH1 气管切开伴呼吸机支持≥96 小时或 ECMO 需同时包含图 7-2-1 中的手术 1 和手术 2。

AH1　气管切开伴呼吸机支持≥96 小时或者 ECMO

同时包含手术 1 和手术 2：

手术 1	手术名称 1	手术 2	手术名称 2
31.1x00x005	暂时性气管切开术	96.7201	呼吸机治疗［≥96 小时］
31.2100x001	纵隔气管切开术	39.6500	体外膜氧合［ECMO］
31.2900x001	永久性气管切开术		
96.0400	气管内插管		

图 7-2-1　CHS-ADRG 中 AH1 包含手术

（引自 CHS-DRG 分组技术方案）

三、小结

肺炎病因学诊断既符合诊断书写标准,也符合 ICD 编码原则,最理想的分类应当兼顾病因、病变部位和病情三个方面,即先写明病因诊断,再写明病变部位和范围,最后写明病情,如链球菌肺炎、右下肺大叶性肺炎、重症肺炎。辅助呼吸治疗的不同组合方式可以进入不同 DRG 组,可能会因手术/操作漏填写,导致入组高码低编,应注意避免此类错误。

(郑　筠)

第三节　社区获得性肺炎,重症(二)

一、疾病 DRG 组调整

患者男性,年龄 87 岁,住院 25 天,医嘱离院,住院总费用 83 736.75 元。原主要诊断重症肺炎 J18.903,入 EK11 组(呼吸系统诊断伴呼吸机支持,伴重要并发症与合并症),参考权重 7.83。根据 DRG 分组原则并结合临床实际情况,对本病例诊断、手术/操作进行调整修正,根据不同的治疗方式,可调整为 4 种方案,见表 7-3-1 至表 7-3-3。

表 7-3-1　社区获得性肺炎,重症 DRG 入组错误调整方案一

项　目	原病历 DRG 入组	调整后 DRG 入组
主要诊断与编码	重症肺炎 J18.903	社区获得性肺炎,重症 J15.903
其他诊断与编码	慢性阻塞性肺病伴有急性下呼吸道感染 J44.000 呼吸衰竭 J96.900; 胸腔积液 J94.804 代谢性脑病 G93.403; 高血压 2 级 I10.x04 帕金森综合征 G20.x03 腔隙性脑梗死 I63.801 心脏瓣膜钙化 I38.x03	克雷伯杆菌性肺炎 J15.000x002 慢性阻塞性肺病伴有急性下呼吸道感染 J44.000 呼吸衰竭 J96.900 胸腔积液 J94.804 代谢性脑病 G93.403 高血压 2 级 I10.x04 帕金森综合征 G20.x03 腔隙性脑梗死 I63.801 心脏瓣膜钙化 I38.x03
手术名称与编码	气管内插管 96.0400 ≥96 小时连续的持续性侵入性机械性通气 96.7200	气管内插管 96.0400 ≥96 小时连续的持续性侵入性机械性通气 96.7200 持续性气道正压通气[CPAP] 93.9001 超声引导下胸腔穿刺术 34.9103
DRG 分组	EK11:呼吸系统诊断伴呼吸机支持,伴重要并发症与合并症	EK11:呼吸系统诊断伴呼吸机支持,伴重要并发症与合并症
参考权重	7.83	7.83

注:"参考权重"根据中卫云 DRG 数据会诊云平台的大数据测算,仅供参考。

表 7-3-2　社区获得性肺炎,重症 DRG 入组错误调整方案二

项　目	原病历 DRG 入组	调整后 DRG 入组
主要诊断与编码	重症肺炎 J18.903	社区获得性肺炎,重症 J15.903
其他诊断与编码	慢性阻塞性肺病伴有急性下呼吸道感染 J44.000 呼吸衰竭 J96.900; 胸腔积液 J94.804 代谢性脑病 G93.403; 高血压病 2 级 I10.x04 帕金森综合征 G20.x03 腔隙性脑梗死 I63.801 心脏瓣膜钙化 I38.x03	克雷伯杆菌性肺炎 J15.000x002 慢性阻塞性肺病伴有急性下呼吸道感染 J44.000 呼吸衰竭 J96.900 胸腔积液 J94.804 代谢性脑病 G93.403 高血压病 2 级 I10.x04 帕金森综合征 G20.x03 腔隙性脑梗死 I63.801 心脏瓣膜钙化 I38.x03
手术名称与编码	气管内插管 96.0400 ≥96 小时连续的持续性侵入性机械性通气 96.7200	暂时性气管切开术 31.1x00x005 ≥96 小时连续的持续性侵入性机械性通气 96.7200 持续性气道正压通气[CPAP] 93.9001 超声引导下胸腔穿刺术 34.9103
DRG 分组	EK11:呼吸系统诊断伴呼吸机支持,伴重要并发症与合并症	AH19:气管切开伴呼吸机支持≥96 小时或 ECMO
参考权重	7.83	16.52

注:"参考权重"根据中卫云 DRG 数据会诊云平台的大数据测算,仅供参考。

表 7-3-3　社区获得性肺炎,重症 DRG 入组错误调整方案三

项　目	原病历 DRG 入组	调整后 DRG 入组
主要诊断与编码	重症肺炎 J18.903	社区获得性肺炎,重症 J15.903
其他诊断与编码	慢性阻塞性肺病伴有急性下呼吸道感染 J44.000 呼吸衰竭 J96.900; 胸腔积液 J94.804 代谢性脑病 G93.403; 高血压病 2 级 I10.x04 帕金森综合征 G20.x03 腔隙性脑梗死 I63.801 心脏瓣膜钙化 I38.x03	克雷伯杆菌性肺炎 J15.000x002 慢性阻塞性肺病伴有急性下呼吸道感染 J44.000 呼吸衰竭 J96.900; 胸腔积液 J94.804 代谢性脑病 G93.403; 高血压病 2 级 I10.x04 帕金森综合征 G20.x03 腔隙性脑梗死 I63.801 心脏瓣膜钙化 I38.x03
手术名称与编码	气管内插管 96.0400 ≥96 小时连续的持续性侵入性机械性通气 96.7200	永久性气管切开术 31.2900x001 ≥96 小时连续的持续性侵入性机械性通气 96.7200 持续性气道正压通气[CPAP] 93.9001 超声引导下胸腔穿刺术 34.9103

续表

项　目	原病历 DRG 入组	调整后 DRG 入组
DRG 分组	EK11：呼吸系统诊断伴呼吸机支持，伴重要并发症与合并症	AH19：气管切开伴呼吸机支持≥96 小时或 ECMO
参考权重	7.83	16.52

注："参考权重"根据中卫云 DRG 数据会诊云平台的大数据测算，仅供参考。

二、 案例解读

（一）了解 COPD 合并呼吸衰竭的治疗

本例为高龄老年男性，既往慢性阻塞性肺疾病（COPD）病史。呼吸衰竭是 COPD 最常见的合并症，因感染等因素导致 COPD 急性发作时最容易引起呼吸衰竭。COPD 合并呼吸衰竭患者的机械通气方案，可以采用有创-无创呼吸机序贯治疗。临床上治疗呼吸衰竭最常用的手段是机械通气辅助呼吸支持治疗，分为无创通气、有创通气和呼吸机序贯治疗三种模式。序贯治疗又称"转换治疗"，是 20 世纪 80 年代由美国和欧洲学者提出的一种新的治疗方法，针对 COPD 急性发作合并呼吸衰竭患者，序贯治疗能够较好地结合两种通气方式的优点，早期使用有创呼吸机通气，待患者肺部炎症得到充分缓解吸收后，给予无创呼吸机通气，既能保证治疗效果，又能有效减轻机械通气带来的不良反应，缩短治疗时间。

（二）审核出院诊断与手术/操作是否遗漏

本例基于临床逻辑思维简单推理如下：COPD 合并呼吸衰竭患者可以采用有创-无创呼吸机序贯治疗，因此要注意手术操作是否漏填写呼吸机支持治疗。

此外，其他诊断有"胸腔积液"，应用临床逻辑思维应该考虑是否有进行胸腔穿刺抽液、胸腔闭式引流等治疗。查看医嘱、病程记录、知情同意书等了解到，患者住院期间曾行超声引导下胸腔穿刺治疗，病案首页的手术/操作漏填"超声引导下胸腔穿刺术"。

（三）修正其他诊断或手术/操作

查阅病历与检查结果，本例住院期间 3 次痰培养结果有肺炎克雷伯杆菌生长，其他诊断中补充病因诊断"克雷伯杆菌性肺炎 J15.000x002"。

本案例主要讨论首页手术操作类别对入组的影响，以超声引导下胸腔穿刺术34.9103 为讨论点，分 3 种情况讨论：① 气管内插管 96.0400，≥96 小时连续的持续性侵入性机械性通气 96.7200，超声引导下胸腔穿刺术 34.9103；② 暂时性气管切开术31.1x00x005，≥96 小时连续的持续性侵入性机械性通气 96.7200，超声引导下胸腔穿刺术 34.9103；③ 永久性气管切开术 31.2900x001，≥96 小时连续的持续性侵入性机械性通气 96.7200，超声引导下胸腔穿刺术 34.9103。

（四）DRG 入组分析

1.操作类别调整：超声引导下胸腔穿刺术 34.9103 在国家临床版（CN-DRG-2018B版）分组器分组规则中被定义为外科手术，这在本书第十一章"MDCE：呼吸系统疾病及功能障碍"第一节"结核性胸膜炎"中得到佐证。该例主要诊断为结核性胸膜炎 A16.500x004,主要手术操作胸腔穿刺抽液术 34.9101,入组 EJ1 呼吸系统其他手术。而在医院绩效考核版(CN-DRG-2019)分组器分组规则中,超声引导下胸腔穿刺术 34.9103 则被定义为治疗性操作。

2. 操作类别调整前后入组不同:超声引导下胸腔穿刺术 34.9103 在国家临床版 (CN-DRG-2018B 版)分组器分组规则中被定义为外科手术,辅助呼吸机疗法、呼吸机治疗(≥96 小时)(96.7201)被定义为非手术室手术操作,分组规则优先顺序为先期分组、外科组、操作组、内科组。所以调整方案一在国家临床版(CN-DRG-2018B 版)分组器中入 EJ11 组(呼吸系统其他手术,伴重要合并症与并发症),在医院绩效考核版(CN-DRG-2019)分组器中入 EK11 组(呼吸系统诊断伴呼吸机支持,伴重要并发症与合并症)。

3. 分组器在不断完善中:超声引导下胸腔穿刺术 34.9103 被定义为外科手术,这与临床实际情况不符。《手术操作分类代码国家临床版 2.0》中分类是治疗性操作。医院绩效考核版(CN-DRG-2019)分组规则中把 34.9103 定义为治疗性操作,符合临床实际情况。这也是每年 DRG 分组和权重需要不断完善和调整的原因。但在调整过程中,依然存在不完善的地方,出现个别分组结果依然矛盾的现象。

三、小结

超声引导下胸腔穿刺术(34.9103)在国家临床版(CN-DRG-2018B 版)分组器中被定义为外科手术,在医院绩效考核版(CN-DRG-2019)分组器和《手术操作分类代码国家临床版 2.0》中被定义为非手术室手术操作,分组更加科学合理。但在调整过程中,依然存在不完善的地方,出现部分分组结果依然矛盾的现象。说明 DRG 理论与实践、数据库与权重等一直在不断完善和调整中,医院可以把发现的问题及时反馈给绩效管理部门和医保部门,使 DRG 分组器能更真实客观地反映临床诊疗过程。

(郑　筠)

第八章 MDCB:神经系统疾病及功能障碍

第一节 创伤性急性硬膜下出血

一、疾病 DRG 组调整

患者女性,年龄1岁,住院2天,非医嘱离院,住院总费用24 336.60元。原主要诊断急性非创伤性硬脑膜下血肿I62.000x004,入BB21组(其他开颅术,伴重要并发症与合并症),参考权重8.70。根据DRG分组原则并结合临床实际,对本病例手术/操作进行调整修正,见表8-1-1。

表8-1-1 创伤性急性硬膜下出血 DRG 入组错误调整方案

项 目	原病历 DRG 入组	调整后 DRG 入组
主要诊断与编码	急性非创伤性硬脑膜下血肿 I62.000x004	创伤性急性硬膜下出血 S06.501
其他诊断与编码	脑疝 G93.501 蛛网膜下腔出血 I60.900 大面积脑梗死 I63.902 高钾血症 E87.500 酸中毒 E87.200 Ⅱ型呼吸衰竭 J96.900x003	创伤性脑疝 S06.204 创伤性蛛网膜下腔出血 S06.600x001 大面积脑梗死 I63.902 高钾血症 E87.500 混合性酸中毒 E87.202 Ⅱ型呼吸衰竭 J96.900x003
手术名称与编码	脑膜切开伴硬脑膜下腔血肿清除术 01.3104 颅骨去骨瓣减压术 01.2413 气管内插管 96.0400 呼吸机治疗[<96 小时] 96.7101	脑膜切开伴硬脑膜下腔血肿清除术 01.3104 颅骨去骨瓣减压术 01.2413 脑膜膨出修补术 02.1202 筋膜切取用做移植物 83.4302 气管内插管 96.0400 呼吸机治疗[<96 小时] 96.7101
DRG 分组	BB21:其他开颅术,伴重要并发症与合并症	BB11:创伤伴开颅术,伴重要并发症与合并症
参考权重	8.70	6.83

注:"参考权重"根据中卫云DRG数据会诊云平台的大数据测算,仅供参考。

二、案例解读

(一)创伤性硬脑膜下出血的治疗

颅内血肿分为外伤性和自发性。外伤性颅内血肿是颅脑损伤中最常见最严重的继发病变,发生率约占闭合性颅脑损伤的 10% 和重型颅脑损伤的 40%—50%。如不能及时诊断处理,多因进行性颅内压增高,形成脑疝而危及生命。颅内血肿按症状出现时间分为急性血肿(3 日内)、亚急性血肿(3 日以后到 3 周内)和慢性血肿(超过 3 周)。按部位则分为硬脑膜外血肿、硬脑膜下血肿和脑内血肿。

在对颅脑损伤伴出血患者的治疗往往需要采用大骨瓣开颅减压术及开颅血肿清除手术,在手术过程中会造成硬脑膜缺损,而硬脑膜对于脑组织能起到保护作用,这就要求采用有效的修补手术方式减张缝合硬脑膜封闭硬脑膜,有效降低颅内压,保持硬脑膜完整性,减少术后脑脊液漏、颅内感染等并发症的发生。

硬脑膜修补术在临床上有两种方式:一种为硬脑膜单纯缝合术,不应用任何修补材料,严密缝合硬脑膜,是一种有张力的硬脑膜修补术;另一种是应用硬脑膜重建材料修补硬脑膜,减张缝合硬脑膜。临床上使用最多的是第二种修补方式。应用硬脑膜重建材料修补硬脑膜时,临床上应用的硬脑膜替代重建材料种类繁多,主要分为自体组织、同种异体硬脑膜替代材料、生物硬脑膜替代物及人工合成硬脑膜替代材料几类,其中生物硬脑膜替代物目前在国内应用较为广泛。

(二)审核出院诊断与手术/操作是否遗漏

1. 基于临床逻辑思维简单推理:本例为创伤性硬脑膜下出血并进行脑膜切开伴硬脑膜下腔血肿清除手术的案例,查看手术记录,在行硬膜下血肿清除去骨瓣减压术后,取颞肌筋膜减张缝合硬脑膜,所以遗漏手术/操作"硬脑膜修补术"。

2. 基于编码员角度知识:在 ICD 中,硬脑膜修补术的分类依据硬脑膜修补的方式不同而有不同的编码,硬脑膜单纯缝合术分类于 02.11;应用硬脑膜重建材料的硬脑膜修补术分类于 02.12。其中应用硬脑膜重建材料进行硬脑膜修补时,若重建材料为自体组织,还需要再编自体组织切除用作移植的编码。如本例取自体颞肌筋膜减张缝合硬脑膜,故应编码"脑膜膨出修补术 02.1202+筋膜切取用做移植物 83.4302"。

(三)调整主要诊断依据

1. 医师思路:本例入院 5 小时前有较重的头部摔伤史,行头颅 CT 检查示:右侧额颞顶硬膜下血肿;蛛网膜下腔出血;右侧大脑半球、左额顶多发低密度灶,大面积脑梗死。可诊断急性硬脑膜下血肿、脑疝、蛛网膜下腔出血及大面积脑梗死。入院行硬膜下血肿清除去骨瓣减压术,故急性硬脑膜下血肿作为主要诊断。编码员未注意急性硬膜下血肿创伤与非创伤在编码中的区别,在字典库中找到急性非创伤性硬脑膜下血肿名称,认为就是想诊断的急性硬脑膜下血肿。所以本例主要诊断医生选择没有错误,系编码错误导致名称错误。

2. 编码员思路:编码员在颅内血肿编码时首先要仔细阅读病案明确有无外伤史,有外伤史编码 S06,无外伤史属于自发性颅内血肿,编码 I60—I62。其次要熟悉颅脑解剖结构,分清血肿部位是在硬脑膜外、硬脑膜下还是脑内。再根据血肿引起颅内压增高或早期脑疝症状所需时间分为急性、亚急性与慢性血肿。本例主要诊断编码调整过程如下:

查阅 ICD-10 第三卷：

　　血肿

　　　　—硬膜下（创伤性）S06.5

　　　　—非创伤性（另见出血，硬膜下）I62.0

核对 ICD-10 第一卷：

　　S06 颅内损伤

　　S06.5 创伤性硬膜下出血

　　I62 其他非创伤性颅内出血

　　I62.0 硬膜下出血（急性）（非创伤性）

所以本例原病历中将创伤性硬脑膜下出血 S06.5 错误编码为非创伤性硬脑膜下出血 I62.0。

（四）修正其他诊断或手术/操作

1. 脑疝 G93.501 修正：脑疝是神经系统疾病最严重的症状之一，和颅内血肿相似，脑疝也分为创伤性脑疝和非创伤性脑疝。本例其他诊断编码调整过程如下：

查 ICD-10 第三卷：

　　疝形成，突出

　　　　—脑（干）G93.5

核对 ICD-10 第一卷：

　　G93 脑的其他疾患

　　G93.5 脑受压

　　不包括：创伤性脑受压（弥漫性）(S06.2)

　　　　　　　　局灶性（S06.3)

由上述分析可知，创伤性脑疝编码 S06，非创伤性脑疝编码 G93.5。本例有严重脑部外伤史，故脑疝诊断应编码为 S06。

2. 蛛网膜下腔出血 I60.900 修正：蛛网膜下腔出血是指颅内血管破裂，血液流入蛛网膜下腔，亦分为外伤性与自发性两种情况。在编码中，蛛网膜下腔出血也分为创伤性与非创伤性。

查 ICD-10 第三卷：

　　血肿

　　　　—蛛网膜下腔（创伤性）S06.6

　　　　—非创伤性（另见出血，蛛网膜下腔）I60.9

核对 ICD-10 第一卷：

　　S06 颅内损伤

　　S06.6 创伤性蛛网膜下腔出血

　　I60 蛛网膜下腔出血

　　I60.9 未特指的蛛网膜下腔出血

由上述分析可知,创伤性蛛网膜下腔出血编码 S06.6,非创伤性蛛网膜下腔出血编码 I60。本例蛛网膜下腔出血由创伤所致,应编码为创伤性蛛网膜下腔出血 S06.6。

(五) DRG 入组分析

非创伤性颅内血肿行开颅血肿清除术可以进入 2 组 DRG 组,分别是"BB21 其他开颅术,伴重要合并症与并发症"或"BB25 其他开颅术,不伴合并症与并发症"。创伤性颅内血肿行开颅血肿清除术进入 2 组 DRG,分别是"BB11 创伤性伴开颅术,伴合并症与并发症"或"BB15 创伤性伴开颅术,不伴合并症与并发症"。颅内血肿病因编码错误将导致 DRG 入组错误,即创伤性组误入非创伤性颅内血肿组。

三、 小结

颅内血肿行开颅血肿清除术时,颅内血肿是创伤性或非创伤性会进入不同的 DRG 分组,可能会因为对颅内血肿类型分类错误导致编码错误,造成 DRG 入组不能进入正确的 DRG 组。在对颅内血肿行开颅血肿清除术病历进行编码时,因手术过程中会造成硬脑膜缺损而行相应修补手术,故编码不能遗漏硬脑膜缺损修补术 02.12/02.11。此外,颅内血肿编码时要注意区分外伤性与非外伤性、血肿部位及血肿的急慢性,避免编码不当造成低码高编的入组错误。

(路 尧)

第二节 创伤性硬膜下血肿

一、 疾病 DRG 组调整

患者男性,年龄 41 岁,住院 17 天,医嘱离院,住院总费用 75 952.65 元。原主要诊断颅骨和面骨多发性骨折 S02.700x002,入 VJ11 组(其他损伤的手术室操作,伴重要并发症与合并症),参考权重 3.62。根据 DRG 分组原则并结合临床实际,对本病例诊断、手术/操作进行调整修正,见表 8-2-1。

表 8-2-1 创伤性硬膜下出血 DRG 入组错误调整方案

项 目	原病历 DRG 入组	调整后 DRG 入组
主要诊断与编码	颅骨和面骨多发性骨折 S02.700x002	创伤性硬脑膜下血肿 S06.500x002
其他诊断与编码	顶骨骨折 S02.002 颧骨骨折 S02.401 创伤性硬脑膜下血肿 S06.500x002 创伤性蛛网膜下腔出血 S06.600x001 高血压 3 级 I10.x05 吸入性肺炎 J69.001	颅骨和面骨多发性骨折 S02.700x002 创伤性蛛网膜下腔出血 S06.600x001 高血压 3 级 I10.x05 创伤性湿肺 J81.x00x001

续表

项　　目	原病历 DRG 入组	调整后 DRG 入组
手术名称与编码	脑膜切开伴硬脑膜下血肿清除术 　　　　　　　　　　　　01.3104 脑室外引流[EVD]装置置入术 02.2101	脑膜切开伴蛛网膜下腔血肿引流术 　　　　　　　　　　　　01.3101 脑室外引流[EVD]装置置入术 02.2101
DRG 分组	VJ11：其他损伤的手术室操作，伴重要并发症与合并症	BB11：创伤性伴开颅术，伴重要并发症与合并症
参考权重	3.62	6.83

注："参考权重"根据中卫云 DRG 数据会诊云平台的大数据测算，仅供参考。

二、案例解读

（一）调整主要诊断依据

1. 医师思路：交通事故易造成多发伤，如颅内损伤、多处骨折、软组织挫裂伤、内脏器官损伤等等，并引起如失血性休克等并发症。本例因车祸致头痛、呕吐 2 小时急诊入院，确诊为颅骨和面骨多发性骨折、创伤性硬脑膜下血肿、创伤性蛛网膜下腔出血，并伴随创伤性肺损伤，有高血压病等伴随病。部分医师对外伤患者诊断书写习惯按从外到内的顺序，且只注重出院记录中诊断填写顺序，而忽视病案首页主要诊断的规则，因此选择颅骨和面骨多发性骨折为主要诊断。

2. 编码员思路：多发伤编码应遵循损伤编码原则，当颅骨和面骨骨折伴有颅内损伤时，要分开书写诊断，并选择颅内损伤作为主要诊断。《住院病案首页数据填写质量规范（暂行）》（2016 版）对主要诊断选择的原则中第十条规定："主要诊断一般是患者住院的理由，原则上应选择本次住院对患者健康危害最大、消耗医疗资源最多、住院时间最长的疾病诊断。"第十一条主要诊断选择的一般原则第二款规定："以手术治疗为住院目的的，则选择与手术治疗相一致的疾病作为主要诊断。"根据上述原则，本例应选择创伤性硬脑膜下血肿 S06.500x002 作为主要诊断。

（二）修正其他诊断

1. 修正顶骨骨折 S02.002、颧骨骨折 S02.401：同一身体区域、同种类型的损伤，根据多处损伤的综合编码原则，综合编码通常为 S00-S99 类目的第四位数 .7。本例同时存在顶骨骨折和颧骨骨折，修正后应综合编码至颅骨和面骨多发性骨折 S02.700x002。

2. 修正吸入性肺炎 J69.001：本例其他诊断有吸入性肺炎。吸入性肺炎是指口咽部分泌物和胃内容物反流吸入至喉部和下呼吸道引起的多种肺部综合征，常见于老年人、患有神经系统疾病或脑血管病的患者。但查阅患者住院期间医技检查结果，胸部 CT 平扫提示：双肺多发散在小斑片状、絮片状、磨玻璃样影，考虑创伤性湿肺可能。创伤性湿肺为常见的肺实质损伤，多为迅猛钝性伤所致，例如车祸、撞击、挤压和坠落等，往往合并其他损伤，如胸壁骨折、连枷胸、血胸、气胸及心脏和心包损伤。从患者的病史、病程记录中未发现有关吸入性肺炎的描述，通过与主管医师沟通，将吸入性肺炎修正为创伤性湿肺 J81. x00x001。

（三）DRG 入组分析

本例为高码低编错误。调整前 DRG 分组进入 VJ11 组（其他损伤的手术室操作，伴重要并发症与合并症），参考权重 3.62。通过调整主要诊断、修正其他诊断，进入 BB11 组（创伤性伴开颅术，伴重要并发症与合并症），参考权重 6.83。

三、小结

多发伤临床常见，其 DRG 入组错误亦常见。主要诊断与主要手术相对应是 DRG 手术/操作入组的重要原则。多发伤患者入院治疗的病情相对复杂，涉及的诊断和手术治疗较多，主要诊断选择应遵循"对患者健康危害最大、消耗医疗资源最多、住院时间最长"原则，主要手术应选择本次住院针对主要诊断的疾病所实施的手术。在实际工作中，编码人员需了解损伤的部位、类型和程度，掌握多发伤之间的关系，结合编码规则综合分析，选择出主要诊断和次要诊断，全面如实地反映疾病的真实情况。临床医师正确选择主要诊断，不遗漏其他诊断与手术操作，是保证病例准确入组的前提。

（郑东阳）

第三节　弥散性大脑损伤伴出血

一、疾病 DRG 组调整

患者男性，年龄 59 岁，住院 42 天，医嘱离院，住院总费用 145 632.21 元。原主要诊断弥散性大脑损伤伴出血 S06.200x011，入 BB11 组（创伤性伴开颅术，伴重要并发症与合并症），参考权重 6.83。根据 DRG 分组原则并结合临床实际，对本病例手术/操作进行调整修正，见表 8-3-1。

表 8-3-1　弥散性大脑损伤伴出血 DRG 入组错误调整方案

项　目	原病历 DRG 入组	调整后 DRG 入组
主要诊断与编码	弥散性大脑损伤伴出血 S06.200x011	弥散性大脑损伤伴出血 S06.200x011
其他诊断与编码	创伤性硬脑膜下血肿 S06.500x002 创伤性闭合性硬膜外血肿 S06.401 创伤性蛛网膜下腔出血 S06.600x001 额骨和顶骨骨折 S02.000x005 头皮血肿 S00.004	创伤性硬脑膜下血肿 S06.500x002 创伤性闭合性硬膜外血肿 S06.401 创伤性蛛网膜下腔出血 S06.600x001 额骨和顶骨骨折 S02.000x005 头皮血肿 S00.004
手术名称与编码	硬脑膜下钻孔引流术 01.3108	脑内血肿清除术 01.3900x009 脑膜切开伴硬脑膜下腔血肿清除术 01.3104 颅骨切开引流术 01.2402

续表

项　目	原病历 DRG 入组	调整后 DRG 入组
		硬脑膜补片修补术 02.1209 腰椎穿刺术 03.3101
DRG 分组	BB11：创伤性伴开颅术，伴重要并发症与合并症	BB11：创伤性伴开颅术，伴重要并发症与合并症
参考权重	6.83	6.83

注："参考权重"根据中卫云 DRG 数据会诊云平台的大数据测算，仅供参考。

二、 案例解读

（一）了解弥散性脑损伤及创伤性颅内血肿

创伤性颅内血肿是脑损伤中最常见最严重的继发性病变。当脑损伤后颅内出血聚集在颅腔的一定部位而且达到相当的体积后，造成颅内压增高，脑组织受压而引起相应的临床症状。创伤性颅内血肿按出血来源和部位由外向内可分为硬脑膜外血肿、硬脑膜下血肿和脑内血肿等。骨折或颅骨的短暂变形撕破位于骨沟内的硬脑膜动脉或静脉窦引起出血，或骨折的板障出血，血液积聚于颅骨与硬脑膜之间，为硬脑膜外血肿；出血积聚于硬脑膜下腔，介于硬脑膜和蛛网膜之间，是颅内血肿中最常见的类型。

弥散性脑损伤及创伤性颅内血肿手术可归为颅内血肿穿刺引流术（锥颅术）、小骨窗开颅血肿清除术（颅骨钻孔引流术）、骨瓣开颅血肿清除术（传统开颅术）三类。锥颅术和颅骨钻孔引流术都属于微创手术，传统开颅术是铣骨瓣开颅，且传统开颅术需要增加人工硬脑膜补片修补术、骨瓣还纳术或去骨瓣减压术。

（二）审核出院诊断与手术/操作是否遗漏

本例查阅手术记录，根据出血部位，同时进行了硬脑膜外、硬脑膜下和脑内的血肿清除术，但原病案首页手术/操作仅有"硬脑膜下钻孔引流术"，遗漏手术/操作编码的主要原因在于编码员没有掌握对颅内血肿的解剖部位：① 遗漏硬膜外血肿手术编码。查阅手术记录见：术中颅骨钻孔铣刀铣下骨瓣，见右额顶硬脑膜外暗黑色血肿，约 15 ml，给予清除，仔细止血。遗漏手术颅骨去骨瓣减压术 01.2413 和硬脑膜外血肿清除术 01.2400x013。核对编码 01.24 为颅骨切开术伴去除硬膜外血肿，因此颅骨去骨瓣减压术和硬脑膜外血肿清除术合并编码为颅骨切开引流术 01.2402。② 遗漏硬脑膜下血肿手术编码。查阅手术记录见：术中见硬膜下呈紫蓝色，张力高，周边硬膜外垫以明胶海绵并悬吊，放射状剪开硬膜，见硬膜下暗黑色血肿约 20 ml，并予以清除。本例应增补脑膜切开伴硬脑膜下腔血肿清除术 01.3104。③ 遗漏硬脑膜修补术编码。颅内血肿清除完毕后，常规用人工硬膜减压修补硬膜，故本例应增补硬脑膜补片修补术 02.1209。④ 遗漏腰椎穿刺术编码。患者术后为留取脑脊液做各种检查以辅助诊断及监测颅内压进行了腰椎穿刺的操作，故应增补操作腰椎穿刺术 03.3101。

（三）调整主要手术依据

1. 医师思路：对于颅内血肿清除术，手术方式的选择尤为重要。根据血肿的出血部位、出血量的多少、Glasgow 昏迷评分、颅内压、CT 提示中线结构是否移位、是否伴有脑疝等因素，决定是否需要手术治疗，以及采取何种手术术式。本例采取的是骨瓣开颅的手术方式。手术记录提示：气管插管全麻成功后，病人仰卧左偏头，标记右侧改良翼点大问号形切口，长约 20 cm，常规消毒铺巾，依次切开头皮逐层，止血，皮肌瓣成型，向下翻开固定，见额顶部线性骨折线，颅骨钻孔铣刀铣下骨瓣，形成直径 14 cm 大小骨窗，清除右额顶硬脑膜外血肿积血约 15 ml，硬膜下血肿积血约 20 ml，额顶叶、额底、颞叶血肿积血约 25 ml。本例病案首页手术操作名称填写错误，是填写病案首页的医生没有仔细查看手术记录所致。

2. 编码员思路：颅内血肿清除术的分类轴心是解剖部位和手术术式，不同的解剖部位和手术术式有不同的编码，本例编码错误在于混淆了颅内血肿清除的部位。01.39 是指脑实质的血肿清除，当切开硬脑膜后进一步进入脑实质的血肿清除时分类于 01.39。硬脑膜下钻孔引流术 01.3108 仅对硬膜下的血肿清除进行编码，遗漏了脑内的血肿清除 01.39 以及硬膜外的血肿清除 01.24 的编码，而且手术术式为骨瓣开颅血肿清除术，不是微创手术钻孔引流术，故本例主要手术调整为脑内血肿清除术 01.3900x009。

查阅 ICD-9-CM-3：

脑内血肿清除术

切开（和引流）

—脑 01.39

核对 01.39 脑的其他切开术编码正确。

（四）DRG 入组分析

本例由于编码员未明确外伤性颅内血肿的部位及手术方式，导致编码错误。增补其他手术并规范编码前后，均入 BB11 组（创伤性伴开颅术，伴重要并发症与合并症），参考权重 6.83。虽然 DRG 入组无变化，但编码不规范，是需要注意修正的错误。

三、小结

本例主要诊断、其他诊断无误，主要问题在手术/操作编码错误。导致外伤性颅内血肿手术编码错误的主要问题在于编码员对颅内解剖结构不清，编码员要学习了解医学基础理论知识，手术编码要仔细阅读手术记录，明确手术方式及血肿清除的部位是在硬脑膜外、硬脑膜下还是脑内，选择合适的编码。

（郑东阳）

第四节 前交通动脉瘤破裂伴蛛网膜下腔出血

一、疾病 DRG 组调整

患者女性,年龄 46 岁,住院 4 天,死亡,住院总费用 47 896.16 元。原主要诊断前交通动脉瘤破裂伴蛛网膜下腔出血 I60.201,入 BJ11 组(神经系统其他手术,伴重要并发症与合并症),参考权重 5.52。根据 DRG 分组原则并结合临床实际,对本病例诊断、手术/操作进行调整修正,见表 8-4-1。

表 8-4-1 前交通动脉瘤破裂伴蛛网膜下腔出血 DRG 入组错误调整方案

项 目	原病历 DRG 入组	调整后 DRG 入组
主要诊断与编码	前交通动脉瘤破裂伴蛛网膜下腔出血 I60.201	前交通动脉瘤破裂伴蛛网膜下腔出血 I60.201
其他诊断与编码	脑室出血 I61.500x001 脑疝 G93.501	继发性脑室出血 I61.500x006 脑疝 G93.501
手术名称与编码	脑室穿刺术 01.0900x002 脑血管造影 88.4101	脑膜切开引流术 01.3107 脑室钻孔引流术 01.3901 颅骨去骨瓣减压术 01.2413 硬脑膜补片修补术 02.1209 脑血管造影 88.4101
DRG 分组	BJ11:神经系统其他手术,伴重要并发症与合并症	BB21:其他开颅术,伴重要并发症与合并症
参考权重	5.52	8.70

注:"参考权重"根据中卫云 DRG 数据会诊云平台的大数据测算,仅供参考。

二、案例解读

(一)了解脑动脉瘤破裂出血及治疗

动脉瘤性蛛网膜下腔出血在脑血管疾病中较为常见。颅内动脉瘤一旦破裂出血,致残率及致死率极高。颅内动脉瘤性蛛网膜下腔出血比非动脉瘤性蛛网膜下腔出血预后更差,主要原因可能是出血后易出现脑疝、脑血管痉挛、脑积水等并发症。颅内动脉瘤破裂除引起蛛网膜下腔出血外,还可导致脑内血肿,以脑室出血最为常见,严重者引起脑疝而危及生命。

动脉瘤性蛛网膜下腔出血的外科手术治疗主要针对出血原因即动脉瘤进行治疗。动脉瘤的主要手术方法包括动脉瘤夹闭术、动脉瘤切除术和动脉瘤栓塞术等,目的是尽快消除出血原因、清除血肿、降低颅内压,挽救生命,尽可能早期减少血肿对周围组织的压迫,降低残疾率。

若颅内动脉瘤引发严重的颅内出血,应根据血肿的出血部位、出血量、Glasgow 昏迷评分、颅内压、CT 所示中线结构是否移位、是否伴有脑疝等因素,决定是否需要手术治疗,以及采取何种术式。常见术式包括血肿穿刺引流术(锥颅术)、立体定向骨孔血肿抽吸术(改良锥颅术)、小骨窗开颅血肿清除术(颅骨钻孔引流术)、神经内镜血肿清除术、骨瓣开颅血肿清除术(传统开颅术)等。

(二)审核出院诊断与手术/操作是否遗漏

1. 遗漏硬脑膜下手术/操作的相关编码:颅内出血根据出血部位不同分为硬脑膜外血肿、硬脑膜下出血、蛛网膜下腔出血、脑出血、脑室出血。ICD-10 中神经系统手术"颅、脑和脑膜的切开术和切除术"这个章节以解剖结构为分类轴心,对颅、脑和脑膜的解剖结构不熟悉,编码员容易混淆,造成编码错误。本例行脑室引流术＋开颅去骨瓣减压并硬脑膜切开引流术,解剖定位为脑室和硬脑膜下,故遗漏硬脑膜下手术/操作的相关编码。通过查阅手术记录,增补如下相关手术及编码:脑膜切开引流术 01.3107,颅骨去骨瓣减压术 01.2413,硬脑膜补片修补术 02.1209。

2. 遗漏脑血管造影操作:全脑血管造影是诊断颅内动脉瘤的金标准,可以确定动脉瘤的位置、大小、与载瘤动脉的关系、侧支循环情况及有无血管痉挛等,也是制定合理外科治疗方案的先决条件。此患者前交通动脉瘤破裂伴蛛网膜下腔出血,并发脑室出血和脑疝,遗漏对颅内动脉瘤进行诊断的"全脑血管造影术"。

(三)调整主要手术依据

1. 医师思路:该患者脑组织肿胀明显,无法行动脉瘤手术夹闭,故行血肿引流＋去骨瓣减压术。临床医师在书写手术名称时习惯以主要手术来填写手术名称,手术的步骤操作往往不填写到病案首页的手术名称中。故主要手术选择了血肿引流＋去骨瓣减压术。

2. 编码员思路:颅内血肿引流术的分类轴心是解剖部位和手术术式,不同的解剖部位和手术术式有不同的编码。

查阅 ICD-9-CM-3:

颅内血肿穿刺引流术

  引流

  —颅内腔(硬膜外的)(硬膜外)(切开)(环钻术)

  ——经抽吸 01.09

颅骨钻孔引流术(可扩展为小骨窗开颅术):

  切开(和引流)

  —脑的(脑膜)01.39

  ——硬膜外的或硬膜外间隙 01.24

  ———蛛网膜下腔或硬膜下腔　01.31

  —脑膜(脑的) 01.31

传统开颅术(大骨瓣开颅术):

  切开(和引流)

  —脑 01.39

颅内血肿穿刺引流术没有头皮和颅骨的切开，用锥颅器直接锥颅，伴有脑膜的刺破，归入"01.0 颅穿刺"手术中。而需要头皮的切开，伴或不伴有颅骨的咬除，伴有脑膜的切开或剪开，应归入"01.3 大脑和脑膜切开术"中，再根据切开的部位是到硬脑膜下、蛛网膜下腔、脑实质详细归入"01.31 脑膜切开术"（硬脑膜下、蛛网膜下腔）或"01.39 脑的其他切开术"（脑实质）。本例错把脑膜切开术的血肿引流和颅骨钻孔引流（01.3）归入颅穿刺引流（01.09）中。根据上述原则，本例主要手术/操作调整为脑膜切开引流术 01.3107。

（四）修正其他诊断

脑室出血分为原发性脑室出血和继发性脑室出血。原发性脑室出血指脉络丛血管和室管膜下 1.5 cm 以内的出血；继发性脑室出血指脑实质内或蛛网膜下腔出血，血液破入脑室系统，临床上以后者多见。继发性脑室出血常见的病因有高血压性动脉硬化、颅内动脉瘤、动静脉畸形、烟雾病等。本例脑室出血为颅内动脉瘤引起的继发性脑室出血，故脑室出血 I61.500x001 应修正为继发性脑室出血 I61.500x006。

（五）DRG 入组分析

非创伤性的颅内血肿清除术可以进入 5 组 DRG 组。颅内出血开颅清除术进入 BB21 组（其他开颅术，伴重要合并症与并发症）或 BB25 组（其他开颅术，不伴合并症与并发症）。颅内出血非开颅清除术即穿刺引流术进入 BJ11 组（神经系统其他手术，伴重要合并症与并发症）、BJ13 组（神经系统其他手术，伴合并症与并发症）、BJ15 组（神经系统其他手术，不伴合并症与并发症）。如果手术/操作编码错误，将 01.09 归入 01.31 或 01.39，会导致 DRG 入组错误，造成高码低编，使医院经济受损。

三、小结

非创伤性的颅内血肿清除术可以进入 5 组 DRG 组，可能会因为手术/操作编码错误导致入组错误。对颅内血肿清除术进行编码时，要仔细阅读手术记录，首先明确血肿清除的部位，再根据是通过穿刺还是开颅进行血肿清除归入相应的编码。

（路　尧）

第五节　脑膜肿瘤

一、疾病 DRG 组调整

患者男性，年龄 53 岁，住院 27 天，医嘱离院，住院总费用 81 690.27 元。原主要诊断嗅沟脑膜瘤 D32.008，入 BB25 组（其他开颅术，不伴并发症与合并症），参考权重 6.10。根据 DRG 分组原则并结合临床实际，对本病例诊断、手术/操作进行调整修正，见表 8-5-1。

表 8 - 5 - 1　脑膜肿瘤 DRG 入组错误调整方案

项　　目	原病历 DRG 入组	调整后 DRG 入组
主要诊断与编码	嗅沟脑膜瘤 D32.008	脑膜肿瘤 D42.001
其他诊断与编码	2 型糖尿病 E11.900	2 型糖尿病 E11.900 基底节脑梗死 I63.906 高脂血症 E78.500 坠积性肺炎 J18.200 嗅觉丧失 R43.000
手术名称与编码	脑膜病损切除术 01.5106 硬脑膜补片修补术 02.1209	脑膜病损切除术 01.5106 硬脑膜补片修补术 02.1209
DRG 分组	BB25:其他开颅术,不伴并发症与合并症	BB21:其他开颅术,伴重要并发症与合并症
参考权重	6.10	8.70

注:"参考权重"根据中卫云 DRG 数据会诊云平台的大数据测算,仅供参考。

二、案例解读

(一)了解脑膜瘤

脑膜瘤是起源于蛛网膜脑膜上皮细胞的颅内肿瘤,是中枢神经系统最常见的原发性肿瘤之一,占颅内原发肿瘤的 13%—26%。嗅沟脑膜瘤是指起源于前颅窝颅底筛板部的脑膜瘤,约占颅内脑膜瘤的 8%—13%,是最常见的前颅底肿瘤。肿瘤常以鸡冠两侧的嗅沟为中心,沿前颅底向一侧或两侧膨胀性生长,向上可压迫双侧额叶,向后生长的肿瘤可压迫视神经,累及颈内动脉甚至第三脑室前部。手术是治疗嗅沟脑膜瘤的主要方法。

2016 年 WHO 颁布的中枢神经系统肿瘤分类仍保持 2007 年版脑膜瘤的"933"分型模式,即 9 个 WHO Ⅰ级亚型(有较低复发危险性和侵袭能力)、3 个 WHO Ⅱ级亚型和 3 个 WHO Ⅲ级亚型(有较高复发危险性和侵袭能力)。绝大部分脑膜瘤是Ⅰ级良性肿瘤,生长缓慢,手术完全切除后不易复发,预后良好。20%—25% 的脑膜瘤为Ⅱ级非典型性肿瘤,2016 年 WHO 中枢神经系统肿瘤分类对非典型脑膜瘤的诊断标准作了修改:由于伴有脑实质侵犯的 WHO Ⅰ级脑膜瘤具有同 WHO Ⅱ级脑膜瘤相似的肿瘤复发和病死率,故新版分类中将脑膜瘤侵犯脑实质作为独立的非典型脑膜瘤诊断标准之一。1%—6% 的脑膜瘤为Ⅲ级恶性肿瘤,具有较强的侵袭能力,生长迅速,术后易复发。因此,组织病理学诊断和分级是脑膜瘤治疗方案选择及预后评估的重要依据。

(二)审核出院诊断与手术/操作是否遗漏

1. 遗漏并发症:查阅病程记录,患者术后相关检查提示有若干并发症存在,故予以酌情增补调整:① 患者嗅沟脑膜瘤切除术后复查胸部 CT 提示:双肺见多发斑片状及条索状密度增高影,局部肺叶膨胀不全,以双肺下叶背侧胸膜下区为著,考虑坠积性肺炎。故其他诊断应增补坠积性肺炎 J18.200。② 患者术后颅脑 CT 检查发现左侧基底核区见小片区低密度影,边界欠佳。基底核区腔隙性脑梗死诊断成立,故其他诊断应增补基底节脑梗死 I63.906。③ 病程记录提示患者术后出现双侧鼻腔嗅觉丧失,故其他诊断应增补嗅觉丧失 R43.000。

2. 遗漏伴随病:查阅病程记录,患者既往高脂血症多年,并长期有降脂药物治疗,故其他诊断遗漏高脂血症 E78.500。

(三)调整主要诊断依据

1. 医师思路:患者因头痛伴恶心、呕吐 3 天,就诊于我院行颅脑 CT 示前颅底占位性病变,颅脑 MRI 考虑前颅底脑膜瘤,以"前颅底脑膜瘤"收入院并手术治疗。术中见肿瘤基底位于前颅底嗅沟,大小约 2.5 cm×3.2 cm×3.0 cm,边界清,色灰白,血供较丰富。行肿瘤切除,人工硬膜修补并缝合硬脑膜。病理诊断:(前颅底)非典型脑膜瘤(WHO Ⅱ级)伴出血性坏死灶性钙化,部分切缘未见正常组织。故嗅沟脑膜瘤诊断明确。

2. 编码员思路:病理诊断是肿瘤编码的金标准。肿瘤的编码不同于一般疾病,它需要首先确定形态学的主导词,查找形态学的编码,然后再根据指示查找部位编码。

一个肿瘤除了部位编码外,还有一个形态学编码。肿瘤部位编码的第一个轴心是动态(恶性、良性、原位、未肯定、继发性),第二个轴心是部位。2016 年 WHO 中枢神经系统肿瘤分类调整了部分脑膜瘤亚型的组织学诊断标准。其中脑膜瘤亚型为"非典型性"的分类于"有较高复发危险性和侵袭能力的脑膜瘤组织学亚型和生物学行为特征"的分型模式中。WHO 分级为 Ⅱ 级,ICD-O 编码为 M9539/1。本例病理检查结果为:非典型脑膜瘤(WHO Ⅱ级)伴出血性坏死灶性钙化,故动态编码为/1:交界恶性(动态未定),即疾病编码为脑膜肿瘤 D42.001,病理编码应为非典型脑膜瘤 M95390/1。

非典型性脑膜瘤(atypical meningioma)在 ICD-O 中编码过程:根据索引依次查找脑膜瘤 Meningioma,找到具体亚型为非典型性形态学编码为 M-9539/1 脑(脊)膜瘤(C70.-);核对 M-9539/1 脑(脊)膜瘤(C70.-)。ICD-O 对解剖部位仅用一套四位数编码(基于 ICD-10 的恶性肿瘤部分),对某部位的所有肿瘤都保留相同的解剖部位编码。

(四)DRG 入组分析

DRG 分组受主要诊断编码的影响。在正确选择主要诊断的基础上,亦不可忽视其他诊断,判断患者是否伴有重要的并发症或合并症(MCC)或伴有一般的并发症(CC)。本例由于其他诊断的遗漏造成入 BB25 组(其他开颅术,不伴并发症与合并症),查阅病历增补其他诊断后,调整入 BB21 组(其他开颅术,伴重要并发症与合并症),参考权重由 6.10 增加到 8.70。

三、小结

入组错误造成高码低编,使医院经济受损。脑膜瘤编码时注意其组织学亚型,不同的亚型编码不同。详细阅读完整病案,有助于防止遗漏其他诊断造成高码低编错误。需强调,所有并发症与合并症的诊断均需有病程记录、检查结果的依据。

(张红艳)

第六节 大脑血管动静脉畸形

一、 疾病 DRG 组调整

患者男性,年龄 69 岁,住院 2 天,非医嘱离院,住院总费用 66 539.29 元。原主要诊断手术后颅内血肿 T81.023,入 VJ11 组(其他损伤的手术室操作,伴重要并发症与合并症),参考权重 3.62。根据 DRG 分组原则并结合临床实际,对本病例诊断、手术/操作进行调整修正,见表 8-6-1。

表 8-6-1 大脑血管动静脉畸形 DRG 入组错误调整方案

项 目	原病历 DRG 入组	调整后 DRG 入组
主要诊断与编码	手术后颅内血肿 T81.023	大脑血管动静脉畸形 Q28.200
其他诊断与编码	脑疝 G93.501 大脑血管动静脉畸形 Q28.200 颅内动脉瘤 I67.110 颈内动脉颅内段动脉瘤 I72.000x043 高血压 2 级 I10.x04 癫痫 G40.900 脑内出血后遗症 I69.100	手术后颅内血肿 T81.023 脑疝 G93.501 颅内动脉瘤 I67.110 颈内动脉颅内段动脉瘤 I72.000x043 高血压 2 级 I10.x04 癫痫 G40.900 脑内出血后遗症 I69.100
手术名称与编码	经颞叶脑血肿清除术 01.3904 颅骨去骨瓣减压术 01.2413 经导管颅内动脉瘤栓塞术 39.7203 脑血管造影 88.4101 呼吸机治疗[<96 小时] 96.7101	经导管颅内动脉瘤栓塞术 39.7203 脑血管造影 88.4101 经颞叶脑血肿清除术 01.3904 颅骨去骨瓣减压术 01.2413 呼吸机治疗[<96 小时] 96.7101
DRG 分组	VJ11:其他损伤的手术室操作,伴重要并发症与合并症	BB21:其他开颅术,伴重要并发症与合并症
参考权重	3.62	8.70

注:"参考权重"根据中卫云 DRG 数据会诊云平台的大数据测算,仅供参考。

二、 案例解读

(一)了解脑动静脉畸形

脑动静脉畸形是一种先天性局部脑血管发生学上的变异。在病变部位脑动脉和脑静脉之间缺乏毛细血管,致使动脉与静脉直接相通,形成动静脉之间的短路,导致一系列脑血流动力学的紊乱。患者 1 个月前因乏力、抽搐入院,DSA 检查发现脑动静脉畸形并行两次栓塞术治疗。本次为再行残留畸形血管团供血动脉栓塞而入院,于入院第二天行栓塞术,术后出现脑叶出血,再行脑血肿清除术、去骨瓣减压术治疗。

（二）调整主要诊断/手术依据

1. 医师思路：本例系脑动静脉畸形行栓塞术后出现脑出血案例。患者为处理脑部残留畸形血管团供血动脉入院，入院后行脑动静脉畸形栓塞术，术后出现大量脑出血（量约394 ml），并破入脑室系统，合并大脑镰下疝及颞叶钩回疝形成，遂再行脑血肿清除术、去骨瓣减压术治疗。临床医师认为本次住院对患者健康危害最大的疾病为栓塞术后并发的脑出血，且针对脑出血进行了外科手术治疗，花费的医疗精力也最多。所以选择"手术后颅内出血"这个更为严重的并发症作为主要诊断。

2. 编码员思路：《住院病案首页数据填写质量规范（暂行）》（2016 版）主要诊断选择原则要求："以手术治疗为住院目的的，则选择与手术治疗相一致的疾病作为主要诊断。""住院过程中出现比入院诊断更为严重的并发症或疾病时，按以下原则选择主要诊断：手术导致的并发症，选择原发病作为主要诊断。"故本例主要诊断调整为大脑血管动静脉畸形 Q28.200，主要手术/操作调整为经导管颅内动脉瘤栓塞术 39.7203。

（三）DRG 入组分析

DRG 分组主要受主要诊断、其他诊断、手术/操作影响。本例将手术后并发症手术后脑内血肿作为主要诊断，相应的主要手术/操作也选择了脑内血肿清除术，非本次入院治疗的主要目的脑动静脉畸形（瘘）腔内栓塞术，导致误入 VJ11 组（其他损伤的手术室操作，伴重要并发症与合并症），未能反映真实病情。经调整主要诊断、主要手术后，入 BB21 组（其他开颅术，伴重要并发症与合并症），权重也修正为 8.70。

三、小结

对脑血管疾病行神经介入治疗病例编码，应全面查阅手术记录、病程记录，了解病因、并发症、合并症，准确选择主要诊断、主要手术，避免将并发症作为主要诊断导致入组错误。本例为高码低编导致的错误入组，必然导致医院经济遭受损失。

（王小乐）

第七节　小脑后下动脉动脉瘤破裂伴蛛网膜下腔出血

一、疾病 DRG 组调整

患者男性，年龄 67 岁，住院 55 天，医嘱转院，住院总费用 259 117.20 元。原主要诊断脑室出血 I61.500x001，入 BE19 组（颈动脉及颅内血管内手术），参考权重 7.86。根据 DRG 分组原则并结合临床实际，对本病例诊断、手术/操作进行调整修正，见表 8-7-1。

表 8-7-1　小脑后下动脉动脉瘤破裂伴蛛网膜下腔出血 DRG 入组错误调整方案

项　　目	原病历 DRG 入组	调整后 DRG 入组
主要诊断与编码	小脑后下动脉动脉瘤破裂伴蛛网膜下腔出血 I60.601	小脑后下动脉动脉瘤破裂伴蛛网膜下腔出血 I60.601
其他诊断与编码	脑室出血 I61.500x001 脑积水 G91.900 肺炎 J18.900 蛛网膜囊肿 G93.001 颈动脉硬化 I70.806 大脑动脉粥样硬化 I67.200 电解质代谢紊乱 E87.801	脑室出血 I61.500x001 手术后脑积水 G91.803 念珠菌性肺炎 B37.101＋J17.2* 蛛网膜囊肿 G93.001 颈动脉硬化 I70.806 大脑动脉粥样硬化 I67.200 电解质代谢紊乱 E87.801
手术名称与编码	经导管颅内血管裸弹簧圈栓塞术 39.7501 脑血管造影 88.4101	经导管颅内血管裸弹簧圈栓塞术 39.7501 脑室钻孔引流术 01.3901 脑血管造影 88.4101
DRG 分组	BE19:颈动脉及颅内血管内手术	BE19:颈动脉及颅内血管内手术
参考权重	7.86	7.86

注:"参考权重"根据中卫云 DRG 数据会诊云平台的大数据测算,仅供参考。

二、案例解读

(一)了解颅内出血

颅内出血是指脑中的血管破裂引起出血,因此由血管获得血液的脑细胞受到破坏的同时,由于出血压迫周围的神经组织而引起障碍。脑动脉瘤破裂出血是颅内出血的常见病之一。在临床上,脑动脉瘤破裂出血常常是导致蛛网膜下腔出血的重要原因。大部分患者的脑动脉瘤都好发于脑底动脉环的大动脉分支或分叉部,而这些动脉刚好又位于脑底的脑池中,因此,一旦动脉瘤破裂出血,血液便可进入脑池,从而导致蛛网膜下腔出血。动脉瘤的治疗包括开颅手术夹闭和血管内栓塞治疗。

动脉瘤破裂也是自发性脑室内出血的重要原因之一,动脉瘤破裂并发脑内血肿,血液经侧脑室前角或颞角破入同侧侧脑室,发生脑室内积血。颅内动脉瘤破裂并脑内血肿及脑室积血病情凶险,比单纯蛛网膜下腔出血性动脉瘤破裂的致残率和病死率更高。对于蛛网膜下腔出血并发脑室出血患者,往往需要及时清除脑室积血,引流积血及血性脑脊液,减轻颅内高压,解除脑室通路堵塞,防止脑干继发性损害。

(二)审核出院诊断与手术/操作是否遗漏

该患者为颅内动脉瘤破裂并发脑室出血患者,出院诊断也有脑室出血,而手术操作仅填写经导管颅内血管裸弹簧圈栓塞术 39.7501、血管造影 88.4101,并没有针对脑室出血这一严重并发症的相关手术操作,通过查看手术记录发现,患者在入院时急诊行"脑室钻孔引流术 01.3901",所以判断首页漏填写以上手术。

（三）修正其他诊断

1. 修正脑积水 G91.900：脑积水是指脑脊髓液循环与分泌吸收障碍，过多的脑脊液积于脑室内，或在颅内蛛网膜下腔积存。手术后脑积水（G91.803）大多数是见于脑部的手术，这与手术以后血性脑积液堵塞蛛网膜颗粒有关，导致脑脊液的回流减少和障碍，从而引起脑积液增多，形成侧脑室增宽，出现脑积水。本例脑积水明确为脑部手术后所致，故脑积水诊断应选择手术后脑积水 G91.803。

查 ICD-10 第三卷：

脑积水（后天性）（外）（内）（恶性）（复发性）G91.9

　　—特指的 NEC G91.8

核对 ICD-10 第一卷，编码于 G91.8 特指的脑积水编码正确。

2. 修正肺部感染 J18.900：查看痰培养：葡萄牙假丝酵母菌，临床诊断"真菌性肺炎"，且行抗真菌药物治疗。假丝酵母菌也称为念珠菌，属于真菌中最常见的致病菌。因此，本例肺部感染应修正为念珠菌性肺炎 B37.101＋J17.2*。

（四）DRG 入组分析

本例主要手术为经导管颅内血管裸弹簧圈栓塞术 39.7501，其他手术为脑血管造影 88.4101，入组 BE19 组颈动脉及颅内血管内手术。本例增补了遗漏的脑室钻孔引流术 01.3901，尽管 DRG 入组无变化，但编码更为完整、准确地反映了患者住院期间的治疗情况。

三、小结

颅内出血是错误填写出院诊断、主要手术选择错误最多见的病种之一。应详细阅读全部病案，避免遗漏相关手术和检查。即使不影响 DRG 入组，但病案编码应真实、准确、完整反映患者住院全部诊疗过程。

（王小乐）

第八节　颈部脊髓完全损伤

一、疾病 DRG 组调整

患者男性，年龄 68 岁，住院 4 天，医嘱离院，住院总费用 98 465.78 元。原主要诊断颈部脊髓损伤 S14.101，入 BD15 组（脊髓手术；不伴并发症与合并症），参考权重 2.79。根据 DRG 分组原则并结合临床实际，对本病例诊断、手术/操作进行调整修正，见表 8-8-1。

表 8 - 8 - 1　颈部脊髓完全损伤 DRG 入组错误调整方案

项　目	原病历 DRG 入组	调整后 DRG 入组
主要诊断与编码	颈部脊髓损伤 S14.101	颈部脊髓完全损伤 S14.100x011
其他诊断与编码		颈椎半脱位 C6/C7 S13.100x061 颈椎棘突骨折 S12.900x004 完全性瘫痪 G83.900x003
手术名称与编码	颈椎后路单开门椎管减压术 03.0900x003	颈椎后路单开门椎管减压术 03.0900x003 后入路颈椎融合术 81.0300x001 2—3 个椎骨融合或再融合 81.6200
DRG 分组	BD15:脊髓手术,不伴并发症与合并症	BD13:脊髓手术,伴并发症与合并症
参考权重	2.79	5.74

注:"参考权重"根据中卫云 DRG 数据会诊云平台的大数据测算,仅供参考。

二、案例解读

(一)了解颈椎损伤与颈脊髓损伤

颈椎损伤按损伤的部位可分为上颈椎(寰椎和枢椎)损伤和下颈椎损伤。当颈椎损伤时,由于椎体的移位或碎骨片突入椎管内,使脊髓或马尾神经产生不同程度的损伤称为颈脊髓损伤。按损伤的类型,颈脊髓损伤可分为无骨折脱位型颈脊髓损伤和骨折脱位型颈脊髓损伤。无骨折脱位型颈脊髓损伤是指患者头颈部受伤后颈椎 X 线影像并无骨折和脱位,经病理学诊断后有颈脊髓损伤。骨折脱位型脊髓损伤是指颈椎损伤造成颈椎排列异常,颈椎周围结构损伤,合并骨折脱位、脊髓不同程度损伤,严重时可导致患者四肢不全瘫甚至全瘫危及生命。

脊髓损伤手术治疗目的是解除脊髓压迫,减轻脊髓的继发性损害,恢复脊柱的稳定性。手术方式主要有前路、后路、前路后路联合。常用手术方法是行椎管成形术扩大椎管容积以减压椎管(单开门或双开门)、内固定术、脊柱融合术。脊柱融合术是通过外科手术,使两个或多个椎体节段达到骨性连接,目的是防止由于节段性不稳造成的两个椎骨之间的异常移动。脊柱融合术可用于脊柱创伤、退行性脊柱疾病、脊柱肿瘤、脊柱感染性疾病和脊柱畸形等疾病的治疗,其中最常用于脊柱滑脱。

(二)审核出院诊断与手术/操作是否遗漏

本例系骨折脱位型颈脊髓损伤,外伤后出现躯体感觉和活动障碍,全身瘫痪,影像学检查示脊髓损伤椎管狭窄,有手术指征,拟行"颈椎后路单开门减压内固定术"。查阅手术记录:术中见 C6/C7 棘突骨折,棘间韧带挫伤,椎体不稳定,呈半脱位状态,遂行颈椎后路单开门减压内固定术+C6/C7 植骨融合内固定术。患者取俯卧位,咬除 C3—C7 棘突尖部,将棘突骨质剪碎,大量生理盐水冲洗后,留作植骨备用。于双侧 C6、C7 侧块及关节突关节间隙以高速磨钻打磨呈粗糙面留置植骨处,并在 C6/C7 椎弓根螺钉处置入钛棒,加压钳于 C6/C7 间隙加压后,一枚明胶海绵填充左侧 C6/C7 左侧椎板下的椎管处以保护硬脊膜，将剪碎的骨质填塞于双侧 C6、C7 侧块及关节突关节间隙的粗糙面处，并将植骨块压实。

本例原病历其他诊断缺如，手术仅有颈椎后路单开门椎管减压术。结合检查及手术结果，分析疾病诊断漏填颈椎半脱位、颈椎棘突骨折和完全性瘫痪，手术/操作漏填后入路颈椎融合术和 2—3 个椎骨融合或再融合。

编码员对脊髓损伤疾病类型和手术治疗方法特别是脊柱融合术理解不到位，容易造成编码错误。脊柱融合术在编码时应该是双轴心分类，分类轴心是脊柱融合的部位和手术方式（入路）。部位在临床上主要类型有颈椎融合、胸椎融合、胸腰椎融合、腰椎融合、腰骶椎融合。手术方式分为前柱和后柱，对于前柱，融合的是相邻椎体（椎间融合）。前柱可以使用前路、侧路或后路方法。对于后柱，融合的是后部结构（椎弓根、椎板、关节突、横突或"沟"的融合）。后柱可以使用后路、后侧路或侧横路方法。

脊柱融合术的编码步骤：① 首先要明确手术是否进行了融合，编码员常常把脊柱融合术和内固定术混淆，脊柱融合术是通过植骨或放置椎间融合器来使椎体节段达到骨性连接，内固定则是通过椎弓根钉或钉杆系统来稳定椎体。② 如果进行了融合，分清楚融合的部位和手术方式，是颈胸腰骶前柱（椎体）还是后柱（关节突、横突等）进行了融合，手术入路是通过前路还是后路。③ 第三步，明确手术是植骨融合还是放置融合器的融合。若是植骨融合，如果是手术部位切除的骨用于移植，则省略编码；如果是自体非手术部位切除的骨（如髂骨、腓骨等）移植，则再编骨切除术用于移植的编码（77.70—77.79）。若是放置融合器的融合，要编码 84.51（椎体脊椎融合装置的置入），否则无须编码。④ 融合椎骨的总数要编码于 81.62—81.64，根据手术的实际情况，对几个椎骨进行融合编码于相应的细目。⑤若进行了其他重组骨形态形成蛋白的置入，编码于 84.52，否则无须编码。

脊柱融合术在临床上很少单独实施，它往往是其他原脊柱疾病手术后用来维持脊柱稳定性的辅助手术。例如椎体脱位伴椎管狭窄的患者，进行椎体减压、内固定以及植骨融合术时，椎体减压手术作为主要编码，脊柱融合术作为附加编码。本例行"颈椎后路单开门减压内固定术＋C6/7 植骨融合内固定术"，编码过程如下：

1. 颈椎后路单开门减压内固定术编码：

探查术

—椎间盘间隙 03.09

核对 03.09 椎管其他探查术和减压术

　减压术：

　　椎板切除术

　　椎板切开术

　　扩张性椎板成形术

　　椎间孔切开术

　不包括：椎板切除术伴椎间盘切除术（80.51）

此处需注意 03.09 与 80.51 的区别。当进行椎板切除伴椎间盘切除术时(80.51)，此手术包括了同一水平的神经根减压术,不需要对"神经根减压术"(03.09)再单独编码。

2. 后路 C6/7 植骨融合内固定术编码：

融合术

——脊椎的,NOS(伴移植)(伴内固定)(伴辅助装置)

————颈的(C2 水平或以下)

—————后柱,后侧路法 81.03

核对 81.03 后柱其他颈融合,后路法：

C2 水平或低于 C2 水平的后外侧路关节固定术

另编码：

任何椎体脊椎融合装置置入(84.51)

任何重组骨形态形成蛋白的置入(84.52)

任何(局部)采集骨的切除用于移植(77.70—77.79)

融合植骨的总数(81.62—81.64)

本例未置入椎体脊柱融合装置,手术部位切除的骨修剪后植入关节突关节间隙,构成融合,故无须编码"任何椎体脊椎融合装置置入 84.51"和"任何(局部)采集骨的切除用于移植 77.70—77.79";融合椎骨的总数为 2(C6 和 C7),故另编码"2—3 个椎骨融合或再融合 81.6200"。

（三）修正主要诊断

脊髓损伤是由于椎体的移位或碎骨片突入椎管内,使脊髓或马尾神经产生不同程度的损伤。脊髓损伤按程度可分为脊髓震荡、不完全性脊髓损伤和完全性脊髓损伤。脊髓震荡是指脊髓受到强烈震荡后而发生超限抑制,脊髓功能处于生理停滞状态。脊髓震荡后会使其有短暂的功能障碍,但神经结构依旧保持正常。不完全性损伤是病人会有功能障碍,但仍有部分运动和感觉保存。完全性损伤则会导致感觉和运动功能完全丧失。本例病程记录：前屈活动受限,躯体皮肤自剑突以下感觉痛觉消失,马鞍区感觉消失,双侧肱二头肌肌力 Ⅲ 级,双侧肱三头肌肌力 0 级,双侧屈腕伸腕肌肌力 0 级,双侧伸指屈指肌力 0 级,双下肢肌肌力 0 级,大小便失禁。可判断脊髓损伤为完全性脊髓损伤,故主要诊断应选择颈部脊髓完全损伤 S14.100x011。

（四）DRG 入组分析

颈部脊髓损伤进行脊髓手术可以进入 2 组 DRG 组,分别是 BD15 组(脊髓手术,不伴并发症与合并症)或 BD13 组(脊髓手术,伴并发症与合并症)。本例由于遗漏其他诊断颈椎半脱位 C6/C7 S13.100x061、颈椎棘突骨折 S12.900x004、完全性瘫痪 G83.900x003, DRG 入组为 BD15 组(脊髓手术,不伴并发症与合并症)。经调整主要诊断,完善诊断与手术编码,DRG 组变更为 BD13 组(脊髓手术,伴并发症与合并症),参考权重也增加到 5.74。

三、小结

　　颈部脊髓损伤进行脊髓手术可以进入2组DRG组,所以可能会因为遗漏其他诊断导致入组错误。对脊髓损伤疾病进行编码时,要仔细阅读入院记录、病程记录和手术记录等,明确脊髓损伤的类型,是无骨折脱位型颈脊髓损伤还是骨折脱位型颈脊髓损伤,避免遗漏相应的诊断编码。对脊柱融合手术进行编码时,要仔细阅读手术记录,首先确定手术融合的部位、入路进行脊柱融合的编码,再根据手术是否有融合器的置入、骨移植的情况确定附加编码。脊柱融合术价格昂贵,我们对脊柱融合术编码的正确与否直接影响到是否能准确体现该手术的技术难度和收费标准。

(路　尧)

第九节　颅内静脉窦非脓性血栓形成

一、疾病DRG组调整

　　患者女性,年龄30岁,住院5天,非医嘱离院,住院总费用66 132.75元。原主要诊断脑疝G93.501,入BL19组(脑血管病溶栓治疗),参考权重2.16。根据DRG分组原则并结合临床实际,对本病例诊断、手术/操作进行调整修正,见表8-9-1。

表8-9-1　颅内静脉窦非脓性血栓形成DRG入组错误调整方案

项　目	原病历DRG入组	调整后DRG入组
主要诊断与编码	脑疝G93.501	颅内静脉窦非脓性血栓形成I67.601
其他诊断与编码	颅内静脉窦非脓性血栓形成I67.601 脑梗死I63.900 额顶叶脑出血I61.100x007 孕8周O26.900x104 输卵管术后Z98.800x309 心脏呼吸衰竭R09.201	脑疝G93.501 大脑静脉血栓形成引起的脑梗死,非生脓性I63.600 额顶叶脑出血I61.100x007 孕8周O26.900x104 心脏呼吸衰竭R09.201 输卵管术后Z98.800x309 因病人家属原因未进行操作Z53.800x001
手术名称与编码	脑静脉窦溶栓术99.1009	脑静脉窦溶栓术99.1009 脑血管造影88.4101 气管内插管96.0400 呼吸机治疗[<96小时]96.7101
DRG分组	BL19:脑血管病溶栓治疗	BK19:神经系统诊断伴呼吸机支持
参考权重	2.16	4.79

　　注:"参考权重"根据中卫云DRG数据会诊云平台的大数据测算,仅供参考。

二、 案例解读

(一) 了解颅内静脉窦血栓形成

颅内脑静脉窦血栓形成(CVST)是一种少见的脑血管疾病,血液成分或凝血机制异常是导致 CVST 的直接原因,孕产妇在妊娠及产褥期出现血液高凝状态是 CVST 发病的一种危险因素。经过积极的溶栓治疗,超过 80% 的 CVST 患者可获得较好转归。该患者两年前因"左输卵管妊娠"于我院在全麻下行腹腔镜下左输卵管妊娠开窗取胚术。4 天前突发头痛、恶心、呕吐,1 天前加重伴左侧肢体活动不灵,外院头颅 CT 及 MRI 示:上下矢状窦、直窦及部分大脑浅静脉血栓形成并双侧额顶叶急性梗死及出血表现。在我院急诊行溶栓、降颅压治疗,以 CVST 收入院行介入溶栓术。

(二) 审核出院诊断与手术/操作是否遗漏

1. 遗漏确诊必要的操作性检查:本例入院后在全麻下行颅内静脉窦血栓形成介入溶栓术,此手术需全程在 DSA 辅助下完成,遗漏了操作,应增补脑血管造影 88.4101。

2. 遗漏呼吸机治疗:查阅病程记录,患者介入溶栓术后第四天突然出现双侧瞳孔散大,复查颅脑 CT 示双侧大面积脑梗死伴多发脑出血,脑疝形成,临床考虑颅内静脉窦血栓形成病情加重所致静脉性梗死出血。患者返回重症监护病房后呼吸缓慢,有呼吸暂停表现,血压下降,出现脑疝、急性呼吸循环衰竭等濒危表现,当即给予气管插管呼吸机辅助呼吸治疗,呼吸机治疗持续 18 小时。但本例病案首页中无气管插管及呼吸机相关操作编码,手术操作应增补气管内插管 96.0400 和呼吸机治疗[<96 小时]96.7101。

3. 遗漏患者家属对治疗处置意见:患者颅内静脉窦非脓性血栓形成病情加重所致静脉性梗死出血,并继发脑疝形成后拒绝开颅去骨瓣减压手术治疗并签字出院。根据《住院病案首页数据填写质量规范(暂行)》(2016 版)第二十一条,"由于各种原因导致原诊疗计划未执行且无其他治疗出院的,原则上选择拟诊疗的疾病为主要诊断,并将影响原诊疗计划执行的原因(疾病或其他情况等)写入其他诊断"。因此,其他诊断编码应考虑增加因病人家属原因未进行操作 Z53.800x001。

(三) 调整主要诊断依据

1. 医师思路:本例入院后以 CVST 行介入溶栓术。术后第 4 天,患者突然出现双侧瞳孔散大,复查颅脑 CT 示双侧大面积脑梗死伴多发脑出血,脑疝形成,考虑病情加重所致静脉性梗死出血。脑疝系威胁患者生命甚至导致死亡的严重并发症,所以,临床医师选择脑疝为主要诊断。

2. 编码员思路:《住院病案首页数据填写质量规范(暂行)》(2016 版)针对主要诊断选择原则做了若干规定。第十一条主要诊断选择的一般原则指出,"(二) 以手术治疗为住院目的的,则选择与手术治疗相一致的疾病作为主要诊断""(五) 疾病在发生发展过程中出现不同危害程度的临床表现,且本次住院以某种临床表现为诊治目的,则选择临床表现作为主要诊断。疾病的临终状态原则上不能作为主要诊断"。患者本次住院主要为 CVST 行介入溶栓治疗,脑疝为并发症且为终末状态,不能作为主要诊断。参照以上原则，本例主要疾病诊断调整为颅内静脉窦非脓性血栓形成 I67.601。编码过程如下：

查 ICD-10 第三卷：

血栓形成(性)(多发性)(进行性)(脓毒性)(静脉)(血管)

——颅内(动脉)

————静脉窦(任何)

——————非生脓性原因 I67.6

核对 ICD-10 第一卷，编码于 I67.6 颅内静脉系统的非脓性血栓形成。

(四) 修正其他诊断编码

其他诊断的脑梗死 I63.900 应修正为大脑静脉血栓形成引起的脑梗死，非生脓性 I63.600。脑梗死是常见脑血管疾病，根据缺血坏死的机制可分为三种主要病理生理学类型，即脑血栓形成、脑栓塞和血流动力学机制所致的脑梗死。

ICD-10 根据脑梗死的部位和病因对其进行分类。第一卷中，脑梗死 I63 根据部位的分类轴心分为：入脑前为 I63.0—I63.2，大脑动脉 I63.3—I63.5，大脑静脉 I63.6，其他 I63.8，未特指 I63.9。所以，编码员对脑梗死分类时，首先要明确梗死的部位。患者病程记录明确指出"颅内静脉窦非脓性血栓形成病情加重所致静脉性梗死"，因此，修正脑梗死编码为大脑静脉血栓形成引起的脑梗死，非生脓性 I63.600。

(五) DRG 入组分析

本例应为 BK19 神经系统诊断伴呼吸机支持组，由于主要诊断误选疾病的终末状态并且遗漏气管内插管和呼吸机的使用等重要操作，错误进入 BL19 脑血管病溶栓治疗组，导致入组错误，属于高码低编错误。

三、小结

主要诊断一般选择患者住院的目的，疾病的终末状态一般不作为主要诊断。对脑梗死分类时首先要明确部位，其次确定梗死的病因。编码员对疾病和手术操作分类时，要阅读整个病程并利用医嘱及相关知情同意书进行查验，避免遗漏相关操作编码。

（张红艳）

第十节 高血压脑出血

一、疾病 DRG 组调整

患者男性，年龄 79 岁，住院 14 天，死亡，住院总费用 32 746.46 元。原主要诊断脑出血血肿扩大 I61.900x004，入 BR11 组（颅内出血性疾病，伴重要并发症与合并症），参考权重 2.28。根据 DRG 分组原则并结合临床实际，对本病例诊断、手术/操作进行调整修正，见表 8-10-1。

表 8-10-1 高血压脑出血 DRG 入组错误调整方案

项 目	原病历 DRG 入组	调整后 DRG 入组
主要诊断与编码	脑出血血肿扩大 I61.900x004	高血压脑出血 I61.902
其他诊断与编码	呼吸衰竭 J96.900 重症肺炎 J18.903 脑梗死 I63.900 急性肾衰竭 N17.900 冠状动脉粥样硬化性心脏病 I25.103 心功能Ⅳ级(NYHA 分级) I50.900x010 一度房室传导阻滞 I44.000 高血压病 3 级(极高危) I10.x00x032 2 型糖尿病 E11.900	急性呼吸衰竭(Ⅰ型呼吸衰竭)J96.000x001 重症肺炎 J18.903 出血性脑梗死 I63.903 急性肾衰竭 N17.900 冠状动脉粥样硬化性心脏病 I25.103 心功能Ⅳ级(NYHA 分级) I50.900x010 一度房室传导阻滞 I44.000 2 型糖尿病 E11.900
手术名称与编码	心外按压 99.6300x001 留置导尿管的置入术 57.9400 胃插管减压 96.0700x001 吸氧 93.9601 鼻饲 96.3500x001	气管内插管 96.0400 呼吸机治疗[<96 小时] 96.7101 心肺复苏 99.6000 留置导尿管的置入术 57.9400 胃插管减压 96.0700x001 吸氧 93.9601 鼻饲 96.3500x001
DRG 分组	BR11:颅内出血性疾病,伴重要并发症与合并症	BK19:神经系统诊断伴呼吸机支持
参考权重	2.28	4.79

注:"参考权重"根据中卫云 DRG 数据会诊云平台的大数据测算,仅供参考。

二、案例解读

(一)了解高血压脑出血及相关并发症

自发性脑出血(以下简称脑出血)是指非外伤引起的成人颅内大小动脉、静脉和毛细血管自发性破裂所致的脑实质内出血。按照发病原因可分为原发性和继发性脑出血。原发性脑出血占 80%—85%,主要包括高血压脑出血(占 50%—70%)、淀粉样血管病脑出血(占 20%—30%)和原因不明脑出血(约占 10%)。继发性脑出血主要包括动静脉畸形、动脉瘤、动静脉瘘、烟雾病、血液病或凝血功能障碍、颅内肿瘤等原因导致的脑出血。

高血压脑出血主要发病机制是脑内细小动脉在长期高血压作用下发生慢性病变破裂所致。长期高血压可使脑细小动脉发生玻璃样变性、纤维素样坏死,甚至形成微动脉瘤或夹层动脉瘤,在此基础上血压骤然升高时易导致血管破裂出血。临床上诊断高血压脑出血时需有明确的高血压病史,且影像学检查提示典型的出血部位,如基底核区、丘脑、脑室、小脑、脑干。

严重的高血压脑出血常并发重要器官功能衰竭,本例即并发急性呼吸衰竭、急性肾衰竭、急性心力衰竭,最终抢救无效死亡。

（二）审核出院诊断与手术/操作是否遗漏

本例系脑出血、重症肺炎及脑梗死导致呼吸衰竭,并且合并急性肾衰竭、心功能Ⅳ级等多种疾病,根据呼吸衰竭的临床指南,需要进行辅助呼吸支持治疗,因此可能漏填相关操作编码,如无创气道正压通气、气管内插管、气管切开、辅助呼吸机疗法持续性通气≤96小时、辅助呼吸机疗法持续性通气≥96小时、ECMO等。因此,查看完整的病程记录、医嘱等,增补相应的手术/操作。

（三）调整主要诊断依据

1. 医师思路:脑出血是高血压的一种严重并发症,临床医师认为当患者住神经外科主要治疗脑出血疾病时,常以脑出血作为主要诊断,高血压作为其他诊断。

2. 编码员思路:针对呼吸衰竭进行的呼吸支持容易遗漏相应的手术/操作。根据主要疾病诊断的选择规则,当两个疾病或一个疾病伴有相关的并发症有合并编码时,选择合并编码为主要编码,不能将其分开编码。参照以上原则,本例将脑出血疾病诊断与高血压疾病诊断进行合并编码,主要诊断调整为高血压脑出血 I61.902。

（四）修正其他诊断

1. 修正呼吸衰竭 J69.900:呼吸衰竭是指各种原因引起的肺通气和(或)换气功能严重障碍,使静息状态下也不能维持足够的气体交换,导致低氧血症(或不伴)高碳酸血症,进而引起一系列病理生理改变和相应临床表现的综合征。在临床实践中,通常按动脉血气、发病急缓进行分类。按照动脉血气分Ⅰ型呼吸衰竭和Ⅱ型呼吸衰竭,按照发病急缓分急性呼吸衰竭和慢性呼吸衰竭。

急性呼吸衰竭是由某些突发的致病因素使肺通气和(或)换气功能迅速出现严重障碍,短时间内发生的呼吸衰竭。因机体不能很快代偿,若不及时抢救,会危及患者生命。可造成急性呼吸衰竭的疾病常见呼吸系统感染、急性呼吸道阻塞性病变、重度或危重哮喘、各种原因引起的急性肺水肿、肺血管疾病、胸廓外伤或手术损伤、自发性气胸和急剧增加的胸腔积液等,导致肺通气或(和)换气障碍;急性颅内感染、颅脑损伤、脑血管病变(脑出血、脑梗死)等可直接或间接抑制呼吸中枢,引起肺通气不足。

在ICD中,呼吸衰竭类目J96的分类轴心是急慢性:J96.0急性呼吸衰竭,J96.1慢性呼吸衰竭,J96.9未特指的呼吸衰竭。J96.9属于残余类目,当指明呼吸衰竭的急慢性时,尽量不用J96.9。本例呼吸衰竭是由高血压脑出血、重症肺炎、脑梗死等一系列疾病造成的,符合急性呼吸衰竭及Ⅰ型呼吸衰竭的特点,编码于急性呼吸衰竭(Ⅰ型呼吸衰竭)J96.000x001更精确。

2. 修正脑梗死 I63.900:脑出血、脑梗死均可因高血压疾病所致。因为长期高血压状态会导致动脉硬化,当动脉硬化达到非常严重的程度时,血管壁会附着大量硬化斑块与脂质,造成血管腔狭窄,进而脑部缺血症状会引起脑梗死。同时动脉硬化会降低血管壁弹性,如果血压居高不下,容易导致血管破裂而发生脑出血。可见两种疾病发病机制虽然不同,但脑梗死患者长期血压未得到有效控制,在发生脑梗死后可能会出现脑出血。在 ICD 中,当两个疾病诊断或者一个疾病诊断伴有相关的临床表现被分类到一个编码时,这个编码被称为合并编码。本例脑梗死后继发脑出血,属于出血性脑梗死,不能等同于脑梗死和脑出血两个单纯的疾病,应合并编码为出血性脑梗死 I63.903。

(五) DRG 入组分析

本例调整前进入 BR11 组(颅内出血性疾病,伴重要并发症与合并症),经完善其他诊断、手术/操作,调整主要诊断,修正其他诊断,进入 BK19 组(神经系统诊断伴呼吸机支持)。分析可知 DRG 入组原本可进入操作组,因遗漏手术/操作"气管内插管 96.0400 及呼吸机治疗[<96 小时] 96.7101"则进入内科组,导致高码低编。

三、 小结

颅内出血性疾病在不进行手术清除血肿的情况下,根据是否进行呼吸机支持,可以进入 3 组 DRG 组,分别是内科组"BR11 颅内出血性疾病,伴重要并发症与合并症""BR15 颅内出血性疾病,不伴并发症与合并症"和操作组"BK19 神经系统诊断伴呼吸机支持",可能会因为遗漏呼吸机支持的相关操作,导致入组错误造成高码低编。

此外,对高血压导致脑出血的病历进行编码时,要将脑出血疾病诊断与高血压疾病诊断进行合并编码至高血压脑出血 I61.902,不能将其分开编码。

在 ICD 中,呼吸衰竭类目 J96 的分类轴心是急慢性:J96.0 急性呼吸衰竭,J96.1 慢性呼吸衰竭,J96.9 未特指的呼吸衰竭。脑梗死后继发脑出血,属于出血性脑梗死,编码时不能等同于脑梗死和脑出血两个单纯的疾病,应合并编码为出血性脑梗死 I63.903。

死亡患者首页主要诊断的选择经常困扰着医师和编码员。原因在于思考是选择根本死亡原因合适,还是根据主要诊断选择原则选择合适。针对这个问题,希望有关部门和学术组织能联合开展深入探讨。

(路 尧)

第十一节 脑梗死

一、 疾病 DRG 组调整

患者女性,年龄 62 岁,住院 10 天,医嘱离院,住院总费用 20 736.0 元。原主要诊断脑梗死 I63.900,入 BR23 组(脑缺血性疾病,伴并发症与合并症),参考权重 0.96。根据 DRG 分组原则并结合临床实际,对本病例诊断、手术/操作进行调整修正表 8-11-1。

表 8-11-1 脑梗死 DRG 入组错误调整方案

项 目	原病历 DRG 入组	调整后 DRG 入组
主要诊断与编码	脑梗死 I63.900	脑梗死 I63.900
其他诊断与编码	高血压病 3 级(极高危) I10.x00x032 2 型糖尿病 E11.900 脂肪肝 K76.000 单纯性肾囊肿 N28.101 非毒性多个甲状腺结节 E04.200x003 电解质代谢紊乱 E87.801 低钠血症 E87.102 低氯血症 E87.803	高血压病 3 级(极高危) I10.x00x032 2 型糖尿病 E11.900 脂肪肝 K76.000 单纯性肾囊肿 N28.101 非毒性多个甲状腺结节 E04.200x003 电解质代谢紊乱 E87.801 低钠血症 E87.102 低氯血症 E87.803
手术名称与编码		血栓溶解药的注射或输注 99.1000
DRG 分组	BR23:脑缺血性疾病,伴并发症与合并症	BL19:脑血管病溶栓治疗
参考权重	0.96	2.16

注:"参考权重"根据中卫云 DRG 数据会诊云平台的大数据测算,仅供参考。

二、 案例解读

(一)了解脑血管病溶栓治疗

溶栓治疗是通过溶解动脉或静脉血管中的新鲜血栓使血管再通,从而部分或完全恢复组织或器官的血流灌注。溶栓治疗药物是促进纤维蛋白溶解而溶解血栓的药,按研究进展先后可划分为三代产品。第一代以链激酶和尿激酶为代表;第二代包括纤溶酶原激活剂、重组组织型纤溶酶原激活剂、尿激酶原、阿尼普酶、重组葡激酶及其衍生物等;第三代包括瑞替普酶、替尼普酶、兰替普酶、孟替普酶、去氨普酶、安地普酶、替普酶等。溶栓治疗是血栓栓塞性疾病的常用治疗手段,如深静脉栓塞、周围动脉栓塞、急性心肌梗死、急性肺栓塞、急性缺血性脑卒中等。

在《手术操作分类代码国家临床版 2.0》中,溶栓治疗包括多个编码,各种介入性溶栓治疗有相应代码,如冠状动脉内血栓溶解药输注 36.0400,肾动脉血栓溶解剂灌注 99.1004,脑动脉血栓溶解剂灌注 99.1005,颈动脉血栓溶解剂灌注 99.1006,肺动脉血栓溶解剂灌注 99.1007。静脉溶栓治疗则适用血栓溶解药的注射或输注 99.1000。

(二)审核手术/操作是否遗漏

查阅病历,患者主因言语不利伴右侧肢体活动不灵 2 小时入院。查体:血压 200/93 mmHg,言语欠流利,右侧鼻唇沟变浅,示齿口角左歪,伸舌右偏,右侧肢体肌力 V－级,左侧肢体肌力 V 级,肌张力正常,右侧病理征阳性,颈无抵抗,脑膜刺激征阴性。头颅 CT 示:右额深腔隙性脑梗死,缺血性脑卒中改变。结合患者病史、症状及相关检查结果,诊断为急性脑梗死。患者入院时处于溶栓时间窗内,给予阿替普酶静脉溶栓治疗,溶栓过程顺利。后续经支持对症治疗以及降压、降糖等药物治疗,病情平稳出院。

患者住院期间进行了静脉溶栓治疗,首页的手术/操作却为空白,判断遗漏溶栓操作。广义的手术是指对病人直接施行的诊断性及治疗性操作,包括外科手术、内科诊断性或治疗性操作、实验室检查及少量对标本的诊断操作。《手术操作分类代码国家临床版 2.0》中"血栓溶解药的注射或输注 99.1000"为手术操作必填项。根据手术操作定义及患者诊疗过程中给予阿替普酶静脉溶栓治疗,病案首页手术操作栏应填写"血栓溶解药的注射或输注"。本例由于临床医师未掌握手术操作广义的定义,不熟悉 ICD-9-CM-3 国家临床版 2.0 对于溶栓治疗在病案首页填写的具体要求,漏填相关操作。

（三）DRG 入组分析

本例主要诊断为脑梗死无须调整,其他诊断有若干合并症与并发症,也准确反映了患者病情,无须增补和修正。但手术/操作项空白,DRG 入组进入 BR23 组(脑缺血性疾病,伴并发症与合并症),参考权重 0.96。从入组名称看,BR23 组是内科组,与患者住院期间进行溶栓操作的实际情况不符。补充主要操作血栓溶解药的注射与输注后,进入 BL19 组(脑血管病溶栓治疗),参考权重为 2.16。本例系遗漏手术操作导致的高码低编入组错误。

三、小结

急性脑梗死致死率和致残率高,随着人口的老龄化,急性脑卒中已成为我国重要的公共卫生问题。溶栓疗法是当今治疗急性脑梗死最有前途、最有希望的方法之一,可迅速恢复梗死区脑血流量,使脑血管获得早期再灌注,使局部脑缺血造成的神经功能缺损症状和体征得以缓解。对于静脉溶栓,临床医师传统思维认为不属于手术操作,往往在出院病案首页中漏填血栓溶解药的注射与输注,势必影响 DRG 分组,应避免遗漏溶栓相关操作。

（邢丽倩　赵慧智）

第十二节　颈内动脉床突段动脉瘤破裂伴蛛网膜下腔出血

一、疾病 DRG 组调整

患者男性,年龄 36 岁,住院 3 天,医嘱离院,住院总费用 26 428.96 元。原主要诊断颅内动脉瘤 I67.110,入 BR15 组(颅内出血性疾病,不伴重要并发症与合并症),参考权重 1.61。根据 DRG 分组原则并结合临床实际,对本病例诊断、手术/操作进行调整修正,见表 8-12-1。

表 8-12-1 颈内动脉床突段动脉瘤破裂伴蛛网膜下腔出血 DRG 入组错误调整方案

项 目	原病历 DRG 入组	调整后 DRG 入组
主要诊断与编码	颅内动脉瘤 I67.110	颈内动脉床突段动脉瘤破裂伴蛛网膜下腔出血 I60.000x007
其他诊断与编码	蛛网膜下腔出血 I60.900 高血压 1 级(高危) I10.x00x023 陈旧性脑梗死 I69.300x002	高血压 1 级(高危) I10.x00x023 陈旧性脑梗死 I69.300x002
手术名称与编码		脑血管造影 88.4101
DRG 分组	BR15:颅内出血性疾病,不伴重要并发症与合并症	BM19:脑血管介入检查术
参考权重	1.61	2.07

注:"参考权重"根据中卫云 DRG 数据会诊云平台的大数据测算,仅供参考。

二、 案例解读

(一)了解颈内动脉瘤

颅内动脉瘤系颅内动脉壁的囊性膨出,是蛛网膜下腔出血首位病因。依动脉瘤位置分为:① 颈内动脉系统动脉瘤,约占颅内动脉瘤的 90%,包括颈内动脉-后交通动脉瘤、大脑前动脉-前交通动脉瘤、大脑中动脉动脉瘤;② 椎基底动脉系统动脉瘤,约占颅内动脉瘤的 10%,包括椎动脉-小脑后下动脉瘤、基底动脉瘤和大脑后动脉瘤等。中、小型动脉瘤未破裂出血,临床无任何症状,称为未破裂动脉瘤。动脉瘤破裂主要表现为蛛网膜下腔出血。

全脑血管造影是诊断颅内动脉瘤的金标准,可以确定动脉瘤的位置、大小、与载瘤动脉的关系、侧支循环情况及有无血管痉挛等,也是制定合理外科治疗方案的先决条件。动脉瘤性蛛网膜下腔出血的外科手术治疗是针对出血原因即动脉瘤进行治疗。动脉瘤的主要手术方法包括动脉瘤夹闭术、动脉瘤切除术和动脉瘤栓塞术等。

(二)审核出院诊断与手术/操作是否遗漏

此患者系颈内动脉瘤伴蛛网膜下腔出血,全脑血管造影是诊断颅内动脉瘤的金标准,常用治疗手段为血管介入治疗,但本例住院 4 天,未行进一步治疗,因此本例可能遗漏手术/操作脑血管造影 88.4101。

(三)调整主要诊断依据

1. 医师思路:颈内动脉分为颅外和颅内两个部分。颅外部分颈内动脉从颈动脉分出后,位于颈动脉鞘内,止于颅底颈动脉管下口处。颅内部分颈内动脉始于颈动脉管下口处,止于颈内动脉分叉处。颈内动脉分段有两种方法,一种是 1938 年 Fisher 提出的把颈内动脉颅内部分逆血流方向均分成 5 段,即 C1 后膝段(终末段)、C2 视交叉池段(床突上段,池段)、C3 前膝段(膝段,虹吸弯)、C4 海绵窦段、C5 岩骨段(颈动脉管段,神经节段)。另一种是 Bouthillier 提出的包括整个颈内动脉的分段法,其将颈内动脉顺血流方向分为颅外部分(颈段,C1段)和颅内部分(C2岩骨段、C3破裂孔段、C4海绵窦段、C5床突段、C6眼动脉段、C7交通段)。颈内动脉瘤依动脉瘤的位置分段。本例虽然通过脑血管造影已明确动脉瘤发生的部位在C5颈内动脉床突段,但医师习惯笼统诊断为颅内动脉瘤。

2.编码员思路:对颅内动脉瘤编码要注意两点:一是颅内动脉瘤是否破裂,颅内动脉瘤破裂与非破裂在ICD中被分到不同的类目;二是颅内动脉瘤的具体位置不同,在ICD中体现在不同的亚目。因此编码员要仔细区分。

根据主要疾病诊断的选择规则,当两个疾病或一个疾病伴有相关的并发症有合并编码时,选择合并编码为主要编码,不能将其分开编码。所以本例主要诊断调整为颈内动脉床突段动脉瘤破裂伴蛛网膜下腔出血。编码过程如下:

查ICD-10第三卷:

    动脉瘤

      —颈动脉(内)I72.0

      ——破裂入脑 I60.0

核对ICD-10第一卷:

    I72 其他动脉瘤

    不包括:动脉瘤

        • 大脑的(未破裂)(I67.1)

        • 破裂(I60.-)

    I60 蛛网膜下腔出血

      包括:脑动脉瘤破裂

    I60.0 颈动脉弯管和杈的蛛网膜下腔出血

所以颈内动脉瘤破裂伴蛛网膜下腔出血编码于I60.000x007颈动脉弯管和杈的蛛网膜下腔出血正确。

(四)DRG 入组分析

颅内出血性疾病可以进入2组DRG,分别是BR15组(颅内出血性疾病,不伴重要并发症与合并症)和BM19(脑血管介入检查术)。本例医师主要诊断选择是正确的,但医师不了解编码规则,即多个诊断可以用一个编码来表达。此案例为高码低编,调整主要诊断后,由内科组进入操作组,参考权重由1.61调整到2.07。

三、小结

颅内出血性疾病可以进入2组DRG组,所以可能会因为未进行合并编码造成多编码,最终导致入组错误。此外,对颅内动脉瘤疾病进行编码时,要仔细查看动脉瘤是否破裂并发蛛网膜下腔出血,若动脉瘤破裂,要合并编码为颅内动脉瘤破裂伴蛛网膜下腔出血,避免错误入组。

(路　尧)

第十三节　亨特（Hunt）综合征

一、疾病 DRG 组调整

患者女性，年龄 67 岁，住院 7 天，医嘱离院，住院总费用 3 935.45 元。原主要诊断外耳带状疱疹 B02.801＋H62.1*，入 DZ15 组（头颈、耳、鼻、咽、口其他疾患，不伴并发症与合并症），参考权重 0.51。根据 DRG 分组原则并结合临床实际，对本病例诊断、手术/操作进行调整修正，见表 8－13－1。

表 8－13－1　亨特（Hunt）综合征 DRG 入组错误调整方案

项　　目	原病历 DRG 入组	调整后 DRG 入组
主要诊断与编码	外耳带状疱疹 B02.801＋H62.1*	亨特（Hunt）综合征 B02.205＋G53.0*
其他诊断与编码	高血压 2 级 I10. x04	高血压 2 级 I10. x04
手术名称与编码		
DRG 分组	DZ15：头颈、耳、鼻、咽、口其他疾患，不伴并发症与合并症	BT25：神经系统的其他感染，不伴并发症与合并症
参考权重	0.51	1.03

注："参考权重"根据中卫云 DRG 数据会诊云平台的大数据测算，仅供参考。

二、案例解读

（一）了解亨特综合征

耳带状疱疹是由水痘-带状疱疹病毒引起的以侵犯面神经为主的疾病，1907 年由 Ramsay Hunt 首先发现，故又称为 Ramsay Hunt 综合征、Hunt 综合征、拉姆齐-亨特综合征或亨特综合征。该病会导致面神经膝状神经节疱疹病毒感染而产生一系列综合反应，主要临床症状为单侧耳部疼痛、耳部疱疹，并出现同侧面瘫，伴随听力障碍以及眩晕症状，临床中又被称为膝状神经节综合征。

耳带状疱疹按疾病严重程度分为 3 型：Ⅰ型只有耳部带状疱疹，无其他合并症状；Ⅱ型为耳部带状疱疹伴周围性面瘫；Ⅲ型为耳部带状疱疹伴周围性面瘫及内耳聋、耳鸣、眩晕等症状，又称为重症型，出现第Ⅷ对脑神经（前庭窝神经）症状病变。在耳鼻咽喉头颈外科，通常将患者出现外耳皮肤红肿、触痛、有簇状疱疹（多为带状疱疹），伴同侧周围性面瘫或耳聋、眩晕等表现时称 Hunt 综合征。

（二）调整主要诊断依据

1. 医师思路：Hunt 综合征（Ramsay Hunt 综合征、拉姆齐-亨特综合征、亨特综合征或膝状神经节综合征）包含着耳带状疱疹Ⅰ型—Ⅲ型的所有临床表现。临床上一般将耳带状疱疹的Ⅰ型、Ⅱ型、Ⅲ型、Ramsay Hunt 综合征、Hunt 综合征、拉姆齐-亨特综合征、亨特综合征或膝状神经节综合征统称为"耳带状疱疹",故本例医师将主要诊断笼统填写为外耳带状疱疹。

2. 编码员思路：耳带状疱疹在临床上有多种命名,所以在 ICD-10 第三卷中查找"耳带状疱疹"这个疾病时可以转换不同的主导词进行查询,能得到不同的编码结果：

（1）以"疱疹"为主导词查：

疱疹
—带状（另见情况）B02.9
——耳部 B02.2＋H94.0*
——膝状神经节炎 B02.2＋G53.0*

（2）以"亨特[Hunt]"为主导词查：

亨特[Hunt]
—病或综合征（疱疹性膝状神经节炎）B02.2＋G53.0*

（3）以"拉姆齐-亨特"为主导词查：

拉姆齐-亨特病或综合征（另见 亨特,病）B02.2＋G53.0*

（4）以"耳炎"为主导词查：

耳炎
—外
——见于（由于）
———带状疱疹 B02.8＋H62.1*

可见,转换不同主导词查询,"带状疱疹"能得出三种不同的编码结果：B02.2＋G53.0*、B02.8＋H62.1*、B02.2＋H94.0*。

核对 ICD-10 第一卷：
B02.2＋带状疱疹累及其他神经系统
G53.0* 带状疱疹后神经痛（B02.2＋）
　　　疱疹后：
　　　　•膝状神经节炎
H94.0* 分类于他处的传染病和寄生虫病引起的听神经炎
B02.8 带状疱疹伴有其他并发症
H62.1* 分类于他处的病毒性疾病引起的外耳炎

通过查询路径和核对第一卷得出两个结论：① B02.8＋H62.1* 对应Ⅰ型耳带状疱疹,B02.2＋G53.0* 对应Ⅱ型耳带状疱疹,B02.2＋H94.0* 对应Ⅲ型耳带状疱疹；② 在 ICD 中,Ramsay Hunt 综合征、Hunt 综合征、拉姆齐-亨特综合征、亨特综合征或膝状神经节综合征单纯指Ⅱ型耳带状疱疹，区别于临床上的定义。

本例临床医师填写的主要诊断为耳带状疱疹，编码员由于不清楚临床上耳带状疱疹的分型不同对应不同的 ICD 编码，从编码库中搜索"耳带状疱疹"简单编码为"外耳带状疱疹 B02.801＋H62.1*"。通过仔细查阅病案得知，本例临床表现为"右侧头面部疼痛 10 天，右侧面瘫 6 天"，属于Ⅱ型耳带状疱疹，所以本例主要诊断调整为亨特综合征 B02.205＋G53.0*。

（三）DRG 入组分析

耳带状疱疹疾病根据分型不同，会有不同的 ICD 编码，从而可以进入 4 组 DRG 组。Ⅰ型耳带状疱疹编码 B02.8＋H62.1*，Ⅲ型耳带状疱疹编码 B02.2＋H94.0*，都进入"DZ11 头颈、耳、鼻、咽、口其他疾患，伴重要并发症与合并症"或"DZ15 头颈、耳、鼻、咽、口其他疾患，不伴并发症与合并症"；Ⅱ型耳带状疱疹编码 B02.2＋G53.0*，进入"BT21 神经系统的其他感染，伴重要并发症与合并症"或"BT25 神经系统的其他感染，不伴并发症与合并症"。

本例编码过程中，编码员由于不了解耳带状疱疹的分型，错误地将Ⅱ型耳带状疱疹 B02.2＋G53.0* 编码为Ⅰ型耳带状疱疹 B02.8＋H62.1*，导致 DRG 分组无法进入正确的 DRG 分组。本例调整主要诊断及编码后，从 DZ15 组进入了 BT25 组，权重也相应提高。

三、小结

耳带状疱疹疾病可以进入 4 组 DRG 组，所以可能会因为耳带状疱疹编码错误，最终导致入组错误。对耳带状疱疹疾病进行编码时，要仔细查看病历，根据临床表现将各型归入相应的 ICD 编码：Ⅰ型耳带状疱疹编码 B02.8＋H62.1*，Ⅱ型耳带状疱疹编码 B02.2＋G53.0*，Ⅲ型耳带状疱疹编码 B02.2＋H94.0*。准确编码有助于正确 DRG 入组。

（赵钦花）

第九章　MDCC:眼疾病及功能障碍

第一节　2型糖尿病性增殖性视网膜病变

一、疾病DRG组调整

患者女性,年龄63岁,住院21天,医嘱离院,住院总费用11 763.72元。原主要诊断2型糖尿病性视网膜病变E11.301+H36.0*,入CB19组(玻璃体、视网膜手术),参考权重0.94。根据DRG分组原则并结合临床实际,对本病例诊断、手术/操作进行调整修正,见表9-1-1。

表9-1-1　2型糖尿病性增殖性视网膜病变DRG入组错误调整方案

项　　目	原病历DRG入组	调整后DRG入组
主要诊断与编码	2型糖尿病性视网膜病变 E11.301+H36.0*	2型糖尿病性增殖性视网膜病 E11.300x031+H36.0*
其他诊断与编码	玻璃体积血 H43.100 2型糖尿病 E11.900 冠状动脉粥样硬化性心脏病 I25.103	玻璃体积血 H43.100 翼状胬肉 H11.000 冠状动脉粥样硬化性心脏病 I25.103
手术名称与编码	视网膜病损激光凝固术 14.2402 后入路玻璃体切割术 14.7401	视网膜病损激光凝固术 14.2402 后入路玻璃体切割术 14.7401
DRG分组	CB19:玻璃体、视网膜手术	CB19:玻璃体、视网膜手术
参考权重	0.94	0.94

注:"参考权重"根据中卫云DRG数据会诊云平台的大数据测算,仅供参考。

二、案例解读

(一)了解糖尿病性视网膜病变

糖尿病性视网膜病变是糖尿病的微血管病并发症,是最常见的眼底血管病,是糖尿病患者失明的主要原因之一。2002年国际临床分级标准依据散瞳后检眼镜检查,将糖尿病性视网膜改变分为两大类六期。Ⅰ期:微血管瘤、小出血点;Ⅱ期:出现硬性渗出;Ⅲ期:出现棉絮状软性渗出;Ⅳ期:新生血管形成、玻璃体积血;Ⅴ期:纤维血管增殖、玻璃体机化;Ⅵ期:牵拉性视网膜脱离、失明。Ⅰ—Ⅲ期为非增殖期视网膜病变,Ⅳ—Ⅵ期为增殖期视网膜病变。增殖性糖尿病性视网膜病变主要以手术治疗为主。

（二）审核出院诊断与手术/操作是否遗漏

视网膜及玻璃体病变均为眼后节疾病,对眼后节疾病行手术治疗时有忽略眼前节病变的现象。查阅入院记录,眼科检查见右眼鼻侧球结膜增生肥厚,长入角膜 2 mm,判断遗漏眼前节病变"翼状胬肉",所以其他诊断应增加翼状胬肉 H11.000。

（三）调整主要诊断依据

1. 医师思路:患者因糖尿病性视网膜病变行手术治疗,本次住院期间主要治疗的是糖尿病性视网膜病变,故临床医师主要诊断填写为 2 型糖尿病性视网膜病变。但这一诊断名称未体现出疾病的分期在增殖期。另外,有时候医师会选择玻璃体积血作为主要诊断,将糖尿病性视网膜病变作为其他诊断,同样是未意识到玻璃体积血属于增殖性糖尿病性视网膜病变的临床表现,导致主要诊断选择错误。

2. 编码员思路:《住院病案首页数据填写质量规范(暂行)》(2016 版)主要诊断选择原则中第十一条规定:"病因诊断能包括疾病的临床表现,则选择病因诊断作为主要诊断。"本例糖尿病性增殖性视网膜病变为玻璃体积血的病因,玻璃体积血是糖尿病性视网膜病变分期的标准,是增殖期的临床表现。本次住院针对病因行视网膜病损激光凝固术,同时对玻璃体积血进行了手术治疗,因此,本例主要诊断应为 2 型糖尿病性增殖性视网膜病,主要手术应为视网膜病损激光凝固术 14.2402。

（四）修正其他诊断或手术/操作

临床医师习惯先书写 2 型糖尿病诊断,再依次书写并发症诊断。根据编码规则,2 型糖尿病 E11.900 的第四位数亚目 .9 为糖尿病不伴有并发症,而本例已出现并发症糖尿病性视网膜病变,编码前后矛盾,故其他诊断应删除 2 型糖尿病 E11.900。

（五）DRG 入组分析

通过调整主要诊断、修正其他诊断,DRG 入组仍为 CB19 组(玻璃体、视网膜手术),参考权重 0.94。虽然 DRG 组不变,但编码更为准确恰当。

三、 小结

糖尿病并发症是患者入院治疗最主要的原因,但临床医师不熟悉诊断书写要素,诊断往往不具体,编码员要运用编码规则调整编码,以准确反映疾病的严重程度及诊疗经过。

（解淑叶 王卫卫）

第二节 黄斑前膜

一、 疾病 DRG 组调整

患者女性,年龄 74 岁,住院 8 天,医嘱离院,住院总费用 19 593.13 元。原主要诊断黄斑前膜 H35.306,入 CB19 组(玻璃体、视网膜手术),参考权重 0.94。根据 DRG 分组原则并结合临床实际,对本病例诊断、手术/操作进行调整修正,见表 9-2-1。

表 9-2-1 黄斑前膜 DRG 入组错误调整方案

项 目	原病历 DRG 入组	调整后 DRG 入组
主要诊断与编码	黄斑前膜 H35.306	黄斑前膜 H35.306
其他诊断与编码	白内障 H26.900 特发性(原发性)高血压 I10.x00 脂肪肝 K76.000	老年性初期白内障 H25.000 高血压 I10.x00x002 脂肪肝 K76.000
手术名称与编码	白内障超声乳化＋人工晶体植入术 13.6505 玻璃体切割术 14.7901 * 1	后入路玻璃体切割术 14.7401 白内障超声乳化抽吸术 13.4100x001 白内障摘除伴人工晶体一期置入术 13.7100x001
DRG 分组	CB19:玻璃体、视网膜手术	CB19:玻璃体、视网膜手术
参考权重	0.94	0.94

注:"参考权重"根据中卫云 DRG 数据会诊云平台的大数据测算,仅供参考。

二、 案例解读

(一)了解黄斑前膜

黄斑视网膜前膜是指由于不同原因致某些细胞在视网膜内表面增生形成纤维细胞膜,可以发生在视网膜的任何部位,位于黄斑及其附近的膜称黄斑视网膜前膜,简称黄斑前膜。黄斑前膜可引起视力进行性下降,视物变形,可行玻璃体切割术剥除。

(二)调整主要手术依据

1. 医师思路:该患者因视物不清伴视物变形入院,眼科检查可见黄斑区金箔样反光,晶状体轻度混浊,行光学相干断层扫描确诊为黄斑前膜,行玻璃体切割术。因合并白内障行晶体手术治疗,黄斑前膜为患者入院的理由,主要治疗的疾病为黄斑前膜,因此主要诊断为黄斑前膜。医师未掌握主要手术与主要诊断相对应的原则,且书写手术时习惯把同一台手术中的多个术式用加号连接,故主要手术误填写为白内障超声乳化＋人工晶体植入术。

2. 编码员思路:《住院病案首页数据填写质量规范(暂行)》(2016 版)第二十二条主要手术选择原则指出:"多个术式时,主要手术首先选择与主要诊断相对应的手术。一般是技术难度最大、过程最复杂、风险最高的手术。"本例主要诊断为黄斑前膜,与之对应的手术为玻璃体切割术,而且玻璃体切割术技术难度大,风险程度比属于眼前节的晶状体手术要高,因此本例主要手术/操作调整为后入路玻璃体切割术 14.7401。

(三)修正其他诊断或手术/操作

1. 修正白内障诊断编码:临床上将白内障按部位分为皮质性白内障、核性白内障、后囊膜下白内障,按形态分为冠状白内障、点状白内障、层状白内障,按病因分为老年性白内障、外伤性白内障、代谢性白内障、中毒性白内障、先天性白内障,按病程分四期:初发期、膨胀期、成熟期、过熟期。在 ICD-10 中,白内障类目的分类轴心为是否为老年性白内障。老年性白内障进一步根据临床表现分为老年性初期白内障 H25.0、老年性核性白内障 H25.1、老年性白内障 H25.900 及其他的老年性白内障 H25.8 等。本例为老年患者,晶状体轻度混浊,裂隙灯显微镜检查可见混浊位于周边部呈羽毛状,故应修正其他诊断为老年性初期白内障 H25.000。

2. 修正手术编码:原其他手术中白内障超声乳化+人工晶体植入术 13.6505 无论是编码还是手术名称书写均不规范,13.65 系后发膜切除术[复发性白内障];玻璃体切割术 14.7901 则编码不规范,14.79 为玻璃体其他手术,可能系医院自己编制扩展码。依据刘爱民主编译的《国际疾病分类手术与操作第九版临床修订本手术与操作》,晶状体囊外摘除术用碎裂术和抽吸法,应另编码任何同时进行的人工晶体置入 13.71。根据上述原则,其他手术修正为:白内障超声乳化抽吸术 13.4100x001、白内障摘除伴人工晶体一期置入术 13.7100x001。

(四) DRG 入组分析

本例 DRG 入组虽然调整前后没有变化,但手术操作编码数据库不规范,编码错误,医保检查时可能会被认定为是低码高编或高码低编。

三、 小结

临床医师应改变传统书写使用加号串联手术的习惯。编码员应掌握编码规则,做到不遗漏手术操作。

(解淑叶 王卫卫)

第三节 眼球贯通伤不伴有异物

一、 疾病 DRG 组调整

患者男性,年龄 40 岁,住院 6 天,医嘱离院,住院总费用 13 533.47 元。原主要诊断外伤性白内障 H26.100,入 CB39 组(晶体手术),参考权重 0.64。根据 DRG 分组原则并结合临床实际,对本病例诊断、手术/操作进行调整修正,见表 9-3-1。

表 9-3-1 眼球贯通伤不伴有异物 DRG 入组错误调整方案

项 目	原病历 DRG 入组	调整后 DRG 入组
主要诊断与编码	外伤性白内障 H26.100	眼球贯通伤不伴有异物 S05.600
其他诊断与编码		外伤性白内障 H26.100
手术名称与编码	白内障超声乳化抽吸术 13.4100x001	前入路玻璃体切割术 14.7300x001 白内障超声乳化抽吸术 13.4100x001 白内障摘除伴人工晶体一期置入术 13.7100x001

项 目	原病历 DRG 入组	调整后 DRG 入组
DRG 组	CB39：晶体手术	CB19：玻璃体、视网膜手术
参考权重	0.64	0.94

注："参考权重"根据中卫云 DRG 数据会诊云平台的大数据测算，仅供参考。

二、 案例解读

(一) 了解眼球贯通伤

眼球贯通伤是存在于角膜或前部巩膜的穿孔伤口，玻璃体手术中证实存在位于赤道后的球壁全层伤口，主要致伤物为金属碎屑、铁丝、钉等。眼球贯通伤常伴有不同程度的玻璃体积血、前房积血、外伤性白内障等，需行玻璃体切割术进行处理。手术包括清除混浊的屈光介质，如外伤性白内障和混浊的玻璃体，直视下取出球壁异物，对后部伤道周围进行廓清切除，对嵌顿于伤口的视网膜组织行电凝止血后切开，谨慎切除伤口部位的出血机化组织，气液交换后光凝伤口周围的视网膜组织。外伤性白内障多由眼球钝挫伤、穿通伤、球内异物等所致，手术治疗是最有效手段。

(二) 审核出院诊断与手术/操作是否遗漏

本例诊断为外伤性白内障，却无外伤相关诊断。查阅病历，患者 3 小时前工作时不慎被飞出的铜丝刺伤右眼，随即出现右眼视力下降、疼痛、畏光、流泪等症状，患者自行拔出异物来院就诊。查体晶状体轻度混浊，裂隙灯检查见巩膜全层裂伤，急诊行手术治疗，术中确诊眼球贯通伤，未发现异物残留。因此首页漏填眼球贯通伤 S05.600。

患者为眼球贯通伤导致的外伤性白内障，手术操作仅填写白内障超声乳化抽吸术，缺少针对眼球贯通伤的手术操作，查看手术记录，该患者行前入路玻璃体切割术，且在白内障摘除术同期行人工晶体植入。因此首页漏填前入路玻璃体切割术 14.7300x001 和白内障摘除伴人工晶体一期置入术 13.7100x001。

(三) 调整主要诊断及主要手术/操作依据

1. 医师思路：患者因外伤造成白内障，针对白内障进行手术治疗，故主要诊断选择为外伤性白内障。

2. 编码员思路：患者为眼球贯通伤导致的外伤性白内障，根据编码规则，ICD-10 第十九章"损伤、中毒和外因的某些其他后果"为优先分类章，对于首次就医的新损伤，主要编码为损伤部位"眼球贯通伤"，归于第十九章，附加编码为损伤的后果"外伤性白内障"，归于身体解剖系统章。《住院病案首页数据填写质量规范（暂行）》（2016 版）主要诊断选择原则中第十一条规定："病因诊断能包括疾病的临床表现，则选择病因诊断作为主要诊断。"眼球贯通伤为外伤性白内障的病因，外伤性白内障为眼球贯通伤并发症，本例主要诊断调整为眼球贯通伤不伴有异物 S05.600。

《住院病案首页数据填写质量规范（暂行）》（2016 版）主要手术选择原则第二十二条规定："多个术式时，主要手术首先选择与主要诊断相对应的手术。"本例主要手术调整为前入路玻璃体切割术 14.7300x001。

（四）修正其他诊断或手术/操作

本案例中,医师手术操作填写左眼白内障超声乳化及人工晶体置入术,编码员按照字典库直接选择编码 13.4100x001。根据编码原则,人工晶体置入术的主导词为插入。

插入
一晶状体,假体(眼内的)
——伴白内障抽吸术,一期 13.71

核对第一卷:13.71 眼内人工晶状体置入伴白内障摘除术,一期,另编码:同时进行的白内障摘出术(13.11—13.69)。

因此本例的白内障超声乳化抽吸术 13.4100x001 应修正为白内障超声乳化抽吸术 13.4100x001 及白内障摘除伴人工晶体一期置入术 13.7100x001。

（五）DRG 入组分析

本例主要诊断、主要手术选择错误,导致 DRG 入组错误。修正主要诊断及主要手术后,由"CB39 晶体手术"组变更为权重更高的"CB19 玻璃体、视网膜手术"组,更符合手术治疗的实际情况。

三、 小结

临床医师对于损伤、中毒类疾病存在往往只关注损伤、中毒造成的后果,忽视损伤、中毒本身的现象,造成漏诊漏填,主要诊断、主要手术选择错误,从而导致 DRG 入组错误。编码员应根据编码规则,及时补充修正,减少此类错误的发生。

（姚佳欣　陈丹霞　王卫卫）

第四节　老年性白内障

一、 疾病 DRG 组调整

患者女性,年龄 82 岁,住院 7 天,医嘱离院,住院总费用 13 743.00 元。原主要诊断急性闭角型青光眼 H40.200x002,入 CB19 组(玻璃体、视网膜手术),参考权重 0.94。根据 DRG 分组原则并结合临床实际,对本病例诊断、手术/操作进行调整修正,见表 9-4-1。

表 9-4-1　老年性白内障 DRG 入组错误调整方案

项　目	原病历 DRG 入组	调整后 DRG 入组
主要诊断与编码	急性闭角型青光眼 H40.200x002	老年性白内障 H25.900

续表

项 目	原病历 DRG 入组	调整后 DRG 入组
其他诊断与编码	老年性白内障 H25.900 冠状动脉粥样硬化性心脏病 I25.103 高血压 I10.x00x002 慢性阻塞性肺病 J44.900	急性闭角型青光眼 H40.200x002 冠状动脉粥样硬化性心脏病 I25.103 高血压 I10.x00x002 慢性阻塞性肺病 J44.900
手术名称与编码	白内障超声乳化抽吸术 13.4100x001 置入人工晶状体术 13.7000 玻璃体腔异物取出术 14.0200x002	白内障超声乳化抽吸术 13.4100x001 白内障摘除伴人工晶体一期置入术 13.7100x001 玻璃体腔残留晶体皮质取出术 14.7904
DRG 分组	CB19:玻璃体、视网膜手术	CB19:玻璃体、视网膜手术
参考权重	0.94	0.94

注:"参考权重"根据中卫云 DRG 数据会诊云平台的大数据测算,仅供参考。

二、 案例解读

(一)了解老年性白内障

白内障是我国最常见的致盲性疾病,老年性白内障是最为常见的白内障类型,是晶状体老化后的退行性变。青光眼是一类严重影响人类健康的不可逆性常见的致盲眼病,眼压升高是其主要的危险因素,因威胁和损害视神经及其视觉通路,最终导致视觉功能损害。白内障和青光眼都是导致视力丧失的主要病因。皮质性白内障膨胀期可诱发有闭角型青光眼体质患者的青光眼急性发作。

(二)调整主要诊断依据

1. 医师思路:原发性闭角型青光眼常常存在晶状体膨大造成的眼前部拥挤,如患者伴有明显白内障且有手术指征可行白内障摘除手术,达到解除病理解剖结构的异常、加深前房、开放房角的治疗效果。因白内障可以成为青光眼急性发作的诱因,很多患者就诊原因是眼压增高导致的眼胀痛、视力下降,经专科检查诊断为白内障。本例即为青光眼、白内障同时存在,经手术摘除晶状体同时植入人工晶体达到治疗白内障,消除对前房角的挤压,同时治疗青光眼的目的。因此,医师选择患者就诊的原因"急性闭角型青光眼"作为主要诊断。

2. 编码员思路:《住院病案首页数据填写质量规范(暂行)》(2016 版)主要诊断选择的原则指出:"病因诊断能包括疾病的临床表现,则选择病因诊断作为主要诊断""以手术治疗为住院目的的,则选择与手术治疗相一致的疾病作为主要诊断"。本例以急性闭角型青光眼表现就诊,但病因是白内障引发了急性闭角型青光眼,实施的手术是白内障摘除术。参照以上两条主要诊断选择原则,本例主要诊断应调整为老年性白内障 H25.900。

(三)修正其他诊断或手术/操作

1. 修正置入人工晶状体 13.7000:依据刘爱民主编译的《国际疾病分类第九版临床修订本手术与操作》,晶状体囊外摘除术用碎裂术和抽吸法,应另编码任何同时进行的人工晶状体置入 13.71。故本例其他手术应为白内障摘除伴人工晶状体一期置入术 13.7100x001。

2. 修正玻璃体腔异物取出术 14.0200x002：此编码非国家临床版 2.0 规范性编码，本例为晶状体后囊破裂，晶体皮质进入玻璃体腔而实施的残留皮质吸出术，故应修正手术名称为玻璃体腔残留晶体皮质取出术 14.7904。

（四）DRG 入组分析

本例入组虽然调整前后没有变化，但调整主要诊断后，病因明确，并客观体现住院诊治过程。

三、小结

青光眼可以引发白内障，白内障亦可以引致青光眼，当白内障与青光眼并存时，要明确哪个是病因，因此要认真查阅病历，并及时与临床医师沟通，避免主要诊断选择错误。

（解淑叶　王卫卫）

第五节　眶脂肪脱垂

一、疾病 DRG 组调整

患者男性，年龄 65 岁，住院 3 天，医嘱离院，住院总费用 4 450.39 元。原主要诊断眼眶肿物 H05.901，入 CD19 组（眼眶手术），参考权重 0.41。根据 DRG 分组原则并结合临床实际，对本病例诊断、手术/操作进行调整修正，见表 9-5-1。

表 9-5-1　眶脂肪脱垂 DRG 入组错误调整方案

项　　目	原病历 DRG 入组	调整后 DRG 入组
主要诊断与编码	眼眶肿物 H05.901	眶脂肪脱垂 H05.802
其他诊断与编码	老年性白内障 H25.900	老年性初期白内障 H25.000 玻璃体混浊，其他的 H43.300x001 2 型糖尿病 E11.900 高血压病 1 级（中危）I10.x00x022
手术名称与编码	眼眶病损切除术 16.9200	眼眶病损切除术 16.9200
DRG 分组	CD19：眼眶手术	CD19：眼眶手术
参考权重	0.41	0.41

注："参考权重"根据中卫云 DRG 数据会诊云平台的大数据测算，仅供参考。

二、 案例解读

(一) 了解眶脂肪脱垂

眶脂肪脱垂是一种少见的眼眶内占位性病变,多见于 60 岁以上老人,通常发生在单侧或双侧眼球颞上象限,呈质软、前缘突起、可移动的肿物。正常生理状态下眼眶脂肪组织在眶隔结构的限制下,封闭在眼眶内,并不会脱垂。随着年龄增长,眶隔逐渐出现萎缩,局部形成薄弱区,眼眶里的脂肪组织就可能从薄弱区突破眶隔,进而形成眶脂肪脱垂。主要治疗方式为手术切除。

(二) 调整主要诊断依据

1. 医师思路:该患者因发现双眼眶肿物半年入院,查体见双眼颞侧球结膜下肿物,色黄、质软、活动好,行双眼眶脂肪切除术,术中见眶部脂肪组织脱垂于结膜下,术后病理诊断为眶脂肪脱垂。临床医师考虑的是主诉要导出第一诊断,因此通常把入院原因作为主要诊断。本例医师将入院诊断作为首页主要诊断。

2. 编码员思路:《住院病案首页数据填写质量规范(暂行)》(2016 版)主要诊断选择的原则第十条指出,"主要诊断一般是患者住院的理由,原则上应选择本次住院对患者健康危害最大、消耗医疗资源最多、住院时间最长的疾病诊断"。第十一条指出,"以手术治疗为住院目的的,则选择与手术治疗相一致的疾病作为主要诊断"。结合以上原则,根据手术记录术中所见及病理诊断结果,本例主要诊断调整为眶脂肪脱垂,编码过程如下:

查 ICD-10 第三卷:

　　—眶

　　——特指的 NEC H05.8

核对 ICD-10 第一卷,H05.8 为眼眶的其他疾患,故本例主要诊断编码调整为眶脂肪脱垂 H05.802。

(三) 修正其他诊断

1. 老年性白内障修正:本例其他诊断有老年性白内障,但未行相应手术,根据眼科检查结果,其他诊断修正为老年性初期白内障 H25.000 更为准确。

2. 增补其他诊断:查阅病程记录,患者既往糖尿病史 6 年,入院后多次查血糖高于正常;高血压病史 3 年,入院血压 145/96 mmHg。眼底检查示:玻璃体周边楔形混浊。根据既往病史及相应检查,其他诊断应补充:2 型糖尿病 E11.900;高血压病 1 级(中危) I10.x00x022;玻璃体混浊,其他的 H43.300x001。

(四) DRG 入组分析

主要诊断选择错误,遗漏其他诊断,均有可能影响 DRG 分组,本例以入院诊断作为主要诊断,入 CD19 组(眼眶手术),参考权重 0.41。调整主要诊断前后,虽然不影响 DRG 分组,但是主要诊断选择错误应加以规避,而且要避免遗漏并发症及伴随疾病。

三、小结

眼眶肿物应根据病变部位、病理诊断明确诊断,不能将入院诊断、术前诊断作为出院病案首页主要诊断。主要诊断是 DRG 分组的最基础数据,主要诊断选择的正确与否,直接影响到 DRG 分组结果。其他诊断的完整性同样重要,体现医疗信息的完整和准确,同时保障病案首页数据的客观准确率。

（解淑叶　王卫卫）

第六节　翼状胬肉

一、疾病 DRG 组调整

患者男性,年龄 67 岁,住院 7 天,医嘱离院,住院总费用 4 833.20 元。原主要诊断高血压病 2 级(极高危)I10. x00x028,入 FQY 组。根据 DRG 分组原则并结合临床实际,对本病例诊断、手术/操作进行调整修正,见表 9-6-1。

表 9-6-1　翼状胬肉 DRG 入组错误调整方案

项　目	原病历 DRG 入组	调整后 DRG 入组
主要诊断与编码	高血压病 2 级(极高危) I10. x00x028	翼状胬肉 H11.000
其他诊断与编码	翼状胬肉 H11.000 低钾血症 E87.600 2 型糖尿病 E11.900 角膜云翳 H17.802 老年性白内障 H25.900 屈光不正 H52.701 单纯性肾囊肿 N28.101	高血压病 2 级(极高危) I10. x00x028 低钾血症 E87.600 2 型糖尿病 E11.900 角膜云翳 H17.802 老年性白内障 H25.900 屈光不正 H52.701 单纯性肾囊肿 N28.101
手术与编码	角膜干细胞移植 11.6901 翼状胬肉切除术 11.3900x001	翼状胬肉切除伴自体干细胞移植术 11.3201
DRG 组	FQY:循环系统疾病歧义组	CC19:角膜、巩膜、结膜手术
参考权重	—	0.44

注:"参考权重"根据中卫云 DRG 数据会诊云平台的大数据测算,仅供参考。

二、案例解读

(一)了解翼状胬肉

翼状胬肉是眼科常见病和多发病,因其形状酷似昆虫的翅膀而得名。根据其发病机制及形态分为真性胬肉和假性胬肉。真性翼状胬肉位于睑裂部球结膜,伸入角膜表面。当胬肉进展到瞳孔区时可影响视力,肥大而充血的胬肉可压迫局部角膜引起散光。当翼状胬肉为进行性、肥厚且充血,或翼状胬肉进行性向角膜瞳孔域发展影响视力时,最佳治疗方法是手术切除。手术方法包括翼状胬肉单纯切除术、翼状胬肉切除伴自体干细胞移植术、翼状胬肉切除术伴异体干细胞移植术等。为防止胬肉术后复发,在初次手术时,对各个步骤的要点,如胬肉的剥离、胬肉下方组织的清理、巩膜的暴露或结膜移植片的采用,都应慎重处理。

(二)调整主要诊断/依据

1. 医师角度:患者因发现左眼球肿物 10 余年,眼膜不适 10 天入眼科行左眼翼状胬肉切除术、角膜缘干细胞移植术。术后患者因低钾血症转入心内科明确病因。经检查,排除原发性醛固酮增多症诊断,给予对症治疗后,病情好转出院。由于患者自心内科出院,临床医师未掌握主要诊断选择原则,选择主要诊断时仅考虑本科室情况,未结合患者整个住院诊疗过程分析,仍按照传统习惯把本科室的疾病作为主要诊断。临床医师认为与翼状胬肉切除术相比,角膜缘干细胞移植术手术难度更大,手术过程更复杂,故选择其作为主要手术。

2. 编码员角度:《住院病案首页数据填写质量规范(暂行)》(2016 版)主要诊断选择原则第十条规定:"主要诊断一般是患者住院的理由,原则上应选择本次住院对患者健康危害最大、消耗医疗资源最多、住院时间最长的疾病诊断。"第十一条规定:"(二)以手术治疗为住院目的的,则选择与手术治疗相一致的疾病作为主要诊断。"根据以上主要诊断选择总则及细则,本例应选择"翼状胬肉"作为主要诊断。患者因翼状胬肉同时行左眼翼状胬肉切除术、角膜缘干细胞移植术,根据国际疾病分类合并编码规则,可合并编码为翼状胬肉切除伴自体干细胞移植术 11.3201,并作为主要手术操作。

(三)DRG 入组分析

按照主要诊断高血压病 2 级(极高危)I10.x00x028,主要手术角膜干细胞移植 11.6901 进行 DRG 分组。该病案因主要手术(MDCC 眼疾病与功能障碍)与主要诊断(MDCF 循环系统疾病与功能障碍)不匹配,分组器无法识别,进入 FQY 组。调整翼状胬肉作为主要诊断,翼状胬肉切除伴自体干细胞移植术为主要手术,进行 DRG 分组,该病案进入 CD19 组(角膜、巩膜、结膜手术),参考权重为 0.44。从入组看,CD19 组与患者住院期间诊治经过相符。该案例调整主要诊断前后,DRG 入组由不入组(FQY 歧义组)变更为 CD19 组(角膜、巩膜、结膜手术),由不在医保报销范围内变更为按照外科手术组收付费标准支付。

三、 小结

针对患者病情复杂,住院期间转科治疗或经多学科治疗的病案,选择主要诊断和主要手术操作时,应综合考虑患者整个住院诊治过程,应注意主要诊断与主要手术操作的一致性。否则,可能会因主要诊断与主要手术不匹配导致病案不入组,或因主要诊断选择错误导致病案入组错误,以上两种情况均会影响医院绩效评价成绩和医保 DRG 付费。

(王卫卫　赵慧智)

第十章 MDCD：头颈、耳、鼻、口、咽疾病及功能障碍

第一节 舌部及口底恶性肿瘤

一、疾病 DRG 组调整

患者男性，年龄 65 岁，住院 23 天，医嘱离院，住院总费用 68 524.74 元。原主要诊断舌多处恶性肿瘤 C02.900x002，入 DA19 组（头颈恶性肿瘤大手术），参考权重 3.60。根据 DRG 分组原则并结合临床实际，对本病例诊断、手术/操作进行调整修正，见表 10 - 1 - 1。

表 10 - 1 - 1 舌部及口底恶性肿瘤 DRG 入组错误调整方案

项 目	原病历 DRG 入组	调整后 DRG 入组
主要诊断与编码	舌多处恶性肿瘤 C02.900x002	舌部及口底恶性肿瘤 C14.800x004
其他诊断与编码		冠状动脉粥样硬化性心脏病 I25.103 肺气肿 J43.900 慢性阻塞性肺疾病Ⅲ级 J44.900x004
手术名称与编码	舌部分切除术 25.2x00 口底病损切除术 27.4900x007 根治性颈淋巴结清扫，双侧 40.4200 带蒂皮瓣移植术 86.7400x026 皮瓣预制术 86.7100x009 下颌骨截骨成形术 76.6402	舌扩大性切除术 25.4x00x001 口底病损切除术 27.4900x007 根治性颈淋巴结清扫，双侧 40.4200 带蒂皮瓣移植术 86.7400x026 皮瓣预制术 86.7100x009 下颌骨截骨成形术 76.6402 暂时性气管切开术 31.1x00x005 拔牙术 23.1900x003
DRG 分组	DA19：头颈恶性肿瘤大手术	DA19：头颈恶性肿瘤大手术
参考权重	3.60	3.60

注："参考权重"根据中卫云 DRG 数据会诊云平台的大数据测算，仅供参考。

二、案例解读

（一）了解口腔癌

口腔癌是发生在口腔黏膜组织的恶性肿瘤，包括唇癌、舌癌、牙龈癌和口底癌。舌癌

是最常见的口腔癌,85%以上发生在舌体,且多数发生在舌中 1/3 侧缘部,大多数为鳞癌,少数为腺癌、淋巴上皮癌或未分化癌等。口底癌指发生于口底黏膜的恶性肿瘤,口底是位于下牙龈和舌腹面之间的新月形区域,口底癌好发部位在舌系带旁的前部区域和相当于第一第二磨牙的侧部区域。外科手术和放射治疗是当前治疗口腔癌的最主要手段。本例入院前两个月前发现左颌下区黄豆大小肿块,质地中等,活动度可,肿块增长速度较快,质地变硬,活动度变差,1 月前发现左舌及口底出现溃疡入院治疗,入院初步判断为左舌口底交搭跨越恶性肿瘤。

(二)审核出院诊断与手术/操作是否遗漏

1. 遗漏伴随疾病:本例为左舌、口底癌入院手术治疗案例。患者病程记录既往史中有冠状动脉粥样硬化性心脏病 1 年余,入院后胸部 CT 检查发现双肺上叶肺气肿,呼吸科会诊确诊慢性阻塞性肺疾病、肺气肿。根据《住院病案首页数据填写质量规范(暂行)》(2016 版)第二十条其他诊断填写原则"入院前及住院期间与主要诊断相关的并发症;现病史中涉及的疾病和临床表现;住院期间新发生或新发现的疾病和异常所见;对本次住院诊治及预后有影响的既往疾病",本例遗漏了其他诊断,故增补冠状动脉粥样硬化性心脏病 I25.103、肺气肿 J43.900 和慢性阻塞性肺疾病Ⅲ级 J44.900x004。

2. 遗漏手术/操作:阅读手术记录,患者进行下颌骨截骨成形术过程中将 37(左下第二磨牙)拔除,患者术后行气管切开术,故判断遗漏了其他手术操作拔牙术 23.1900x003 和暂时性气管切开术 31.1x00x005。

(三)调整主要诊断依据

1. 医师思路:该患者舌肿块呈渐进性生长,手术切除为其主要治疗手段。手术切除部分病损快速病理示浸润癌,遂行舌癌根治性切除术、双侧颈部淋巴结清扫术、下颌骨截骨成形术、胸大肌皮瓣修复、气管切开术。术后病理示:舌部左侧及口底溃疡型高-中分化鳞状细胞癌,深部浸润骨骼肌组织,肿瘤侵及间质神经纤维束并侵及周围涎腺组织,脉管内查见癌栓,(颈部左侧清扫组织)淋巴结转移 8/39(39 个淋巴结中有 8 个转移),上述淋巴结被膜外查见多灶性转移性癌灶,(颈部右侧清扫组织)淋巴结转移 6/14(14 个淋巴结中有 6 个转移),根据病理结果该病例属于舌与口底区交搭跨越恶性肿瘤。尽管手术所见和病理确诊舌与口底区交搭跨越恶性肿瘤,但出院病案首页主要诊断仍选择了入院诊断,填写为舌多处恶性肿瘤。

2. 编码员思路:原发部位不明确的肿瘤,如果肿瘤涉及两个或两个以上相邻的部位称为交搭跨越,对于交搭跨越的两个肿瘤如果类目编码相同,则编码至该类目的.8,如果编码另有特指,则按指示编码;如果类目编码不相同,按归属的系统归类,舌恶性肿瘤类目为 C02,口底恶性肿瘤类目为 C04,类目不同,按归属的系统归类,编码至 C14.8 唇、口腔和咽交搭跨越恶性肿瘤的损害(具有两个或两个以上 C00—C14.2 亚目编码者)。编码员明确了该肿瘤属于交搭跨越情况,但忽略了舌恶性肿瘤与口底恶性肿瘤类目不同,导致了主要编码选择错误。故该病例主要诊断应由舌多处恶性肿瘤 C02.900x002 调整为舌部及口底恶性肿瘤 C14.800x004。

(四)调整手术/操作依据

手术操作名称的各个组成成分都可能影响到编码,完整、准确的名称对于编码的准确性起关键作用。该患者将肿物周围外约 2 cm 组织正常组织一并切除,将肿物进行了扩大切除术,可归入舌部分切除术,但检索 ICD-9-CM-3 见:25.2 舌切除术(部分或大部)下无另编码提示;25.3 舌切除术(完全)(全部)下提示需要另编码任何淋巴结清扫(40.40—40.42);25.4 根治性舌切除术下提示需另编码任何淋巴结清扫术(40.40—40.42)和气管造口术(31.1—31.29)。分析 25 类目下舌切除术相关编码,25.1 舌病损或组织切除术或破坏术,25.2 舌部分切除术,25.3 舌全部切除术,舌的切除范围 25.1—25.3 已全部体现,是否可将 25.4 根治性舌切除术理解为针对疾病性质具体情况通过切除舌的部分或全部达到根治目的,而同时进行了淋巴结清扫或气管造口术。该病例通过切除舌的部分来进行舌癌根治,同时进行了颈部淋巴结清扫和气管切开术,故认为将舌部分切除术 25.2x00 调整为舌扩大性切除术 25.4x00x001 更符合该病例情况。

(五)DRG 入组分析

本例由于忽略肿瘤交搭跨越编码原则导致主要诊断编码选择错误,因未仔细阅读病历遗漏了其他诊断编码。手术编码因未仔细核对工具书,导致主要手术编码选择错误。主要诊断、其他诊断和手术操作情况共同影响一份病例的 DRG 分组情况,编码员应不断提高自身业务水平,提高编码准确率,使 DRG 编码更加合理。

三、小结

本例调整前后 DRG 入组无变化,但原主要诊断存在编码原则性错误,需加以注意。

(赵钦花)

第二节　慢性化脓性中耳炎

一、疾病 DRG 组调整

患者女性,年龄 59 岁,住院 8 天,医嘱离院,住院总费用 11 703.34 元。原主要诊断慢性化脓性中耳炎 H66.301,入 DC19 组(中耳/内耳/侧颅底手术),参考权重 1.16。根据 DRG 分组原则并结合临床实际,对本病例诊断、手术/操作进行调整修正,见表 10-2-1。

表 10-2-1　慢性化脓性中耳炎 DRG 入组错误调整方案

项　　目	原病历 DRG 入组	调整后 DRG 入组
主要诊断与编码	慢性化脓性中耳炎 H66.301	慢性化脓性中耳炎 H66.301
其他诊断与编码		高血压 I10. x00x002

续表

项　目	原病历 DRG 入组	调整后 DRG 入组
手术名称与编码	完壁式乳突改良根治术 20.4900x009	乳突改良根治术 20.4901 鼓室成形术，Ⅰ型 19.4x01
DRG 分组	DC19：中耳/内耳/侧颅底手术	DC19：中耳/内耳/侧颅底手术
参考权重	1.16	1.16

注："参考权重"根据中卫云 DRG 数据会诊云平台的大数据测算，仅供参考。

二、案例解读

（一）了解慢性化脓性中耳炎

急性化脓性中耳炎病程超过 6—8 周时，病变侵及中耳黏膜、骨膜或深达骨质，造成不可逆损伤，常合并存在慢性乳头炎，称为慢性化脓性中耳炎。反复耳流脓、鼓膜穿孔及听力下降为主要临床特点。严重者可引发颅内外并发症。

慢性化脓性中耳炎治疗原则为消除病因，控制感染，清除病灶，通畅引流，尽可能恢复听力。乳突根治术是治疗慢性化脓性中耳炎常见术式。经典的乳突根治术能彻底清除病变，使听力遭到严重损害，故目前仅适用于骨质破坏范围较大的中耳胆脂瘤、合并感音神经性耳聋或某些颅内外并发症者，以及咽鼓管功能无法恢复者。随着耳显微外科技术的发展，在清除病变的同时，围绕如何提高听力术式上有了改进。针对乳突根治术中外耳道后壁的保留与否，出现了"完壁式""完桥式"和改良乳突根治等不同的手术方法。由于病变部位的不确定性和严重程度的差异，故对术式的最后选择应根据病变范围、咽鼓管功能状况、患者年龄等各种因素综合评定。

（二）审核出院诊断与手术/操作是否遗漏

1.遗漏伴随病：通过查阅病历，患者既往史中描述高血压病史 10 年规律服用降压药物，血压控制可。根据《住院病案首页数据填写质量规范（暂行）》（2016 版）针对主要诊断选择的原则中第二十条"下列情况应当写入其他诊断：入院前及住院期间与主要诊断相关的并发症；现病史中涉及的疾病和临床表现；住院期间新发生或新发现的疾病和异常所见；对本次住院诊治及预后有影响的既往疾病"，本例其他诊断应增补高血压 I10.x00x002。

2.遗漏其他手术：阅读术后病程记录，患者于全麻下行左耳乳突改良根治术＋鼓室成型。查 ICD-9-CM-3 见：20.4 乳突切除术下提示另编码：任何皮肤移植术（18.79），鼓室成形术（19.4—19.55）。鉴于术中同时行Ⅰ型鼓室成形术，故其他手术应增补鼓室成形术 19.4x01。

（三）调整主要手术思路

1.医师思路：慢性化脓性中耳炎的治疗原则为消除病因，控制感染，清除病灶，通畅引流，尽可能恢复听力。乳突根治术是治疗慢性化脓性中耳炎常见术式。结合病变范围、咽鼓管功能状况、患者年龄等各种因素综合评定，该患者行乳突改良根治术，手术记录和术后病程记录都明确写出。首页显示的完璧式乳突改良根治术名称，系编码员编码错误后带出的疾病分类名称。

2.编码员思路：乳突改良根治术与"完璧式"乳突改良根治术主要区别在于是否保留外耳道后壁的完整性，改良乳突根治术不保留外耳道后壁的完整性，手术记录一般会记录"磨低外耳道后壁""开放上鼓室外侧骨壁、鼓窦及乳突"等关键词，阅读手术记录发现："筛区进路开放鼓窦及乳突，磨平面神经嵴，鼓窦及乳突可见较多肉芽组织，电钻磨开上鼓室外侧壁……"由此判断该术式属于改良乳突根治术。但编码员进行编码时，虽明确了是否保留外耳道后壁完整性是"完璧式"与改良根治的区别，但由于临床知识不丰富，另外临床医师书写手术记录习惯不同，未从该手术记录中直接找到"外耳道后壁"的描述情况，所以将其误归入"完璧式"。故该病例将原手术编码由完璧式乳突改良根治术20.4900x009 修正为乳突改良根治术20.4901。

（四）DRG 入组分析

本病例主要诊断未修正，增加其他诊断高血压，中耳/内耳/侧颅底手术未根据有无合并症与并发症分组，所以该病例遗漏诊断情况未影响分组；主要手术细目未变，对具体扩展码进行了修正，增加的其他手术Ⅰ型鼓室成形术也属于中耳/内耳/侧颅底手术，故该病例修正诊断和手术并未改变其 DRG 分组。

三、小结

本例入组错误主要是临床医师手术记录书写习惯不同加上编码员临床知识不足造成的。编码员因为临床知识不足，不能直接从手术记录获得术式区别关键词是普遍存在的问题。因此，对于手术操作编码，在强调部位、术式、入路、疾病性质等要素对手术编码影响的同时，可通过专题培训或与医院相关专业人员加强沟通的方式来减少错误，达到逐步提高手术编码准确性的目的。

（赵钦花）

第三节　颌骨角化囊肿

一、疾病 DRG 组调整

患者男性，年龄 57 岁，住院 10 天，医嘱离院，住院总费用 14 642.38 元。原主要诊断下颌骨囊肿 K09.205，入 DG25 组（口腔科中手术，不伴并发症与合并症），参考权重0.94。根据 DRG 分组原则并结合临床实际，对本病例诊断、手术/操作进行调整修正，见表 10－3－1。

表 10 - 3 - 1　颌骨角化囊肿 DRG 入组错误调整方案

项　目	原病历	修正后
主要诊断与编码	下颌骨囊肿 K09.205	颌骨角化囊肿 K09.001
其他诊断与编码		高血压 I10.x00x002
手术名称与编码	颌骨囊肿摘除术 76.2x04	牙源性颌骨病损切除术 24.4x00x002 拔牙术 23.1900x003
DRG 分组	DG25：口腔科中手术，不伴并发症与合并症	DG25：口腔科中手术，不伴并发症与合并症
参考权重	0.94	0.94

注：“参考权重”根据中卫云 DRG 数据会诊云平台的大数据测算，仅供参考。

二、案例解读

（一）了解颌骨囊肿

颌骨囊肿分为牙源性颌骨囊肿（编码归类入 K09.0）和非牙源性颌骨囊肿（编码归类入 K09.1），其中牙源性颌骨囊肿发生于颌骨但与成牙组织或牙有关，根据来源不同，分根尖囊肿、始基囊肿、含牙囊肿、牙源性角化囊肿；非牙源性囊肿是由胚胎发育过程中残留的上皮发展而来，故亦称非牙源性外胚叶上皮囊肿，分球上颌囊肿、鼻腭囊肿、正中囊肿、鼻唇囊肿。颌骨囊肿一旦确诊，应及时进行手术治疗，以免引起邻近牙的继续移位和造成咬合紊乱。

（二）审核出院诊断与手术/操作是否遗漏

根据《住院病案首页数据填写质量规范（暂行）》（2016 版）第二十条其他诊断填写原则“入院前及住院期间与主要诊断相关的并发症；现病史中涉及的疾病和临床表现；住院期间新发生或新发现的疾病和异常所见；对本次住院诊治及预后有影响的既往疾病”，通过查阅病历，患者有既往高血压病史 2 年，病历遗漏该诊断；查看手术记录，医师书写的手术记录名称为左下颌骨肿物摘除术，患者囊肿摘除后，将牙齿 47、48 一并摘除，故认为该病例遗漏手术拔牙术 23.1900x003。

（三）调整主要诊断依据

1. 医师思路：本例属于颌骨囊肿病例，一旦确诊应及时手术治疗，一般从口内进行手术，如伴有感染须先用抗生素或其他抗菌药物控制炎症后再作手术治疗。患者控制炎症后进行了颌骨囊肿摘除术，临床医师书写习惯选择“大帽子”诊断颌骨囊肿。故主要诊断为下颌骨囊肿。

2. 编码员思路：调整主要诊断思路，该患者手术后做了病理检查，根据病理诊断结果，（左下颌骨）纤维性囊壁被覆牙源性上皮伴囊壁慢性炎症，纤维组织增生及角化物生成，结合临床符合牙源性角化囊肿，故将主要诊断编码由下颌骨囊肿 K09.205 调整为颌骨角化囊肿 K09.001。编码过程：

查 ICD-10 第三卷：

囊肿

一颌（骨）（动脉瘤性）（出血性）（创伤性）

一一发育性（牙源性）K09.0

核对第一卷

K09.0 发育性牙源性囊肿包含角化囊肿。

（四）调整主要手术依据

核对手术/操作 ICD-9-CM-3（2011 版），76.2 面骨病损的局部切除术或破坏术，其备注不包括牙源性病损切除术（24.4），故将主要手术编码由颌骨囊肿切除术摘除术 76.2x04 调整为牙源性颌骨病损切除术 24.4x00x002。编码过程：

切除术一病损

一一骨

一一颌骨

一一牙的 24.4

核对 24.4 颌骨上牙病损切除术，与主要诊断吻合。

（五）DRG 入组分析

颌骨囊肿手术归入口腔科手术，分为伴有或不伴有并发症 2 个组。本例主要诊断编码错误，遗漏其他诊断，主要手术/操作编码错误，遗漏其他手术。但该病例修正诊断前后入组并未改变，考虑遗漏的合并症与主要诊断关系不密切，主要诊断的错误主要是没有将其更具体化，手术更改前后均可归入口腔科中手术类别，故其入组没发生变化。

三、小结

临床医师填写出院诊断时，经常没有查看病理结果，修正诊断，当然也有部分原因是患者出院时病理结果尚未出来。因此对于有手术的患者，编码员要注意查看病理结果，分清情况，及时与医师沟通。

（赵钦花）

第四节　声带恶性肿瘤

一、疾病 DRG 组调整

患者男性,年龄 72 岁,住院 7 天,非医嘱离院,住院总费用 15 437.67 元。原主要诊断喉梗阻 J38.601,入 DE19 组(咽、喉、气管手术),参考权重 0.79。根据 DRG 分组原则并结合临床实际,对本病例诊断、手术/操作进行调整修正,见表 10-4-1。

表 10-4-1　声带恶性肿瘤 DRG 入组错误调整方案

项　目	原病历 DRG 入组	调整后 DRG 入组
主要诊断与编码	喉梗阻 J38.601	声带恶性肿瘤 C32.001
其他诊断与编码	喉恶性肿瘤 C32.900 慢性支气管炎 J42.x00 肌无力 G70.902	喉梗阻 J38.601 慢性支气管炎 J42.x00 肌无力 G70.902
手术名称与编码	暂时性气管切开术 31.1x00x005 开放性喉活组织检查术 31.4502	暂时性气管切开术 31.1x00x005 纤维喉镜下喉活检 31.4300x002
DRG 分组	DE19:咽、喉、气管手术	DK19:头颈、耳、鼻、咽、口诊断伴呼吸机支持
调整参考权重	0.79	3.54

注:"参考权重"根据中卫云 DRG 数据会诊云平台的大数据测算,仅供参考。

二、案例解读

(一)了解声带恶性肿瘤

喉癌是耳鼻咽喉科的常见恶性肿瘤,发病率约为全身恶性肿瘤的 1%—5%,居耳鼻咽喉恶性肿瘤的第三位,占 7.9%—35.0% 不等,在我国北方多于南方。喉癌病理类型绝大多数为鳞状细胞癌,其中 90% 的喉癌来源于上皮的癌前病变。喉癌癌前病变包括喉角化病、成人喉乳头状瘤、慢性肥厚性喉炎等。喉癌中以声带癌最多见,约占 60%。其次为声门上癌,约占 30%。声门下癌极少见。

呼吸困难是声带癌的常见症状。声门裂是呼吸道最狭窄的部位,声门癌发展到一定程度则影响声带外展,使声带运动固定,加上肿瘤组织的阻塞而出现喉阻塞症状。当肿瘤逐渐增大,并发生坏死、出血、感染时可导致急性喉梗阻而需紧急处理。

急性喉梗阻系因喉部或邻近组织的病变致喉腔急性变窄或梗阻导致呼吸困难。急性喉梗阻是临床的一种急症,以吸气性呼吸困难为主要表现,可在发病几小时或几分钟内引起窒息而危及生命。当急性喉阻塞患者因严重呼吸困难濒于窒息状态时,应立即快速开放气道,解除呼吸道梗阻。环甲膜切开术是解除呼吸道梗阻、改善通气、抢救患者最简单、最快捷、最有效的方式。

(二)审核出院诊断与手术/操作是否漏填

该患者声嘶半年,发现颈部肿物伴气促两个月入院,入院后行气管切开术,并经支撑喉镜下喉活组织检查,病理诊断为喉鳞状细胞癌。出院诊断按照主要治疗疾病、疾病并发症和合并症书写,无漏填出院诊断。该患者拒绝进一步手术治疗,此次住院仅进行气管切开及喉部活组织检查,无漏填手术操作。

(三)调整主要诊断依据

本例原主要诊断为喉梗阻 J38.601。该患者因喉梗阻入院,经支撑喉镜下喉活组织检查确诊为声带恶性肿瘤,喉梗阻为声带肿瘤引起的并发症。根据《住院病案首页数据填写质量规范(暂行)》(2016 版)主要诊断选择原则"病因诊断能包括疾病的临床表现,则选择病因诊断作为主要诊断"和"本次住院针对肿瘤进行手术治疗或进行确诊的,选择肿瘤为主要诊断"。同时,根据手术记录明确恶性肿瘤部位为声带。因此,本例主要诊断调整为声带恶性肿瘤 C32.001,主要手术/操作调整为纤维喉镜下喉活检 31.4300x002。

(四)修正其他手术/操作

构成手术名称的主要因素是部位+术式+入路+疾病性质,各个组成部分都有可能影响到编码。本例术式是经喉镜,因此开放性喉活组织检查术 31.4502 修正为纤维喉镜下喉活检 31.4300x002。

(五)DRG 入组分析

本例主要诊断选择错误,主要手术/操作术式填写错误,导致错误入组。此案例为高码低编,调整前入 DE19:咽、喉、气管手术组,权重 0.79;调整后入 DK19:头颈、耳、鼻、咽、口诊断伴呼吸机支持组,权重 3.54。

三、小结

本例系声带恶性肿瘤导致急性喉梗阻入院,本次住院针对肿瘤进行确诊,此时并发症不能作为主要诊断,出院诊断仍将入院诊断作为主要诊断,以致入组错误。同时,编码员应根据部位+术式+入路+疾病性质的编码规则,详细阅读手术记录,准确编码。

(姚佳欣　陈丹霞)

第十一章　MDCE：呼吸系统疾病及功能障碍

第一节　结核性胸膜炎

一、疾病 DRG 组调整

患者男性，年龄 74 岁，住院 4 天，医嘱离院，住院总费用 7 846.07 元。原主要诊断肺结核 A16.200x002，入 EC13 组（结核，手术室手术，伴并发症与合并症），参考权重 1.14。根据 DRG 分组原则并结合临床实际，对本病例诊断、手术/操作进行调整修正，见表 11 - 1 - 1。

表 11 - 1 - 1　结核性胸膜炎 DRG 入组错误调整方案

项　　目	原病历 DRG 入组	调整后 DRG 入组
主要诊断与编码	肺结核 A16.200x002	结核性胸膜炎 A16.500x004
其他诊断与编码	结核性胸膜炎 A16.500x004 2 型糖尿病 E11.900 高血压病 3 级（极高危）I10.x00x032 湿疹 L30.902 贫血 D64.900	肺结核 A16.200x002 2 型糖尿病 E11.900 高血压病 3 级（极高危）I10.x00x032 湿疹 L30.902 轻度贫血 D64.901
手术名称与编码		胸腔穿刺抽液术 34.9101
DRG 分组	EC13:结核,手术室手术,伴并发症与合并症	EJ13:呼吸系统其他手术,伴并发症与合并症
参考权重	1.14	2.15

注:"参考权重"根据中卫云 DRG 数据会诊云平台的大数据测算,仅供参考。

二、案例解读

（一）了解肺结核与结核性胸膜炎

结核病是由结核分枝杆菌引起的慢性传染病,可侵及许多脏器,以肺部结核感染最为常见。而结核性胸膜炎是结核杆菌及其自溶产物、代谢产物进入超敏感机体的胸膜腔而引起的胸膜炎症,是肺结核常见的并发症。临床主要表现为中度发热、初起胸痛后减轻、呼吸困难,胸腔积液或者胸膜活检中找到结核杆菌可确诊,支持诊断的依据还包括胸膜找到结核性肉芽肿及胸腔积液中腺苷脱氨酶增高。

（二）审核出院诊断与手术/操作是否漏填

胸腔穿刺术是结核性胸膜炎的必要检查和治疗操作。治疗性操作是临床医师填写病案首页最容易遗漏的。基于临床逻辑思维简单推理如下：患者出院诊断有"肺结核、结核性胸膜炎、2型糖尿病、高血压病3级（极高危）、慢性湿疹、贫血"，而无手术操作，但进一步查看病程记录发现，结核性胸膜炎的确诊是根据胸腔穿刺抽液术胸腔积液检查，所以首页遗漏了胸腔穿刺抽液术34.9101。

（三）调整主要诊断依据

1. 医师思路：结核性胸膜炎是肺结核的常见并发症。肺结核是胸膜炎症的最根本原因，所以出院诊断选择肺结核作为主要诊断。

2. 编码员思路：关于胸膜炎的编码，不同病因胸膜炎编码于不同类目和亚目。单纯的胸膜炎编码于R09.1，结核性胸膜炎编码于A16.5，如果伴有组织学和细菌学的证实则需编码到A15.6；原发性结核性胸膜炎编码于A16.7，如果伴有组织学和细菌学的证实则需编码到A15.7。而创伤性胸膜炎见于S27.6，化脓性胸膜炎见于J86.9。所以，编码员在编码胸膜炎时一定要查阅病历，明确是哪一类胸膜炎，是否经组织病理学和病原学检查证实。

肺结核的诊断方法不同，编码也不同。肺结核，经显微镜下痰检查证实，伴有或不伴有痰培养的都可以归到A15大类。由于检查方法的不同，其亚目和细目是不一样的，但从诊断来看，必须从肺结核的检测方法进行分类。肺结核，经显微镜下痰检查证实，伴有或不伴有痰培养，则分类到A15.0；痰、组织液或灌洗液涂片阳性或基因检测阳性，伴有或者不伴有痰培养或阴性，可扩展到细码。仅经痰、组织液或灌洗液培养阳性，无痰涂片，则分类到A15.1；经组织学所证实，分类到A15.2，经组织病理形态活检证实或经组织抗酸染色证实，可扩展到细码；经未特指的方法所证实，经证实但未特指是细菌学或组织学的方法，分类于A15.3；如果是未特指的呼吸道结核，经细菌学或组织学所证实的，则分类于A15.9；呼吸道结核，未经细菌学或组织学所证实都可以归到A16大类；肺结核，细菌学和组织学检查为阴性，分类于A16.0；肺结核，未做细菌学和组织学检查，分类于A16.1；肺结核，未提及细菌学或组织学的证实，分类于A16.2；未提及的呼吸道结核，未提及细菌学或组织学的证实，分类于A16.9。

在实际的编码工作中，由于医师对编码的不了解，有些阳性的检查结果归类到A16大类，有些无阳性的结果归到A16大类，有些无阳性的结果归到A15大类，有些伴有痰培养或基因检测的均只编码到肺结核类目。刘爱民主编的《病案信息学》针对主要诊断的选择原则规定的第七条，"当两个疾病或一个疾病伴有相关的临床表现有合并编码时，就要选择合并编码作为主要编码，不能将其分开编码"。参照以上原则，本例主要诊断调整为结核性胸膜炎A16.500x004。

（四）修正其他诊断

其他诊断中的贫血D64.900宜修正为轻度贫血D64.901。当男性血红蛋白浓度在90—120 g/L之间时为轻度贫血，血红蛋白浓度为60—90 g/L时为中度贫血，血红蛋白浓度低于 30 g/L 时为重度贫血。根据本例病程记录中记录的血红蛋白为 110 g/L,应诊断为轻度贫血(D64.901)。

(五) DRG 入组分析

肺结核可以入多个 DRG 组,在 MDCE 组中,有两组与结核相关的手术组:"EC13:结核,手术室手术,伴并发症与合并症"和"EC15:结核,手术室手术,不伴并发症与合并症"。本例因主要诊断选择错误、遗漏手术/操作导致入组错误,权重也相应降低。经调整主要诊断、主要手术,进入 EJ13 组更为合理。

三、小结

胸腔穿刺抽液术 34.9101 进入"EJ13:呼吸系统其他手术,伴并发症与合并症",与临床实际情况不合,在《手术操作分类代码国家临床版 2.0》中分类于治疗性操作,不是外科手术,而 DRG 分组则入组外科组。说明 DRG 理论、实践、数据库、权重等本地化过程仍不完善,需要不断完善和调整,医院可以把发现的问题提供给相关部门,助力分组器的本地化进程。

(祝日杰)

第二节　克雷伯杆菌性肺炎

一、疾病 DRG 组调整

患者男性,年龄 68 岁,住院 19 天,医嘱离院,住院总费用 78 983.60 元。原主要诊断肺部感染 J98.414,入 ES11 组(呼吸系统感染/炎症,伴重要并发症与合并症),参考权重 1.76。根据 DRG 分组原则并结合临床实际,对本病例诊断、手术/操作进行调整修正,见表 11-2-1。

表 11-2-1　克雷伯杆菌性肺炎 DRG 入组错误调整方案

项　目	原病历 DRG 入组	调整后 DRG 入组
主要诊断与编码	肺部感染 J98.414	克雷伯杆菌性肺炎 J15.000x002
其他诊断与编码	低血糖症 E16.200x001 低钾血症 E87.600 高血压病 3 级(极高危) I10.x00x032 冠状动脉粥样硬化性心脏病 I25.103 心功能不全 I50.900x002 2 型糖尿病 E11.900 陈旧性肺结核 B90.902 胸腔积液 J94.804 陈旧性肋骨骨折 T91.201 腔隙性脑梗死 I63.801	Ⅰ型呼吸衰竭 J96.900x002 低血糖症 E16.200x001 低钾血症 E87.600 高血压病 3 级(极高危) I10.x00x032 冠状动脉粥样硬化性心脏病 I25.103 心功能不全 I50.900x002 2 型糖尿病 E11.900 陈旧性肺结核 B90.902 胸腔积液 J94.804 陈旧性肋骨骨折 T91.201

续表

项　目	原病历 DRG 入组	调整后 DRG 入组
	脑萎缩 G31.902 轻度贫血 D64.901 低蛋白血症 E77.801 大疱性类天疱疮 L12.000 肝损害 K76.900x002 单纯性肾囊肿 N28.101 胆囊结石 K80.200x003	腔隙性脑梗死 I63.801 脑萎缩 G31.902 轻度贫血 D64.901 低蛋白血症 E77.801 大疱性类天疱疮 L12.000 肝损害 K76.900x002 单纯性肾囊肿 N28.101 胆囊结石 K80.200x003
手术名称与编码		气管内插管 96.0400 呼吸机治疗［≥96 小时］96.7201
DRG 分组	ES11：呼吸系统感染/炎症，伴重要并发症与合并症	EK11：呼吸系统诊断伴呼吸机支持，伴重要并发症与合并症
参考权重	1.76	7.83

注："参考权重"根据中卫云 DRG 数据会诊云平台的大数据测算，仅供参考。

二、案例解读

（一）了解肺炎

肺炎指终末气道、肺泡和肺间质的炎症，可由病原微生物、理化因素、免疫损伤、过敏及药物所致。细菌性肺炎是最常见的肺炎，如肺炎链球菌肺炎、肺炎克雷伯杆菌肺炎、流感嗜血杆菌肺炎等。对于多种基础疾病的老年肺炎患者，多伴随低氧血症甚至呼吸衰竭等，故呼吸支持治疗是此类患者抗感染治疗同时的重要治疗措施之一。

（二）审核出院诊断与手术/操作是否遗漏

1. 遗漏Ⅰ型呼吸衰竭诊断：对于伴多种基础疾病的老年肺炎患者，多伴低氧血症/呼吸衰竭，查阅血气分析结果显示动脉血氧分压＜60 mmHg，故判断遗漏Ⅰ型呼吸衰竭诊断。

2. 遗漏气管内插管及呼吸机治疗：本例进食后出现呛咳、呼吸困难，进而意识不清，急诊给予气管插管及呼吸机辅助呼吸。临床医师认为气管插管为急诊操作，不属于住院期间进行的操作，故首页手术/操作漏填气管内插管。另外，临床医师通常认为呼吸机治疗属于治疗，不属于手术/操作，缺乏对手术/操作定义的正确认识，导致遗漏呼吸机治疗操作。

（三）调整主要诊断依据

1. 医师思路：患者因出现意识障碍、高热 1 天于急诊就诊，胸部 CT 示肺部炎症，给予抗感染治疗，经治疗意识有所好转。但进食后出现呛咳，呼吸困难，并再次出现意识不清，急诊给予气管内插管及呼吸机辅助呼吸，以"肺部感染"收入院。患者昏迷，间断发热，痰多，肺部感染严重，氧合差，继续给予呼吸机辅助呼吸、抗感染、化痰、平喘、降糖等治疗后好转出院。临床医师认为本次住院主要治疗的疾病为肺部感染，故主要诊断选择肺部感染 J98.414。

2. 编码员思路:《住院病案首页数据填写质量规范(暂行)》(2016 版)主要诊断选择原则第十条指出,"主要诊断一般是患者住院的理由,原则上应选择本次住院对患者健康危害最大、消耗医疗资源最多、住院时间最长的疾病诊断"。肺部感染符合"三最"原则,但不能直接以肺部感染作为主要诊断。临床医师通常将肺部感染与肺炎混为一谈,不了解二者在疾病分类中的区别。在 ICD-10 中,肺部感染 J98.414 归于其他呼吸疾患,应调整为更特异的肺部疾患肺炎。临床上,肺炎的诊断程序一般有 3 步:第一步确定肺炎诊断;第二步评估严重程度;第三步确定病原体。在 ICD-10 中,肺炎的分类轴心为病原体,这与临床诊断要求一致。本例痰培养结果显示克雷伯杆菌生长,故主要诊断应调整为克雷伯杆菌性肺炎 J15.000x002。

(四) DRG 入组分析

本案例为肺部感染,原病案进入 ES11 组(呼吸系统感染/炎症,伴重要并发症与合并症),参考权重为 1.76。根据约定俗成和专家共识,DRG 组权重<2 的为常见病、普通疾病,而本例为克雷伯杆菌肺炎且有多种伴随疾病的老年患者,属于疑难重症患者,住院费用近 8 万元,考虑存在入组错误可能。经查阅病历,发现病案首页遗漏气管内插管、呼吸机治疗操作,增补手术操作后进入 EK11 组(呼吸系统诊断伴呼吸机支持,伴重要并发症与合并症),权重亦增加到 7.83。DRG 组由内科组变更为操作组,更符合患者住院期间实际诊疗情况。

三、 小结

老年肺炎或重症肺炎患者容易发生低氧血症、呼吸衰竭,多需行呼吸支持治疗。本案例中临床医师因未关注患者检验结果,漏诊Ⅰ型呼吸衰竭;因不了解手术操作的概念及首页填写要求,漏填气管内插管、呼吸机治疗操作。因此,临床医师应培养严谨的临床诊疗思维,全面掌握患者病情,不漏诊,并在首页填写相应的呼吸支持治疗。不同治疗方式,DRG 入组和权重不同,应注意准确填写,以避免 DRG 入组错误所致高倍率病案假象,使医院经济受损。

(王卫卫　赵慧智)

第三节　甲型 H1N1 流行性感冒性肺炎

一、 疾病 DRG 组调整

患者女性,年龄 73 岁,住院 11 天,医嘱离院,住院总费用 9 186.49 元。原主要诊断慢性阻塞性肺疾病伴急性下呼吸道感染 J44.000,入 EK23 组(呼吸系统诊断伴非侵入性呼吸支持,伴并发症与合并症),参考权重 1.90。根据 DRG 分组原则并结合临床实际,对本病例诊断、手术/操作进行调整修正,见表 11 - 3 - 1。

表 11-3-1　甲型 H1N1 流行性感冒性肺炎 DRG 入组错误调整方案

项　目	原病历 DRG 入组	调整后 DRG 入组
主要诊断与编码	慢性阻塞性肺疾病伴有急性下呼吸道感染 J44.000	甲型 H1N1 流行性感冒性肺炎 J10.001
其他诊断与编码	Ⅰ型呼吸衰竭 J96.900x002 甲型 H1N1 流行性感冒 J10.101 高血压病 3 级（高危）I10.x00x031 窦性心动过速 R00.001	Ⅰ型呼吸衰竭 J96.900x002 慢性阻塞性肺病 J44.900 高血压病 3 级（高危）I10.x00x031 窦性心动过速 R00.001
手术名称与编码	无创呼吸机辅助通气（双水平气道正压［BiPAP］）93.9000x002	无创呼吸机辅助通气（双水平气道正压［BiPAP］）93.9000x002
DRG 分组	EK23:呼吸系统诊断伴非侵入性呼吸支持,伴并发症与合并症	EK23:呼吸系统诊断伴非侵入性呼吸支持,伴并发症与合并症
参考权重	1.90	1.90

注:"参考权重"根据中卫云 DRG 数据会诊云平台的大数据测算,仅供参考。

二、案例解读

（一）了解甲型 H1N1 流感肺炎

甲型 H1N1 流感是感染甲型 H1N1 流感病毒引起的急性呼吸道疾病。人类感染的甲型流感病毒有三型,甲型 H1N1 是其中之一。2009 年墨西哥爆发了含有猪流感病毒基因的甲型 H1N1 流感病毒感染,并造成全球大流行,后称为新型甲型 H1N1 流感。人群对新型甲型 H1N1 流感病毒普遍易感,一般表现为流感样症状,表现为鼻塞、流涕、咽痛,大多感染者以发热首发表现,起病急,同时伴有咽痛、流涕、咳嗽、头痛、乏力等。诊断主要结合流行病学史、临床表现和病原学检查。当出现流感样临床表现,同时有以下一种或几种实验室检测结果时,即为确诊病例:甲型 H1N1 流感病毒核酸检测阳性;分离到甲型 H1N1 流感病毒;双份血清甲型 H1N1 流感病毒的特异性抗体水平呈 4 倍或 4 倍以上升高。少数病例病情严重,尤其有多种基础疾病的老年患者,病情进展迅速而引起病毒性肺炎,进一步并发呼吸衰竭、脓毒症休克、多脏器功能衰竭,严重者导致死亡。呼吸支持治疗成为合并病毒性肺炎、呼吸衰竭患者的常规治疗手段。

（二）调整主要诊断依据

1. 医师思路:本例中,临床医师按照临床诊断思维习惯,在病程记录中,将基础疾病、病因诊断作为首个诊断,病案首页也将甲型 H1N1 流感病毒所引起并加重的慢性阻塞性肺疾病伴急性下呼吸道感染作为主要诊断。

2. 编码员思路:尽管患者本次入院有慢性阻塞性肺疾病伴急性下呼吸道感染,但检查结果已证实甲型 H1N1 流感病毒核酸检测阳性。根据编码规则,已标明流感病毒(除外禽流感病毒)引起的流感应分类至 J10 类目。病毒、细菌等病原体已标明的流感样疾病(Influenza Like Illness,ILI)在 ICD-10 中也分类于 J10。流感是一个优先编码的疾病,也就是要以流感编码为主。ICD-10 第一卷也注释了 J44.0 慢性阻塞性肺病伴有急性下呼吸道感染,不包括伴有流感(J09—J11)。根据《住院病案首页数据填写质量规范(暂行)》(2016 版)中主要诊断选择原则中第十一条指出的"病因诊断能包括疾病的临床表现,则选择病因诊断作为主要诊断",本例已证实本次感染病原体为甲型 H1N1 流感,故应以此为主要诊断。原编码甲型 H1N1 流行性感冒 J10.101,查 ICD-10 第一卷:

流行性感冒

—伴有

—肺炎

—其他流感病毒已证实 J10.0

甲型 H1N1 流行性感冒性肺炎 J10.001。

根据上述原则,本例主要诊断应调整为甲型 H1N1 流行性感冒性肺炎 J10.001。

(三) DRG 入组分析

慢性阻塞性肺疾病可以入多个 DRG 组,如未行呼吸机支持治疗则进入 3 组 DRG,分别为:ET11 慢性气道阻塞病,伴重要并发症与合并症;ET13 慢性气道阻塞病,伴并发症与合并症;ET15 慢性气道阻塞病,不伴并发症与合并症。如伴随呼吸衰竭行呼吸机支持治疗,则进入相应的操作组,共 8 个 DRG 组。又根据是有创呼吸还是无创呼吸,分为呼吸系统诊断伴呼吸机支持 4 组、呼吸系统诊断伴非侵入性呼吸支持 4 组。本例因合并呼吸衰竭进行无创呼吸支持治疗,故尽管主要诊断选择错误,最后还是进入相同的 DRG 组:EK23(呼吸系统诊断伴非侵入性呼吸支持,伴并发症与合并症)。本例虽然未影响入组和权重,但主要诊断选择以及编码错误,仍然需要引起临床医师和编码人员的重视,应注意避免此类错误。

三、 小结

主要诊断和其他诊断选择错误,导致入组存在隐性的风险,这是医保付费评价一所医院病案首页信息可信度的重点检查内容,即使最终的 DRG 分组相同,仍然需要引起重视。本例虽然未影响入组和权重,但主要诊断选择以及编码错误,临床医师和编码人员应注意避免此类错误。

(祝日杰)

第四节　慢性阻塞性肺病伴有急性下呼吸道感染

一、 疾病 DRG 组调整

患者男性,年龄 78 岁,住院 16 天,医嘱离院,住院总费用 21 451.57 元。原主要诊断肺上叶恶性肿瘤 C34.101,入 ER13 组(呼吸系统肿瘤,伴并发症与合并症),参考权重 1.35。根据 DRG 分组原则并结合临床实际,对本病例诊断、手术/操作进行调整修正,见表 11-4-1。

表 11-4-1　慢性阻塞性肺病伴有急性下呼吸道感染 DRG 入组错误调整方案

项　目	原病历 DRG 入组	调整后 DRG 入组
主要诊断与编码	肺上叶恶性肿瘤 C34.101	慢性阻塞性肺病伴有急性下呼吸道感染 J44.000
其他诊断与编码	慢性阻塞性肺病伴有急性下呼吸道感染 J44.000 间质性肺炎 J84.900x002 Ⅰ型呼吸衰竭 J96.900x002 呼吸性碱中毒 E87.303 代谢性酸中毒 E87.201 矽肺[硅肺]贰期 J62.800x004 肺大疱 J43.901 陈旧性心肌梗死 I25.200 冠状动脉粥样硬化性心脏病 I25.103 慢性胃炎 K29.500 低蛋白血症 E77.801 冠状动脉支架植入后状态 Z95.501	左肺上叶恶性肿瘤 C34.100x003 间质性肺炎 J84.900x002 Ⅰ型呼吸衰竭 J96.900x002 矽肺[硅肺]贰期 J62.800x004 呼吸性碱中毒 E87.303 代谢性酸中毒 E87.201 肺大疱 J43.901 陈旧性心肌梗死 I25.200 冠状动脉粥样硬化性心脏病 I25.103 冠状动脉支架植入后状态 Z95.501 慢性胃炎 K29.500 凝血功能异常 D68.900x003 D-二聚体升高 R77.801 低蛋白血症 E77.801 肝衰竭 K72.900 心肌酶谱异常 R74.803 低钾血症 E87.600 低钠血症 E87.102 低钙血症 E83.503 低镁血症 E83.401 高同型半胱氨酸血症 E72.101 头部损伤后遗症 T90.900x001
手术名称与编码		
DRG 分组	ER13:呼吸系统肿瘤,伴并发症与合并症	ET13:慢性气道阻塞病,伴并发症与合并症
参考权重	1.35	0.89

注:"参考权重"根据中卫云 DRG 数据会诊云平台的大数据测算,仅供参考。

二、案例解读

(一)审核出院诊断与手术/操作是否遗漏

本例漏填多项出院诊断。周柳英等曾报道,某院呼吸内科的诊断漏填率高达 19%,漏填的诊断中 82.08% 来源于医技检查结果异常所见。在书写诊断时,临床医师往往只注意主要诊断的填写和本次着重治疗的个别疾病,而忽视了患者的其他有意义的异常情况的填写。查阅本例病程记录记录的既往史、本次住院期间的检查结果,按照《住院病案首页数据填写质量规范(暂行)》(2016 版)对于其他诊断的填写要求,本例遗漏的诊断有:K72.900 肝衰竭;E87.600 低钾血症;E87.102 低钠血症;E83.503 低钙血症;E83.401 低镁血症;D68.900x003 凝血功能异常;R77.801 D-二聚体升高;J92.901 胸膜肥厚;R74.803 心肌酶谱异常;E72.101 高同型半胱氨酸血症;T90.900x001 头部损伤后遗症。

（二）调整主要诊断依据

1. 医师思路：根据《住院病案首页数据填写质量规范（暂行）》（2016 版）第十条中"主要诊断原则上应选择本次住院对患者健康危害最大的疾病诊断"的原则，选择了肺上叶恶性肿瘤作为主要诊断。

2. 编码员思路：根据《住院病案首页数据填写质量规范（暂行）》（2016 版）第十三条规定，"肿瘤类疾病按以下原则选择主要诊断：（一）本次住院针对肿瘤进行手术治疗或进行确诊的，选择肿瘤为主要诊断。（二）本次住院针对继发肿瘤进行手术治疗或进行确诊的，即使原发肿瘤依然存在，选择继发肿瘤为主要诊断。（三）本次住院仅对恶性肿瘤进行放疗或化疗时，选择恶性肿瘤放疗或化疗为主要诊断。（四）本次住院针对肿瘤并发症或肿瘤以外的疾病进行治疗的，选择并发症或该疾病为主要诊断"。本例的肺癌非本次确诊，本次住院治疗亦非恶性肿瘤化放疗、并发症等，而治疗方案以抗感染、平喘等为主。故参照以上原则，本例主要诊断应调整为慢性阻塞性肺病伴有急性下呼吸道感染 J44.000。

（三）DRG 入组分析

肺癌根据确诊方式、治疗手段的不同，可入多个 DRG 组，如行手术治疗的肺恶性肿瘤可进入 EB11（胸部大手术伴重要并发症与合并症）、EB15（胸部大手术不伴并发症与合并症）两组。未行手术和操作的进入 3 组 DRG，分别为 ER11（呼吸系统肿瘤，伴重要并发症与合并症）、ER13（呼吸系统肿瘤，伴并发症与合并症）、ER15（呼吸系统肿瘤，不伴并发症与合并症）。如因恶性肿瘤行化疗、放疗、介入治疗、内镜下治疗等，可能进入若干 MDCR 的若干 DRG 组。

慢性阻塞性肺疾病亦可以入多个 DRG 组，如未行呼吸机支持治疗则进入 ET1 慢性气道阻塞病的 3 组 DRG（此为 CN-DRG 分组结果，在 CHS-DRG 的 ADRG 中，慢性气道阻塞病归入 ET2）。如伴随呼吸衰竭行呼吸机支持治疗，则进入相应的操作组，共 8 个 DRG 组。又根据是有创还是无创呼吸，分为呼吸系统诊断伴呼吸机支持 4 组、呼吸系统诊断伴非侵入性呼吸支持 4 组。

本例若干诊断中，虽然肺癌是最重要的疾病，但本次入院系慢性阻塞性肺疾病并急性下呼吸道感染，故主要诊断选择错误，误入呼吸道肿瘤组。其他诊断遗漏多条，伴重要并发症与合并症误入一般并发症与合并症组。本例主要诊断和其他诊断后，虽然权重略降低，但更符合 DRG 分组逻辑原则。

三、小结

对老年患者有多种疾病时，应根据《住院病案首页数据填写质量规范（暂行）》（2016 版），详细查阅病案，了解把握本次住院治疗的主要疾病，正确选择主要诊断，同时避免遗漏其他诊断。主要诊断选择错误，导致入组错误造成低码高编，这是医保付费重点检查内容，查出低码高编病历，一般会给予医院 3—5 倍的经济处罚，应注意避免。

（祝日杰）

第五节 胸骨骨折

一、疾病 DRG 组调整

患者男性，年龄 47 岁，住院 13 天，医嘱离院，住院总费用 61 226 元。原主要诊断胸椎骨折 S22.000，入 IQY 组。根据 DRG 分组原则并结合临床实际，对本病例诊断、手术/操作进行调整修正，见表 11-5-1。

表 11-5-1 胸椎骨折 DRG 入组错误调整方案

项　　目	原病历 DRG 入组	调整后 DRG 入组
主要诊断与编码	胸椎骨折 S22.000	胸骨骨折 S22.200
其他诊断与编码	腰椎间盘变性 M51.303	腰椎间盘变性 M51.303
手术名称与编码	胸骨内固定术 78.5103	胸骨骨折切开复位内固定术 79.3905
DRG 分组	IQY：肌肉、骨骼疾病歧义组	EC25：胸部的中等手术，不伴重要并发症与合并症
参考权重	0	2.57

注："参考权重"根据中卫云 DRG 数据会诊云平台的大数据测算，仅供参考。

二、案例解读

（一）了解胸骨骨折

胸骨骨折非常罕见，常因暴力直接作用于胸骨区或挤压所致。骨折常发生在靠近胸骨体与胸骨柄连接的胸骨体部，骨折线多为横形，如有移位，下折片向前方移位，其上端重叠在上胸骨片下端，胸骨后的骨膜常保持完整。临床表现为胸骨肿胀、疼痛，可伴有呼吸、循环功能障碍。单纯无移位者以卧床休息、止痛为主。若胸骨骨折移位较明显，进行闭合复位存在较大难度时，应采取手术复位内固定方法对胸骨进行固定。

（二）调整主要诊断依据

1. 医师思路：患者胸骨骨折出现明显移位，极易导致患者骨性胸廓的不稳定，若此时仍行保守治疗很容易导致患者的骨折不能及时愈合，从而导致患者出现胸痛，且胸痛不易缓解，影响患者的呼吸。行胸骨固定术治疗能有效稳定患者的骨性胸廓，并有效降低呼吸道并发症发生率。本例原主要诊断为胸椎骨折，查阅病历实为胸骨骨折的笔误。

2. 编码员思路：患者因胸部撞击伤入院，经影像学检查诊断胸骨骨折，行胸骨固定术，主要诊断却为胸椎骨折，逻辑明显错误。经核实系临床医师笔误，编码员核对不细致，双方工作粗心导致的错误。故主要诊断应修改为胸骨骨折 S22.200。

（三）调整主要手术依据

患者因胸骨骨折入院，行"胸骨固定术"。从首页费用分类上看，手术费用占住院总费用 68.9%，初步判断为胸骨固定术中可能采用高值耗材，核查手术记录，患者行"胸骨骨折切开复位内固定术"，因此主要手术/操作调整为胸骨骨折切开复位内固定术79.3905。查 ICD-9-CM-3(2011 版)，78.5 为骨内固定不伴骨折复位术，包括骨内固定、内固定装置再置入、固定装置移位或折断的修复术，79.3 为骨折开放性复位术伴内固定。可见，78.5 不适用于骨折切开复位内固定术。

（四）DRG 入组分析

本例是歧义病案，存在主要诊断与手术/操作不匹配的问题。主要原因是医师和编码员粗心、责任心不强导致的歧义病案。同时，手术编码错误，也应予以修正。

三、小结

编码员一定要仔细核查病历首页的出院诊断和手术操作，认真思考，不能医生写什么诊断就编什么码。本例的错误看似"低级"，但在医院发生概率大。选择本例的目的在于提示：无论医师还是编码员，病案首页填写都马虎不得，失之毫厘，谬以千里。

（陈格斯）

第十二章　MDCF:循环系统疾病及功能障碍

第一节　降主动脉夹层

一、疾病 DRG 组调整

患者女性,52 岁,住院 16 天,医嘱离院,住院总费用 153 514.33 元。原主要诊断脑梗死 I63.900,入 BM19 组(脑血管介入检查术),参考权重 2.07。根据 DRG 分组原则并结合临床实际,对本病例诊断、手术/操作进行调整修正,见表 12-1-1。

表 12-1-1　降主动脉夹层 DRG 入组错误调整方案

项　目	原病历 DRG 入组	调整后 DRG 入组
主要诊断与编码	脑梗死 I63.900	降主动脉夹层 I71.002
其他诊断与编码	降主动脉夹层 I71.002 高血压 3 级 I10.x05 肺气肿 J43.900 高同型半胱氨酸血症 E72.101	基底动脉狭窄脑梗死 I63.206 高血压 3 级 I10.x05 全叶肺气肿 J43.100 高同型半胱氨酸血症 E72.101
手术名称与编码	脑血管造影 88.4101 胸主动脉覆膜支架腔内隔绝术 39.7303 主动脉分支的血管内植入或开窗式移植物 39.7800	胸主动脉覆膜支架腔内隔绝术 39.7303 主动脉分支的血管内植入或开窗式移植物 39.7800 脑血管造影 88.4101
DRG 分组	BM19:脑血管介入检查术	FE13:复杂主动脉介入术,伴并发症与合并症
参考权重	2.07	9.19

注:"参考权重"根据中卫云 DRG 数据会诊云平台的大数据测算,仅供参考。

二、案例解读

(一)病情概况

主动脉夹层起病急骤,为临床常见的急危重症。近年来,随着覆膜支架置入术在临床上的应用,病死率明显降低。患者因突发胸背部撕裂样疼痛 5 小时入院。入院后查 CTA 示降主动脉夹层(DeBakeyⅢ型),即行胸主动脉夹层腔内隔绝术+烟囱支架植入+胸主动脉造影+冠状动脉造影术。患者在心血管科住院治疗 10 天后出现肢体乏力,行头颅 MRA 示基底节区急性期脑梗死,经神经内科医师会诊后建议转神经内科治疗。患者转入神经内科后拟行动脉血栓去除术,术中脑血管造影后未见颅内大血管闭塞,各干均可显影,前向血流好,遂终止取栓,结束手术。术后给予营养脑血管治疗,病情恢复出院。

(二)调整主要诊断依据

1. 医师思路:主动脉夹层起病急骤,为临床常见的急危重症,覆膜支架置入术是目前主要的腔内治疗技术。因术中需要控制性低血压以及导丝、导管下主动脉腔内操作可能导致斑块脱落形成栓子,术后可能并发脑梗死。该患者因降主动脉夹层行胸主动脉夹层腔内治疗术后并发脑梗死,转入神经内科进一步治疗后出院,故临床医师选择了神经内科疾病作为出院主要诊断。

2. 编码员思路:虽然患者从神经内科出院,但本次住院主要目的是降主动脉夹层并手术治疗。根据《住院病案首页数据填写质量规范(暂行)》(2016 版)主要诊断选择原则"主要诊断一般是患者住院的理由,原则上应选择本次住院对患者健康危害最大、花费医疗资源最多、住院时间最长的疾病诊断""以手术治疗为住院目的的,则选择与手术治疗相一致的疾病作为主要诊断",本例主要诊断调整为降主动脉夹层 I71.002,主要手术调整为胸主动脉覆膜支架腔内隔绝术 39.7303。

(三)修正其他诊断

1. 修正脑梗死 I63.900:临床医师在主要诊断仅填写"脑梗死",编码员没有查看病程记录及手术记录、检查报告的描述,误编码为 I63.900。在病程记录中,医师明确描述了脑梗死的责任血管为基底动脉重度狭窄,脑血管造影记录描述为基底动脉重度狭窄;头颅 MRI 示基底核区急性期脑梗死。所以应该修正为基底动脉狭窄脑梗死 I63.206。

查 ICD-10 第三卷:

梗死,梗塞

—大脑 I63.9

——由于

———狭窄

————入脑前动脉 I63.2

核对 ICD-10 第一卷,编码于 I63.2 正确。

2. 修正肺气肿 J43.900:临床医师在其他诊断仅填写"肺气肿",编码员没有查看病程记录及检查报告的描述,误编码为 J43.900。经查阅病程记录和胸部 CT 检查,均明确描述双肺弥漫性肺气肿,所以应该修正为全叶肺气肿 J43.100。

查 ICD-10 第三卷:

气肿 J43.9

—全叶性 J43.1

核对 ICD-10 第一卷,编码于 J43.1 正确。

（四）DRG 入组分析

DRG 的分组思路首先以病案首页的主要诊断为依据将病例分为主要诊断大类 MDC，其次再根据治疗方式将病例分为"手术""非手术"和"操作"三类，并在各类下将主要诊断和/或主要手术（操作）相同的病例合并成核心疾病诊断相关组（ADRG）。即主要诊断定"基调"，决定了该病例具体入到哪个 MDC 组中。该病例原主要诊断为脑梗死（I63.900），归类到"MDCB 神经系统疾病及功能障碍"；再根据其对应的主要操作脑血管造影（88.4101），入组"BM19 脑血管介入检查术"，手术组病例误入操作组，权重仅 2.07。调整主要诊断为降主动脉夹层（I71.002）后，MDC 大类归入"MDCF 循环系统疾病及功能障碍"，再根据其主要手术胸主动脉覆膜支架腔内隔绝术 39.7303，进入 ADRG 组为"FE1 主动脉手术"；进一步结合其他诊断的患者个体特征，进入"FE13 复杂主动脉介入术，伴并发症与合并症"组，参考权重 9.19，这与患者 15 万元左右的实际住院费用更为接近。

三、小结

由于病案首页的填写由最后出院的科室完成，临床医师往往会选择本科室治疗的疾病和手术（操作）作为主要诊断和主要手术，而忽略了主要诊断选择的"三最"原则，导致转科病人的主要诊断及主要手术（操作）选择容易出现错误。因此，编码员应加强与临床的沟通，指导临床正确选择主要诊断和主要手术（操作），避免高码低编给医院造成损失。

（王小乐）

第二节　心房颤动

一、疾病 DRG 组调整

患者男性，年龄 71 岁，住院 7 天，医嘱离院，住院总费用 91 047.65 元。原主要诊断冠状动脉粥样硬化性心脏病 I25.103，入 FS23（冠状动脉粥样硬化，伴并发症与合并症），参考权重 0.81。根据 DRG 分组原则并结合临床实际，对本病例诊断手术/操作进行调整修正，见表 12-2-1。

表 12-2-1　心房颤动 DRG 入组错误调整方案

项　目	原病历 DRG 入组	调整后 DRG 入组
主要诊断与编码	冠状动脉粥样硬化性心脏病 I25.103	心房颤动 I48.x00x022
其他诊断与编码	心房颤动 I48.x00x022 冠状动脉支架植入后状态 Z95.501 心功能 II 级 I50.903 胆囊结石伴慢性胆囊炎 K80.101	冠状动脉粥样硬化性心脏病 I25.103 冠状动脉支架植入后状态 Z95.501 心功能 II 级 I50.903 胆囊结石伴慢性胆囊炎 K80.101

续表

项　目	原病历 DRG 入组	调整后 DRG 入组
手术名称与编码	心电生理检查 89.5901	经导管心脏射频消融术 37.3401 心电生理检查 89.5901
DRG 分组	FS23:冠状动脉粥样硬化,伴并发症与合并症	FL19:经皮心脏消融术,伴房颤和/或房扑
参考权重	0.81	6.14

注:"参考权重"根据中卫云 DRG 数据会诊云平台的大数据测算,仅供参考。

二、 案例解读

(一) 了解心房颤动

心房颤动(AF)是最常见的心律失常之一,是心房呈无序激动和无效收缩的房性节律,是由心房-主导折返环引起许多小折返环导致的房律紊乱,在老年人中十分常见。可见于所有的器质性心脏病患者,非器质性心脏病患者也可发生房颤,发病率高,持续时间长,还可引起严重的并发症,如心力衰竭和动脉栓塞,导致残疾或病死率增加。

(二) 审核出院诊断与手术/操作是否遗漏

患者出院诊断有"冠状动脉粥样硬化性心脏病、心房颤动",手术操作栏目未填写对于冠心病的任何外科操作,仅仅填写了一个针对心房颤动的心电生理检查。"心电生理检查"是针对心律失常患者的一种评价心脏电功能的精确有创方法,它可以记录心内电活动,分析其表现和特征加以推理做出综合判断。主要目的是对心律失常进行诊断,或在此基础上对心律失常进行射频治疗。那么此患者在进行了心电生理检查后是否有后续的治疗操作呢?查看手术记录发现,患者后续有行"经导管心脏射频消融术",所以判断首页漏填写手术,故增补手术操作经导管心脏射频消融术。编码过程:

查 ICD 第三卷:破坏

　一病损(局部的)

　——心脏

　———经导管消融,切除 37.34

核对第一卷 37.34 心脏其他病损或组织的切除术或破坏术,血管内入路

不包括:心脏病损或组织的消融、切除术或破坏术:

　　　开放性入路(37.33)

　　　胸腔镜入路(37.37)

　　基于上述原则,编码于 37.3401 经导管心脏射频消融术正确。

(三) 调整主要诊断依据

1. 医师思路:本例患者既往因冠心病住院治疗,行冠状动脉支架植入术及对症支持治疗后症状好转,出院规律用药,一周前患者自觉出现心悸不适,不伴胸闷、胸痛,无头

晕、黑蒙，遂至门诊检查，结果考虑冠心病引发的心房纤颤，入院后主要针对心房颤动行心脏病损腔内射频消融术及对症治疗。冠心病是引起心房颤动的病因，故尽管心房颤动是患者本次住院的主要原因，但基于临床诊疗思维，仍选择主要诊断为冠状动脉粥样硬化性心脏病 I25.103。

2. 编码员思路：《住院病案首页数据填写质量规范（暂行）》（2016 版）针对主要诊断选择的原则中，第十条规定："主要诊断一般是患者住院的理由，原则上应选择本次住院对患者健康危害最大、消耗医疗资源最多、住院时间最长的疾病诊断。"第十一条规定："以手术治疗为住院目的的，则选择与手术治疗相一致的疾病作为主要诊断。"参照以上原则，本例主要诊断调整为心房颤动 I48.x00x022；主要手术/操作为经导管心脏射频消融术 37.3401。

（四）DRG 入组分析

DRG 在分组时根据是否有手术和非手术室操作，可将 ADRG（核心疾病诊断相关组）分为内科 ADRG、外科 ADRG、非手术室操作 ADRG 三类。该案例调整前仅有操作"心电生理检查 89.5901"，调整后操作变为"经导管心脏射频消融术 37.3401"和"心电生理检查 89.5901"，均被分组器定义为"非手术室操作"。分组器根据患者进行的不同操作，再结合患者的疾病类型进行 DRG 的分组，调整前病例的 DRG 组为 FS23（冠状动脉粥样硬化，伴并发症与合并症），调整后病例的 DRG 组为 FL19 经皮心脏消融术伴房颤和/或房扑。从这两个 DRG 分组名称中我们可以推测 DRG 的分类规则：CN-DRG 是一个优先分类手术和操作的分类系统，"FS23（冠状动脉粥样硬化，伴并发症与合并症）"和"FL19 经皮心脏消融术，伴房颤和/或房扑"这两个分类均采用的是非手术室操作组中的"操作规则＋诊断规则"，即优先考虑操作（治疗性操作优先于诊断性操作），再结合患者的疾病类型进行分类。

三、小结

该例首页漏填操作"经导管心脏射频消融术 37.3401"，调整前仅有诊断性操作"心电生理检查 89.5901"，导致未能按治疗性操作"经导管心脏射频消融术 37.3401"入组。在实际工作中，病案首页手术（操作）名称漏填的情况常常发生，这就要求编码员在编码过程中需要通读病历，尤其注意核对手术记录和病案首页的手术名称，发现有不符或漏填的情况及时与临床沟通。因此，编码人员需要加强临床知识的学习，了解各类疾病的治疗手段，确保手术（操作）编码的准确性。

（王小乐）

第三节 阵发性心房颤动

一、疾病 DRG 组调整

患者女性,年龄 52 岁,住院 8 天,医嘱离院,住院总费用 79 424.80 元。原主要诊断心律失常 I49.900,入 FL29 组(经皮心脏消融术除房扑、房颤外其他心律失常),参考权重 3.19。根据 DRG 分组原则并结合临床实际,对本病例诊断、手术/操作进行调整修正,见表 12-3-1。

表 12-3-1 阵发性心房颤动 DRG 入组错误调整方案

项 目	原病历 DRG 入组	调整后 DRG 入组
主要诊断与编码	心律失常 I49.900	阵发性心房颤动 I48.x00x021
其他诊断与编码	阵发性心房颤动 I48.x00x021 冠状动脉粥样硬化性心脏病 I25.103 不稳定型心绞痛 I20.000 高血压病 3 级(极高危) I10.x00x032 2 型糖尿病 E11.900 颈动脉硬化 I70.806	冠状动脉粥样硬化性心脏病 I25.103 不稳定型心绞痛 I20.000 高血压病 3 级(极高危) I10.x00x032 2 型糖尿病 E11.900 颈动脉硬化 I70.806
手术名称与编码	经导管心脏射频消融术 37.3401 术中心脏电生理检查 37.2600x001	经导管心脏射频消融术 37.3401 术中心脏电生理检查 37.2600x001
DRG 组	FL29:经皮心脏消融术除房扑、房颤外其他心律失常	FL19:经皮心脏消融术,伴房颤和/或房扑
调整参考权重	3.19	6.14

注:"参考权重"根据中卫云 DRG 数据会诊云平台的大数据测算,仅供参考。

二、案例解读

(一) 了解心房颤动及介入治疗

心律失常是心血管疾病中重要的一组疾病。心律失常是由于窦房结激动异常或激动产生于窦房结以外,激动的传导缓慢、阻滞或经异常通道传导,即心脏活动的起源和(或)传导障碍导致心脏搏动的频率和(或)节律异常。心律失常是心血管疾病中重要的一组疾病。临床上常以心率快慢进行分类。常见的缓慢型心律失常(心率小于 60 次/分)包括窦性心动过缓、窦性停搏、病态窦房结综合征、窦房传导阻滞(Ⅰ度、Ⅱ度、Ⅲ度)。常见的快速型心律失常(心率大于 100 次/分)包括期前收缩、窦性心动过速、房性心动过速(心房扑动、心房颤动)、室上性心动过速、室性心动过速(心室扑动、心室颤动)等。窦性心动过缓、窦性心律不齐、偶发的房性期前收缩、一度房室传导阻滞等病情较轻;病窦综合征、快速心房颤动、阵发性室上性心动过速、持续性室性心动过速等病情较重。

心房颤动简称房颤，是临床上最常见的持续性心律失常，成年人群中发生率约1%—2%。房颤可增加患者死亡类，增加脑卒中和其他血栓栓塞性事件的发生率，以及心力衰竭的发生和住院率。临床上，根据发作方式和持续时间将房颤分为首次确诊的房颤、阵发性房颤、持续性房颤、长程持续性房颤和永久性房颤5类。房颤治疗的目的是减轻症状和预防严重并发症。复律治疗包括心脏电复律、抗心律失常药物转复或导管射频消融术治疗，其中经导管心脏射频消融术被认为是目前令人鼓舞的一种治疗方法。

（二）调整主要诊断依据

1. 医师思路：医师书写疾病诊断时，习惯先写"帽子"诊断，再罗列子诊断。所以先诊断"心律失常"，再诊断"阵发性房颤"，因此本例"心律失常"就成为主要诊断。

2. 编码员思路：心律失常是一个笼统诊断，I49.900是亚目编码。根据主要诊断选择原则，笼统诊断与特异诊断同时存在时，选择对疾病性质有更为具体描述的特异诊断为主要诊断。根据编码原则，参照《住院病案首页数据填写质量规范（暂行）》（2016版）针对主要诊断选择的原则中第十一条规定"以手术治疗为住院目的的，则选择与手术治疗相一致的疾病作为主要诊断"，本例主要诊断应调整为阵发性心房颤动I48.x00x021。

（三）DRG入组分析

按照主要诊断为心律失常，该病案可入FL29组（经皮心脏消融术除房扑、房颤外其他心律失常），参考权重为3.19。但患者住院治疗的目的是"阵发性心房颤动"，因此，入FL29组显然入组错误。该病案因主要诊断选择错误导致DRG入组错误，实施DRG付费后，会导致医院经济利益受损。根据主要诊断选择原则，选择阵发性房颤为主要诊断，则调整进入FL19经皮心脏消融术伴房颤和/或房扑，参考权重为6.14，与患者实际花费的79 424.80元费用更为接近。

三、小结

医师书写疾病诊断时，习惯先写"帽子"诊断，再罗列子诊断。心律失常复杂多样，I49.900实质含义是I49.9即亚目，原则上不能作为临床主要诊断，碰到这类情况，编码员要运用编码规则、借助扩展码数据库进行细化。

（王卫卫　赵慧智）

第四节　暴发性心肌炎（二）

一、疾病DRG组调整

患者男性，年龄37岁，住院16天，医嘱离院，住院总费用79 948.36元。原主要诊断Ⅲ度房室传导阻滞I44.200，入FN11组（永久性起搏器植入，伴重要并发症与合并症），参考权重6.45。根据DRG分组原则并结合临床实际，对本病例诊断、手术/操作进行调整修正,见表 12 - 4 - 1。

表 12 - 4 - 1　暴发性心肌炎 DRG 入组错误调整方案

项　目	原病历 DRG 入组	调整后 DRG 入组
主要诊断与编码	Ⅲ度房室传导阻滞 I44.200	暴发性心肌炎 I40.000x005
其他诊断与编码	暴发性心肌炎 I40.000x005 急性左心衰竭 I50.101	Ⅲ度房室传导阻滞 I44.200 急性左心衰竭 I50.101
手术名称与编码	双腔永久起搏器置入术 37.8301 首次经静脉入心房和心室置入导线[电极] 37.7200	双腔永久起搏器置入术 37.8301 首次经静脉入心房和心室置入导线[电极] 37.7200
DRG 组	FN11:永久性起搏器植入,伴重要并发症与合并症	FN13:永久性起搏器植入,伴并发症与合并症
调整参考权重	6.45	5.73

注:"参考权重"根据中卫云 DRG 数据会诊云平台的大数据测算,仅供参考。

二、 案例解读

(一)了解暴发性心肌炎

心肌炎指由各种原因引起的心肌炎性损伤所导致的心脏功能受损,包括收缩、舒张功能降低和心律失常。病因包括感染、自身免疫疾病和毒素/药物毒性 3 类,其中感染是最主要的致病原因,病原体以病毒最为常见。暴发性心肌炎是心肌炎最为严重和特殊的类型,主要特点是起病急骤,病情进展极其迅速,患者很快出现血流动力学异常(泵衰竭和循环衰竭)以及严重心律失常,并可伴有呼吸衰竭和肝肾功能衰竭,早期病死率极高。对于暴发性心肌炎的治疗,应尽早采取积极的综合治疗方法,除一般治疗和普通药物治疗外,还包括抗感染、抗病毒、糖皮质激素、静脉免疫球蛋白、血浆和血液净化、生命支持措施[主动脉内球囊反搏(IABP)、体外膜肺氧合(ECMO)、呼吸机辅助呼吸、临时起搏器植入等],必要时可行心脏移植。

(二)调整主要诊断依据

1. 医师思路:患者诊断为暴发性心肌炎,合并急性左心衰竭及Ⅲ度房室传导阻滞,给予多种综合治疗。Ⅲ度房室传导阻滞药物治疗效果差,有安装永久性心脏起搏器的指征,住院期间行双腔永久起搏器植入术。Ⅲ度房室传导阻滞是暴发性心肌炎的严重并发症,是安装起搏器的指征,因此临床医师选择其为主要诊断。

2. 编码员思路:根据《住院病案首页数据填写质量规范(暂行)》(2016 版)主要诊断选择原则第十一条规定,"病因诊断能包括疾病的临床表现,则选择病因诊断作为主要诊断",患者病因为暴发性心肌炎,Ⅲ度房室传导阻滞是其并发症之一,本次住院过程并非仅针对Ⅲ度房室传导阻滞进行治疗,也并非以安装起搏器为诊治目的,而是主要针对暴发性心肌炎进行综合治疗,故主要诊断调整为暴发性心肌炎 I40.000x005。

(三) DRG 入组分析

心脏起搏器治疗可入 5 个 DRG 组,分别为 FN11 组(永久性起搏器植入,伴重要并发症与合并症)、FN13 组(永久性起搏器植入,伴并发症与合并症)、FN15 组(永久性起搏器植入,不伴并发症与合并症)、FN29 组(心脏起搏器装置再植)和 FN39 组(除装置再植外的心脏起搏器更新)。本例原病案主要诊断"Ⅲ度房室传导阻滞"选择错误,入 FN11 组(永久性起搏器植入,伴重要并发症与合并症)。调整主要诊断为"暴发性心肌炎",入 FN13 组(永久性起搏器植入,伴并发症与合并症),虽然 FN11 组权重比 FN13 组高,但不符合实际诊疗情况,应根据主要诊断选择原则正确选择主要诊断,确保 DRG 准确入组。

三、 小结

本案例主要问题是主要诊断选择不当,虽 DRG 入组权重较高,但具体案例应具体分析,不应追求高权重而忽视临床诊疗实际情况。应加强对临床医师病案首页填写规范与质量要求的培训,明确主要诊断的选择方法,保证医疗信息的准确性。

(郑雪燕　王卫卫)

第五节　心脏起搏器电极移位

一、 疾病 DRG 组调整

患者女性,年龄 81 岁,住院 9 天,医嘱离院,住院总费用 14 056.57 元。原主要诊断手术后切口感染 T81.406,入 VJ13 组(其他损伤的手术室操作,伴并发症与合并症),参考权重 1.61。根据 DRG 分组原则并结合临床实际,对本病例诊断、手术/操作进行调整修正,可有两种方案,见表 12-5-1、表 12-5-2。

表 12-5-1　心脏起搏器电极移位 DRG 入组错误调整方案一

项　目	原病历 DRG 入组	调整后 DRG 入组
主要诊断与编码	手术后切口感染 T81.406	心脏起搏器电极移位 T82.103
其他诊断与编码	高血压 2 级 I10.x04 阵发性心房颤动 I48.x02	心脏电子装置囊袋破溃 T82.100x015 起搏器周围组织感染 T82.700x002 高血压 2 级 I10.x04 阵发性心房颤动 I48.x02
手术名称与编码	心脏电极去除术 37.7701 心脏起搏器囊袋清创术 37.7901	心脏电极去除术 37.7701 心脏起搏器囊袋清创术 37.7901
DRG 分组	VJ13:其他损伤的手术室操作,伴并发症与合并症	FN39:除装置再植外的心脏起搏器更新
参考权重	1.61	3.75

注:"参考权重"根据中卫云 DRG 数据会诊云平台的大数据测算,仅供参考。

表 12-5-2　心脏起搏器电极移位 DRG 入组错误调整方案二

项　目	原病历 DRG 入组	调整后 DRG 入组
主要诊断与编码	手术后切口感染 T81.406	心脏电子装置囊袋破溃 T82.100x015
其他诊断与编码	高血压 2 级 I10.x04 阵发性心房颤动 I48.x02	心脏起搏器电极移位 T82.103 起搏器周围组织感染 T82.700x002 高血压 2 级 I10.x04 阵发性心房颤动 I48.x02
手术名称与编码	心脏电极去除术 37.7701 心脏起搏器囊袋清创术 37.7901	心脏起搏器囊袋清创术 37.7901 心脏电极去除术 37.7701
DRG 分组	VJ13:其他损伤的手术室操作,伴并发症与合并症	FN39:除装置再植外的心脏起搏器更新
参考权重	1.61	3.75

注:"参考权重"根据中卫云 DRG 数据会诊云平台的大数据测算,仅供参考。

二、案例解读

(一)了解心脏起搏器及并发症

心脏起搏器临床应用已逾 60 年历史,其植入技术已非常成熟,功能亦日渐完善。随着对心律失常机制认识的加深以及起搏工程技术的进步,心脏起搏治疗适应证也在不断拓展。心脏起搏治疗适应证主要包括缓慢型心律失常,其可分为持续性缓慢型心律失常和阵发性缓慢型心律失常。持续性缓慢型心律失常根据病变累及心脏传导系统的不同部位分为窦房结功能不全和房室传导阻滞两大类,另外一些非心动过缓型疾病如颈动脉窦过敏综合征、神经介导性晕厥、肥厚型梗阻性心肌病及慢性心力衰竭等也被列入临床起搏治疗适应证范围。心脏起搏治疗大大提高了患者的生活质量及生存率,但起搏器植入术后出现相关并发症也是不可回避的医源性问题。

心脏起搏器植入术后出现的相关并发症包括囊袋出血、囊袋血肿、囊袋感染、电极脱位、电极断裂、血栓形成、心律失常、气胸、疼痛、皮肤溃破感染等。囊袋破溃致起搏导线或脉冲发生器部分外露是临床上最常见的并发症,根据感染严重程度可分为囊袋浅表皮肤感染、囊袋感染、血行感染和感染性心内膜炎。起搏器囊袋破溃并感染、电极脱位与老年人退行性改变和生理性心肌萎缩、心内膜纤维化、心肌小梁变平、心腔大小、电极固定不牢靠有关。另外,老年人动脉硬化,免疫功能下降,局部组织血运及修复愈合能力差,皮下组织少或疏松导致起搏器与皮肤反复摩擦引起皮肤破溃,也会增加囊袋感染、破溃及电极脱位概率。对囊袋感染的处理原则是控制感染,完全移除起搏装置。

(二)审核出院诊断与手术/操作是否遗漏

查阅病历提示:患者因起搏器处皮肤破溃 5 月、起搏器脱出 1 天入院。2015 年 9 月因心律失常行单腔起搏器植入术,2016 年 12 月无明显诱因下出现起搏器处皮肤破溃,1 天前起搏器自破口脱出,入院后予伤口换药、营养心肌、改善循环、抗感染及对症治疗,考虑起搏器污染程度较大，行起搏器电极拔除术与囊袋清创术。患者因起搏器植入术后并发症入院，应对患者进行正确评估，判断并发症类型及严重程度，是否存在其他合并症或伴随病，检查是否遗漏针对并发症或伴随病的手术操作治疗。本例因存在囊袋破溃和起搏器周围皮肤感染的病情，故其他诊断应增补心脏电子装置囊袋破溃 T82.100x015、起搏器周围组织感染 T82.700x002。

（三）调整主要诊断依据

1. 医师思路：手术后切口感染与患者的体质和病变的性质有一定关系，引起手术后切口感染的因素较多，如局部血肿、异物及患者局部组织或全身抵抗力减弱等，均可导致感染的发生，一般于手术后数日出现，伤口局部红、肿、热、痛，有分泌物，伴或不伴发热和白细胞计数增加。临床医师基于患者因手术囊袋感染，选择手术后切口感染为主要诊断。

2. 编码员思路：《住院病案首页数据填写质量规范（暂行）》（2016 版）针对主要诊断选择一般原则中第十一条规定："以手术治疗为住院目的的，则选择与手术治疗相一致的疾病作为主要诊断。"患者起搏器植入手术后 1 年多出现皮肤破溃感染，为迟发性感染，并导致起搏器脱出，入院又行起搏器电极拔出术，原主要诊断选择错误。将原主要诊断"手术后切口感染"修改为"心脏起搏器电极移位"。

以主导词"并发症"，在 ICD-10 第三卷中查询：

一心脏
——装置、植入物或移植物
———起搏器（电极）（脉冲发生器）
————感染或炎症 T82.7
————机械性 T82.1

核对第一卷：T82.1 心脏电子装置的机械性并发症（由电极或脉冲发生器引起的列于 T82.0 中的情况，即"机械性损坏、移位、渗漏、错位、机械性梗阻、穿孔、突出"），T82.7 其他心脏和血管装置、植入物和移植物引起的感染和炎症性反应。基于上述原则，主要诊断应调整为心脏起搏器电极移位 T82.103，且与主要手术心脏电极去除术 37.7701 相符合。

（四）DRG 入组分析

心脏起搏器并发症可进入 2 个 DRG 组，分别为 FN29 心脏起搏器装置再植和 FN39 除装置再植外的心脏起搏器更新。本例是因囊袋破溃所致电极移位，原主要诊断手术后切口感染，入 VJ13 组（其他损伤的手术室操作，伴并发症与合并症），显然与临床实际情况不符。通过修改主要诊断后，进入 FN39 组（除装置再植外的心脏起搏器更新），权重3.75。如主要诊断调整为心脏电子装置囊袋破溃 T82.700x015，主要手术调整为心脏起搏器囊袋清创术 37.7901，也入 FN39 组。

三、小结

心脏起搏器植入术后出现相关并发症较多,应注意判断并发症类型,选择正确的主要诊断与编码,避免造成高码低编或进入歧义组。

(郑东阳)

第六节 二尖瓣主动脉瓣狭窄关闭不全
伴三尖瓣关闭不全

一、疾病 DRG 组调整

患者女性,年龄 62 岁,住院 14 天,非医嘱离院,住院总费用 31 196.54 元。原主要诊断心源性休克 R57.000,入 FQ11 组(经皮心导管检查操作,伴 AMI/HF/SHOCK),参考权重 1.72。根据 DRG 分组原则并结合临床实际,对本病例诊断、手术/操作进行调整修正,见表 12-6-1。

表 12-6-1　二尖瓣主动脉瓣狭窄关闭不全伴三尖瓣关闭不全 DRG 入组错误调整方案

项　　目	原病历 DRG 入组	调整后 DRG 入组
主要诊断与编码	心源性休克 R57.000	二尖瓣主动脉瓣狭窄关闭不全伴三尖瓣关闭不全 I08.306
其他诊断与编码	风湿性主动脉瓣狭窄 I06.000 风湿性心脏病 I09.900 心房颤动 I48.x01 心功能Ⅳ级 I50.905 低钾血症 E87.600 肺水肿 J81.x00 心包积液(非炎性)I31.300 胸腔积液 J94.804 胆囊结石伴慢性胆囊炎 K80.101	心源性休克 R57.000 心房颤动 I48.X01 心功能Ⅳ级 I50.905 低钾血症 E87.600 肺水肿 J81.x00 社区获得性肺炎,非重症 J15.902 心包积液(非炎性)I31.300 胸腔积液 J94.804 胆囊结石伴慢性胆囊炎 K80.101
手术名称与编码	用两根导管的冠状动脉造影术 88.5600	用两根导管的冠状动脉造影术 88.5600 颈内静脉穿刺中心静脉置管术 38.9302
DRG 分组	FQ11:经皮心导管检查操作,伴 AMI/HF/SHOCK	FF31:静脉系统复杂手术,伴重要并发症与合并症
参考权重	1.72	2.20

注:"参考权重"根据中卫云 DRG 数据会诊云平台的大数据测算,仅供参考。

二、案例解读

（一）审核出院诊断与手术/操作是否遗漏

1. 遗漏其他诊断：查阅病程记录，发现该患者入院后常规胸部 X 线检查提示肺炎，医嘱记录有相应的抗感染治疗措施，根据入院时病情，其他诊断应增补肺炎。进一步根据患者入院时已存在的肺部感染征象，应编码于社区获得性肺炎，非重症 J15.902。

2. 遗漏其他操作：患者为老年风湿性心脏瓣膜病患者，入院时心功能Ⅳ级，查阅病程记录提示，行颈内静脉置管术建立中心静脉通道监测 CVP，故其他手术/操作应增补颈内静脉穿刺中心静脉置管术 38.9302。

（二）调整主要诊断依据

1. 医师思路：患者有多年风湿性心脏瓣膜病病史，本次因心源性休克入院。入院后完善检查，经心脏彩超提示：MS（轻中度），AS（重度），AI（中度），经心脏大血管外科会诊后诊断"风湿性主动脉瓣膜重度狭窄"。会诊后同意转科进一步行瓣膜置换术，但患者及家属拒绝转科进一步行手术并予签字办理出院。临床医师书写病案首页时，基于患者本次因心源性休克入院，故选择心源性休克为主要诊断。

2. 编码员思路：患者出院诊断有"心源性休克，风湿性主动脉瓣狭窄重度，风湿性心脏病，心房颤动，心功能Ⅳ级，低钾血症，肺水肿，心包积液，胸腔积液，胆囊结石伴慢性胆囊炎"。《住院病案首页数据填写质量规范（暂行）》（2016 版）主要诊断选择原则中的第一条为"当病因诊断能包括疾病的临床表现，则选择病因诊断作为主要诊断"。而且，心源性休克在 ICD-10 编码为 R57.000，此编码属于症状、体征编码，当有明确病因诊断时，应选择病因诊断作为主要诊断。根据合并编码原则，当有风湿性心脏病同时又有主动脉瓣狭窄时，需查阅病历看是否应该选择合并编码。通读病历后，发现该患者彩超检查显示 MS 轻中度，AS 重度，AI 中度，TI，进一步排查冠状动脉粥样硬化性心脏病行冠状动脉造影术。参照以上原则，本例风湿性主动脉瓣狭窄 I06.000 和风湿性心脏病 I09.900 应合并编码，然后将主要诊断调整为二尖瓣主动脉瓣狭窄关闭不全伴三尖瓣关闭不全 I08.306。编码过程如下：

查 ICD-10 第三卷：

关闭不全

—主动脉（瓣）I35.1

——风湿性（伴有）I06.1

———二尖瓣疾病 I08.0

———和三尖瓣疾病 I08.3

核对 ICD-10 第一卷，编码二尖瓣主动脉瓣狭窄关闭不全伴三尖瓣关闭不全 I08.306 正确。

（三）DRG 入组分析

"用两根导管的冠状动脉造影术 88.5600"在 DRG 分组规则中被定义为非手术室

操作,DRG 分组规则优先顺序为先期分组、外科组、非手术室操作组、内科组。因此,本例入组的 ADRG 组为"FQ1:经皮心导管检查操作"。该 ADRG 组根据患者的疾病类型,有三个不同的 DRG 组,分别是"FQ11:经皮心导管检查操作,伴 AMI/HF/SHOCK""FQ13:经皮心导管检查操作,伴并发症与合并症"和"FQ15:经皮心导管检查操作,不伴并发症与合并症"。该案例调整前主要诊断为"心源性休克 R57.000",入组到"FQ11:经皮心导管检查操作,伴 AMI/HF/SHOCK",调整后主要诊断为"二尖瓣主动脉瓣狭窄关闭不全伴三尖瓣关闭不全 I08.306",入组到" FF31:静脉系统复杂手术,伴重要并发症与合并症"。由此我们可以推测,该案例由 ADRG 到 DRG 过程中,分组器优先考虑主要诊断,当主要诊断为急性心肌梗死、心力衰竭、心源性休克时,DRG 分组为"FQ11:经皮心导管检查操作,伴 AMI/HF/SHOCK",当以上三个诊断不出现在主要诊断位置上时,不能入组到"FQ11:经皮心导管检查操作,伴 AMI/HF/SHOCK"。

三、小结

休克是临床常见的疾病,临床医师往往会选择最直接的临床表现"休克"作为主要诊断,这也是临床常见的主要诊断选择错误的原因之一。根据病案首页主要诊断选择原则,当有明确的病因时,应该选择病因作为主要诊断。当患者行有创心脏检查操作且"休克"诊断没有作为主要诊断时,分组器并不能优先分类到更符合病情和治疗情况的 FQ11 组(有创性心脏检查操作,伴 AMI/HF/SHOCK),尽管进入 FF31 组权重增高,但该组为"静脉系统复杂手术,伴重要并发症与合并症",显然 FQ1 更为合理。由此可见,DRG 在某些疾病的分组逻辑上存在不足,这需要我们积极与医保相关部门沟通,力求 DRG 分组结果能更符合临床诊治过程。

(王小乐)

第七节　急性前壁心肌梗死

一、疾病 DRG 组调整

患者男性,年龄 70 岁,住院 7 天,医嘱离院,住院总费用 19 064.65 元。原主要诊断冠状动脉粥样硬化性心脏病 I25.103,入 FQ13 组(经皮心导管检查操作,伴并发症与合并症),参考权重 1.11。根据 DRG 分组原则并结合临床实际,对本病例诊断、手术/操作进行调整修正,见表 12-7-1。

表 12 - 7 - 1　急性前壁心肌梗死 DRG 入组错误调整方案

项　目	原病历 DRG 入组	调整后 DRG 入组
主要诊断与编码	冠状动脉粥样硬化性心脏病 I25.103	急性前壁心肌梗死 I21.001
其他诊断与编码	急性前壁心肌梗死 I21.001 Killip Ⅱ级 I50.900x014 左心室室壁瘤 I25.300x009 高胆固醇血症 E78.000x001 低蛋白血症 E77.801	急性左心衰竭 I50.101 冠状动脉粥样硬化性心脏病 I25.103 左心室室壁瘤 I25.300x009 高胆固醇血症 E78.000x001 低蛋白血症 E77.801
手术名称与编码	单根导管的冠状动脉造影术 88.5500	单根导管的冠状动脉造影术 88.5500
DRG 分组	FQ13:经皮心导管检查操作,伴并发症与合并症	FQ11:经皮心导管检查操作,伴 AMI/HF/SHOCK
参考权重	1.11	1.72

注:"参考权重"根据中卫云 DRG 数据会诊云平台的大数据测算,仅供参考。

二、案例解读

(一)了解急性心肌梗死

冠状动脉粥样硬化性心脏病指冠状动脉(冠脉)发生粥样硬化引起管腔狭窄或闭塞,导致心肌缺血或坏死而引起的心脏病,简称冠状动脉粥样硬化性心脏病,也称缺血性心脏病。冠状动脉粥样硬化性心脏病分为隐匿型或无症状型冠状动脉粥样硬化性心脏病、心绞痛、心肌梗死、缺血性心肌病、猝死五型。当冠脉的供血与心肌的供血之间发生矛盾,冠脉血流不能满足心肌代谢的需要,就可以引起心肌缺血缺氧,急剧的、暂时的缺血缺氧引起心绞痛,而持续的、严重的心肌缺血可引起心肌坏死即为心肌梗死。冠状动脉粥样硬化性心脏病五型之间可因病情发展和治疗情况发生转化,临床医师易误选主要诊断。心电图、心肌损伤标志物是急性心肌梗死诊断的重要标志,冠状动脉造影是诊断金标准。

(二)调整主要诊断依据

1. 医师思路:本例入院诊断为冠状动脉粥样硬化性心脏病,入院后根据冠脉造影确诊急性前壁心肌梗死,住院期间给予抗凝、抗血小板、扩冠、调脂、改善心肌耗氧等治疗。医师根据传统书写习惯,在病案首页也先书写"帽子"诊断,再书写子诊断,因此冠状动脉粥样硬化性心脏病成为主要诊断。

2. 编码员思路:《住院病案首页数据填写质量规范(暂行)》(2016 版)主要诊断选择原则第十一条规定:"疾病在发生发展过程中出现不同危害程度的临床表现,且本次住院以某种临床表现为诊治目的,则选择该临床表现作为主要诊断。"《病案信息学》主要诊断选择原则要求:"当主要诊断只是个笼统的术语,而其他诊断对疾病性质有更为具体的描述,选择后者。"本例因胸痛 2 小时入院,诊断为急性前壁心肌梗死,行冠脉造影术。急性前壁心肌梗死为疾病发展的严重阶段的临床表现,是更具体的诊断描述,依据上述主要诊断选择原则,主要诊断应选择急性前壁心肌梗死 I21.001。

（三）修正其他诊断

其他诊断中 Killip Ⅱ级 I50.900x014 应修正为急性左心衰竭 I50.101。急性心肌梗死心功能分级标准与普通心力衰竭心功能分级标准不同,编码员容易漏编、错编相关诊断编码。残余类目指亚目标题含有"其他"和"未特指"字样的亚目,用于分类那些不能分类到该类目下其他特指亚目的疾病,这些疾病绝大多数分类在.8 和.9,说明疾病资料不够完整,编码时需要详细阅读病案,给予具体细致的分类。编码时应根据 Killip 分级的具体临床表现分类到更具体的亚目,根据有无心力衰竭表现及相应的血流动力学改变严重程度,急性心肌梗死引起的心力衰竭按 Killip 分级法可分为:Ⅰ级,尚无明显心力衰竭;Ⅱ级,有左心衰竭,肺部啰音<50%肺野;Ⅲ级,有急性肺水肿,全肺大、小、干、湿啰音;Ⅳ级,有心源性休克等不同程度或阶段的血流动力学变化。根据本例病情,Killip Ⅱ级应修正为急性左心衰竭 I50.101。

（四）DRG 入组分析

主要诊断选择错误会导致 DRG 入组错误,本例属高码低编错误。本例原主要诊断为冠状动脉粥样硬化性心脏病,DRG 入组结果为 FQ13 组(经皮心导管检查操作,伴并发症与合并症),参考权重为 1.11。但本例住院期间已明确急性前壁心肌梗死诊断,调整主要诊断后,则进入 FQ11 组(经皮心导管检查操作,伴 AMI/HF/SHOCK),参考权重为 1.72。显然,FQ11 组比 FQ13 组更符合患者住院期间诊疗实际情况。

三、小结

临床医师在选择主要诊断时,应打破传统观念的束缚,学习并掌握主要诊断选择原则,正确选择主要诊断。编码员应依据主要诊断原则审核临床医师主要诊断选择正确性,与临床医师意见不统一时,应及时沟通,发现错误时应及时反馈并修正。编码员应详细阅读病案,根据具体的诊疗经过和编码规则去正确分类,尽量不使用残余类目。本例主要诊断选择错误既影响医院绩效评价、学科评价,又影响医保付费。

（宋　平　赵慧智）

第八节　心力衰竭

一、疾病 DRG 组调整

患者女性,年龄 70 岁,住院 8 天,医嘱离院,住院总费用 12 239.67 元。原主要诊断缺血性心肌病 I25.500,入 FS23 组(冠状动脉粥样硬化,伴并发症与合并症),参考权重 0.81。根据 DRG 分组原则并结合临床实际,对本病例诊断、手术/操作进行调整修正,见表 12-8-1。

表 12-8-1　心力衰竭 DRG 入组错误调整方案

项　目	原病历 DRG 入组	调整后 DRG 入组
主要诊断与编码	缺血性心肌病 I25.500	心力衰竭 I50.900
其他诊断与编码	心力衰竭 I50.900 冠状动脉粥样硬化性心脏病 I25.103 陈旧性前壁心肌梗死 I25.203 心功能Ⅳ级(NYHA 分级) I50.900 x010 肺炎 J18.900 胃溃疡 K25.900x001 风湿性二尖瓣关闭不全 I05.100 下肢静脉肌间血栓形成 I80.300 x006	缺血性心肌病 I25.500 冠状动脉粥样硬化性心脏病 I25.103 陈旧性前壁心肌梗死 I25.203 心功能Ⅳ级(NYHA 分级) I50.900 x010 肺炎 J18.900 慢性胃溃疡不伴有出血或穿孔 K25.700 非风湿性二尖瓣关闭不全 I34.000x001 下肢静脉肌间血栓形成 I80.300 x006 高胆固醇血症 E78.000x001
手术名称与编码		
DRG 分组	FS23:冠状动脉粥样硬化,伴并发症与合并症	FR23:心力衰竭、休克,伴并发症与合并症
参考权重	0.81	1.02

注:"参考权重"根据中卫云 DRG 数据会诊云平台的大数据测算,仅供参考。

二、案例解读

(一)了解缺血性心肌病

WHO 及国际心脏病联合会(ISFC)对缺血性心肌病的定义为:表现为扩张型心肌病,伴收缩功能损害,但不能用冠状动脉病变程度和缺血损害程度来解释。根据患者的不同临床表现,可将缺血性心肌病划分为两大类,即充血型缺血性心肌病和限制型缺血性心肌病。充血型缺血性心肌病的临床表现有心绞痛、心律失常、心力衰竭、血栓和栓塞等。限制型缺血性心肌病的临床表现常有劳力性呼吸困难和(或)心绞痛。缺血性心肌病临床表现复杂多样,并发症常见,心力衰竭往往是本病发展到一定阶段必然出现的表现,早期进展缓慢,一旦发生心力衰竭则进展迅速。

缺血性心肌病的治疗主要包括控制危险因素、药物治疗、冠状动脉介入治疗、心脏再同步化治疗、细胞治疗、外科治疗等。

(二)审核出院诊断与手术/操作是否遗漏

缺血性心肌病临床常见,临床医师容易遗漏疾病诊断和手术操作,也是编码员容易漏编、错编的病种之一。缺血性心肌病患者可存在多种并发症和伴随疾病,编码时需详细阅读病案,根据病史、症状、体征、检查检验结果等,分析是否存在漏诊、漏填的疾病诊断和手术操作,与临床医师进行有效沟通后,及时补充修正。本案例查阅病案发现患者实验室检查血胆固醇增高,故判断临床医师漏诊"高胆固醇血症",应增补高胆固醇血症 E78.000x001。

(三)调整主要诊断依据

1. 医师思路:本例临床诊断为缺血性心肌病、心力衰竭,住院期间给予强心、利尿、扩血管、抗凝、抗血小板、调脂等治疗。医师根据传统临床思维习惯，习惯先书写"帽子"诊断，再书写子诊断，认为缺血性心肌病是心力衰竭的病因，所以主要诊断选择为缺血性心肌病，忽视了本次住院因心力衰竭且症状严重，主要处置的疾病为心力衰竭。

2. 编码员思路：《住院病案首页数据填写质量规范(暂行)》(2016 版)主要诊断选择原则第十条规定："主要诊断一般是患者住院的理由，原则上应选择本次住院期间对患者健康危害最大、消耗医疗资源最多、住院时间最长的疾病诊断"。第十一条规定："病因诊断能包括疾病的临床表现，则选择病因诊断作为主要诊断；……疾病在发生发展过程中出现不同危害程度的临床表现，且本次住院以某种临床表现为诊治目的，则选择该临床表现作为主要诊断"。在本例，缺血性心肌病是心力衰竭的病因，心力衰竭是缺血性心肌病发展到严重阶段的临床表现，而不是常规的临床表现。患者本次住院以心力衰竭为诊治目的，根据上述主要诊断选择原则，应选择心力衰竭 I50.900 为主要诊断。

（四）修正其他诊断编码

1. 修正风湿性二尖瓣关闭不全 I05.10：根据心脏瓣膜病的编码规则，凡未提及病因的二尖瓣关闭不全假定为非风湿性编码。编码员经与临床医师沟通，本例二尖瓣关闭不全的病因考虑为老年退行性病变，假定分类与临床上的发病情况一致。故此案例二尖瓣关闭不全的正确编码为"非风湿性二尖瓣关闭不全 I34.000x001"。

2. 修正胃溃疡 K25.900x001：残余类目指亚目标题含有"其他"和"未特指"字样的亚目，用于分类那些不能分类到该类目下其他特指亚目的疾病。这些疾病绝大多数分类在 .8 和 .9，说明疾病资料不够完整，编码时需要详细阅读病案，给予具体细致的分类。查阅病案可知，本例胃溃疡为慢性，且不伴有出血和穿孔，因此正确编码为慢性胃溃疡不伴有出血或穿孔 K25.700。

（五）DRG 入组分析

本例系主要诊断选择错误所致的高码低编错误。原主要诊断为缺血性心肌病 I25.500 时，DRG 入组结果为 FS23 组(冠状动脉粥样硬化，伴并发症与合并症)，参考权重为 0.81。FS23 组显然与患者住院期间主要治疗的疾病为心力衰竭的实际情况不符。调整主要诊断为心力衰竭 I50.900 后，进入 FR23 组(心力衰竭、休克，伴并发症与合并症)，参考权重为 1.02。调整后入组与患者住院期间主要治疗的疾病相符。一般而言，疾病的漏诊可能导致重要的合并症/并发症遗漏，从而导致病案入组错误。本例中医师因未关注患者异常检验结果，导致漏诊高胆固醇血症，虽然未对分组和权重产生影响，但按照编码原则也应加以完善。

三、小结

本例提示，临床医师应培养严谨的临床诊疗思维，重点关注异常检查、检验结果，全面正确书写诊断。临床医师应学习并掌握主要诊断选择原则，复杂案例涉及多个原则时，应结合疾病发展规律和患者实际诊疗过程综合分析确定主要诊断。编码员应依据主要诊断选择原则审核临床医师主要诊断选择的正确性，与临床医师意见不统一时，应及时沟通，发现错误时应及时反馈并修正。编码员不能仅依据"二尖瓣关闭不全""胃溃疡"等临床诊断名称机械对照编码，应根据编码规则，结合病历中记录的诊疗经过正确分类。

（王卫卫）

第九节　病毒性心肌炎

一、疾病 DRG 组调整

患者男性，年龄 20 岁，住院 10 天，医嘱离院，住院总费用 9 053.70 元。原主要诊断病毒性心肌炎 I40.001，入 FZ15 组（循环系统其他疾患，不伴并发症与合并症），参考权重 0.56。根据 DRG 分组原则并结合临床实际，对本病例诊断、手术/操作进行调整修正，见表 12-9-1。

表 12-9-1　病毒性心肌炎 DRG 入组错误调整方案

项　目	原病历 DRG 入组	调整后 DRG 入组
主要诊断与编码	病毒性心肌炎 I40.001	病毒性心肌炎 I40.001
其他诊断与编码	心律失常 I49.900 急性上呼吸道感染 J06.900	急性上呼吸道感染 J06.900 房性期前收缩（房性早搏）I49.100x001 房性逸搏 I49.800x015 非阵发性交界性心动过速 I47.107 Ⅰ度房室阻滞 I44.000
手术名称与编码		
DRG 分组	FZ15：循环系统其他疾患，不伴并发症与合并症	FZ13：循环系统其他疾患，伴并发症与合并症
参考权重	0.56	0.78

注："参考权重"根据中卫云 DRG 数据会诊云平台的大数据测算，仅供参考。

二、案例解读

（一）审核出院诊断是否遗漏

患者住院期间多次查心电图示窦性心律，房性期前收缩，加速性房性逸搏连发，交界性逸搏，Ⅰ度房室阻滞，给予抗心律失常等治疗。医师仅笼统诊断心律失常，未诊断具体的心律失常类型。医师认为心律失常为笼统诊断，能涵盖各种类型的心律失常，且病程中有详细记录，没有必要在病案首页一一给予诊断。根据《住院病案首页数据填写质量规范（暂行）》（2016 版）其他诊断书写原则，要求完整书写主要诊断以外的疾病、症状、体征、病史及其他特殊情况，包括并发症和合并症。故本例出院诊断遗漏具体的心律失常类型,其他诊断心律失常应调整为:房性期前收缩(房性早搏)I49.100x001,房性逸搏 I49.800x015,非阵发性交界性心动过速 I47.107,Ⅰ度房室阻滞 I44.000。

(二) DRG 入组分析

本例主要诊断无误,系遗漏其他诊断导致 DRG 入组错误,属于高码低编错误。按修正诊断前病案,DRG 分组进入 FZ15 组(循环系统其他疾患,不伴合并症与伴随病),参考权重 0.56。该组与患者住院期间存在"心律失常"并发症的情况不符,增补具体的心律失常诊断后,调整进入 FZ13 组(循环系统其他疾患,伴合并症与伴随病),参考权重为 0.78,更为符合患者真实病情。

三、小结

心律失常临床常见,在病毒性心肌炎主要诊断不变的情况下,其他诊断书写为心律失常的笼统诊断,还是具体的心律失常类型,可能影响 DRG 入组及权重。因此,临床医师要完整书写病案首页其他诊断,准确、真实反映患者病情。编码员遇到此类心律失常笼统的诊断时,要全面查阅病案,与临床医师交流,完善诊断体系,减少遗漏诊断导致的 DRG 入组错误。

(王晶晶)

第十节　腹腔或肠系膜动脉损伤

一、疾病 DRG 组调整

患者男性,年龄 55 岁,住院 14 天,医嘱离院,住院总费用 35 643.95 元。原主要诊断脾动脉假性动脉瘤 I72.812,入 QB19 组(脾切除术)。根据 DRG 分组原则并结合临床实际,对本病例诊断、手术/操作进行调整修正,见表 12-10-1。

表 12-10-1　腹腔或肠系膜动脉损伤 DRG 入组错误调整方案

项　　目	原病历 DRG 入组	调整后 DRG 入组
主要诊断与编码	脾动脉假性动脉瘤 I72.812	腹腔或肠系膜动脉损伤 S35.200
其他诊断与编码	胆囊损伤 S36.101 肋骨多处骨折 S22.400 单纯性肾囊肿 N28.101	脾动脉假性动脉瘤 I72.812 胆囊损伤 S36.101 腹部、下背和骨盆其他多处损伤 S39.700 肋骨多处骨折 S22.400 单纯性肾囊肿 N28.101
手术名称与编码	经导管脾动脉栓塞术 39.7904 脾动脉造影 88.4702 呼吸机治疗[<96 小时] 96.7101 气管内插管 96.0400	经导管脾动脉栓塞术 39.7904 脾动脉造影 88.4702 呼吸机治疗[<96 小时] 96.7101 气管内插管 96.0400

项　目	原病历 DRG 入组	调整后 DRG 入组
DRG 分组	QB19:脾切除术	FK19:循环系统诊断伴随呼吸机支持
参考权重	3.34	3.60

注:"参考权重"根据中卫云 DRG 数据会诊云平台的大数据测算,仅供参考。

二、 案例解读

(一)了解创伤性假性动脉瘤

假性动脉瘤(PSA)是指动脉内膜或中膜撕裂后残存的动脉中膜或外膜向外扩张膨出形成的囊性病变,或由于动脉壁全层破裂出血形成周围软组织血肿,一段时间后血肿边缘被增生的纤维组织包绕形成与破裂血管相通的囊性病变。假性动脉瘤与真性动脉瘤的区别在于:前者为动脉损伤破裂出血所致,其实质是血肿被纤维结缔组织包裹;而后者是指动脉壁的单纯扩张,瘤壁具有内、中和外膜的完整结构。假性动脉瘤发生的原因是动脉壁的创伤和(或)病变,引起破裂,包括创伤、感染(特异性和非特异性)、医源性创伤(注射、针灸和介入治疗等)、动脉粥样硬化、肿瘤、先天性肌发育不良等,其中以创伤原因为主。

脾动脉假性动脉瘤传统治疗方法是外科手术切除,但腹腔干根部解剖难度大,瘤体难于单纯切除,合并脾切除可能性大。介入治疗创伤小、恢复快、并发症少。随着技术的进步,各种介入治疗外伤假性动脉瘤的方法也在不断完善。经皮血管内脾动脉选择性栓塞术已广泛用于脾假性动脉瘤的治疗。栓塞法主要适用于载瘤动脉终末型或非主干动脉假性动脉瘤。对于供血动脉血流阻断后其所供养组织、器官不会出现梗死的动脉瘤可采用栓塞治疗。

(二)审核出院诊断与手术/操作是否遗漏

按照 ICD-10 对多处损伤的编码规定,除需要对各个具体损伤类型进行编码以外,还需使用多处损伤的综合编码作为附加码以说明多处损伤的情况。多处损伤的综合编码规则:① 同一身体区域的同种类型损伤,其编码通常为 S00—S99 类目的第四位数 .7。② 同一身体区域的不同类型的损伤,通常编码于每一节最后类目的第四位数 .7。③ 不同身体区域的同种类型的损伤,编码为 T00—T05。该患者疾病编码 S35.200 腹腔或肠系膜动脉损伤、S36.101 胆囊损伤,存在分类于 S30—S39.6 中一个以上类目的损伤,应增加编码 S39.700 腹部、下背和骨盆其他多处损伤。注意该亚目下的不包括注释:S36.—的损伤伴有 S37.—的损伤(S39.6)。

查 ICD-10 第三卷:

损伤

—腹部、下背和骨盆 S39.7

核对 ICD-10 第一卷,编码于 S39.700 腹部、下背和骨盆其他多处损伤。

(三) 调整主要诊断依据

该患者因外伤致全身多处疼痛 1 天入院。入院后行 CT 检查示:脾内血管样强化结节,拟假性动脉瘤可能;胆囊挫伤;左侧第 5—10 后肋骨骨折。完善各项术前检查,拟行经皮脾动脉造影,备选择性栓塞术,术中脾动脉造影见脾脏上极可见一"囊状"造影剂滞留影,造影剂排空延迟,大小约 8.1 mm×7.5 mm,术中诊断为"脾脏上极分支破裂出血并假性动脉瘤形成",遂加行脾动脉选择性栓塞术。该患者主要诊断为"脾动脉假性动脉瘤",临床选择编码为 I72.812,该编码的疾病名称与临床诊断名称完全一致,那么该编码是否为正确的编码?

针对该临床诊断,有两种不同的查找编码的方法:

1. 查 ICD-10 第三卷:

动脉瘤(吻合)(动脉)(蜿蜒状)(弥漫性)(假性)(梭形)(多发性)(囊状)

—脾 I72.8

核对 ICD-10 第一卷,I72.8 其他特指动脉的动脉瘤。查看 I72 类目下注释:包括(假)动脉瘤(蜿蜒状)(破裂);不包括注释中未有不符合的情况。从而得出编码于 I72.812 脾动脉假性动脉瘤。

2. 查 ICD-10 第三卷:

动脉瘤(吻合)(动脉)(蜿蜒状)(弥漫性)(假性)(梭形)(多发性)(囊状)

—创伤性(并发症)(早期)特指部位

—见损伤血管。

转换主导词查找:

损伤

—血管

—脾

——动脉 S35.2

核对 ICD-10 第一卷,S35.2 腹腔或肠系膜动脉损伤。查看该亚目下注释包括脾动脉的损伤,从而得出编码于 S35.2 腹腔或肠系膜动脉损伤。

1. 医师思路:创伤性假性动脉瘤是血管外科常见多发病,是各类血管损伤的严重并发症。本例患者因外伤致全身多处疼痛 1 天入院。入院后诊断:脾动脉假性动脉瘤并行经皮脾动脉造影+选择性栓塞术。临床医师认为患者本次住院主要针对"脾动脉假性动脉瘤"进行手术治疗,该疾病花费的医疗精力最多,所以选择"脾动脉假性动脉瘤"这个创伤后并发症作为主要诊断。从而忽略了对疾病的发展、转归、治疗和预防都有指导意义的病因诊断应优先作为主要诊断的诊断书写原则。

2. 编码员思路:ICD-10 共分为 22 章,除按照解剖系统分类的各章外,余者是特殊组合章。对于特殊组合章,有不同的分类顺序,其中第十九章"损伤、中毒和外因的某些其他后果"属于一般优先分类章。当某一疾病可以分类到该章节时,应优先分入该章节(除外那些可分入强烈优先分类章的疾病)。所以,本例主要诊断应优先归类到 S35.2。《住院病案首页数据填写质量规范(暂行)》(2016 版)针对主要诊断选择的原则中"多部位损伤,以对健康危害最大的损伤或主要治疗的损伤作为主要诊断。"参照以上原则,本例主要诊断调整为腹腔或肠系膜动脉损伤 S35.200 ,主要手术/操作调整为经导管脾动脉栓塞术 39.7904 正确。

(四) DRG 入组分析

原病历主要诊断编码错误,错编码为 I72.812 脾动脉假性动脉瘤,DRG 入组结果为 QB19 脾切除术,对应权重为 3.34。修正后主要诊断编码为 S35.200 腹腔或肠系膜动脉损伤,DRG 入组结果为 FK19 循环系统诊断伴随呼吸机支持,参考权重为 3.6。

三、 小结

本例中临床疾病及手术诊断名称无误,主要诊断编码错误导致入组错误,其原因为编码员缺乏临床知识、不熟悉编码规则造成。经修正主要诊断的编码后,入组结果由"QB19 脾切除术"改变为"FK19 循环系统诊断伴随呼吸机支持"。因此,针对假性动脉瘤的编码时,要了解其发病机制,区分创伤性与非创伤性。此外,创伤性疾病编码时不要遗漏多处损伤的综合编码,避免编码不当造成高码低编的入组错误。

(邹文通)

第十三章　MDCG：消化系统疾病及功能障碍

第一节　肠套叠

一、疾病 DRG 组调整

患者女性，年龄 1 岁，住院 12 天，医嘱离院，住院总费用 17 892.88 元。原主要诊断支气管肺炎 J18.000，入 EQY 组。根据 DRG 分组原则并结合临床实际，对本病例诊断、手术/操作进行调整修正，见表 13-1-1。

表 13-1-1　肠套叠 DRG 入组错误调整方案

项　　目	原病历 DRG 入组	调整后 DRG 入组
主要诊断与编码	支气管肺炎 J18.000	肠套叠 K56.100
其他诊断与编码	肠套叠 K56.100 低钾血症 E87.600	回肠坏死 K55.000x023 大肠杆菌性肺炎 J15.500 低钾血症 E87.600
手术名称与编码	回肠部分切除术 45.6206	回肠部分切除术 45.6206 回肠回肠吻合术 45.9102
DRG 分组	EQY：呼吸系统疾病歧义组	GB23：小肠、大肠(含直肠)的大手术，伴并发症与合并症
参考权重	1.14	5.57

注："参考权重"根据中卫云 DRG 数据会诊云平台的大数据测算，仅供参考。

二、案例解读

(一) 了解肠套叠

肠套叠是小儿常见的外科急腹症，好发于 2 岁以内的婴幼儿。目前约 90％以上的病例经低压空气灌肠复位等非手术治疗而愈，但仍有少数病例复位失败或发展成肠套叠肠坏死而需手术治疗。肠坏死为肠套叠的常见并发症，是由于肠壁血运障碍造成。本例从主诉、症状、术中所见，应为急性肠套叠所致急性缺血性肠坏死。

(二) 审核出院诊断与手术/操作是否匹配

该患儿因阵发性哭闹伴呕吐 1 天，解血便 20 小时入住小儿外科，诊断为"肠套叠并回肠部分坏死"，予急诊手术回肠部分切除术、回肠吻合术，术后安返病房。小肠部分切除术后两断端必须吻合以重建通畅的肠道，手术记录中亦有回肠端端吻合的描述。故本例手术操作不全，应增补回肠回肠吻合术 45.9102。

（三）调整主要诊断依据

1. 医师思路：本例系转科病例。该患儿因"阵发性哭闹伴呕吐 1 天，解血便 20 小时"入住小儿外科，诊断为"肠套叠并回肠部分坏死"，予急诊手术"开腹回肠部分切除术"；术后 8 天出现发热，考虑支气管肺炎，转儿内科治疗，4 天后好转出院。对于转科病人，临床医师往往会选择本科室诊治的疾病为主要诊断，因此选择支气管肺炎为主要诊断。

2. 编码员思路：《住院病案首页数据填写质量规范（暂行）》（2016 版）主要诊断选择原则第十条规定，"主要诊断一般是患者住院的理由，原则上选择本次住院对患者健康危害最大、消耗医疗资源最多、住院时间最长的疾病诊断"。第十一条之二规定，"以手术治疗为住院目的的，则选择与手术治疗相一致的疾病作为主要诊断"。参照以上原则，本例主要诊断调整为肠套叠 K56.100。

（四）修正其他诊断

手术后肺炎是常见的医院获得性肺炎，是外科手术后常见的并发症之一。根据国内一项大宗病例统计，术后细菌性肺炎的发生率是 21.6％。肺炎在 ICD-10 中，根据病原体的不同可归类到不同的编码。编码"肺炎"时，应注意查看相关检验报告，看是否明确引起肺炎的病原体。该案例中，痰培养结果示"大肠埃希菌"，临床考虑"大肠埃希菌性肺炎"，所以肺炎编码应修正为 J15.5 大肠杆菌性肺炎。

（五）DRG 入组分析

QY 病例（歧义病例）是指由于主要诊断选择错误导致主要诊断与主要手术操作不匹配而无法入组的病例。该病例调整前主要诊断为"支气管肺炎 J18.000"，主要手术为"回肠部分切除术 45.6206"，解剖部位不匹配，无法入组。经修正主要诊断为"K56.100 肠套叠"后，主要诊断与主要手术解剖部位相匹配，进入 GB23 组［小肠、大肠（含直肠）的大手术，伴并发症与合并症］。

三、小结

由于首页的填写由最后出院的科室完成，临床医师往往会选择本科室治疗的疾病作为主要诊断，而忽略了主要诊断选择的"三最"原则，即"应选择本次住院对患者健康危害最大、花费医疗资源最多、住院时间最长的疾病诊断"，导致转科病人的主要诊断选择出现错误。因此，在填写首页诊断信息时，需要仔细核查主要疾病和主要手术的对应情况。

（王小乐）

第二节　空肠恶性肿瘤

一、疾病 DRG 组调整

患者男性,年龄 68 岁,住院 14 天,医嘱离院,住院总费用 33 072.00 元。原主要诊断空肠恶性肿瘤 C17.100,入 GC35 组(小肠、大肠的小型手术,不伴并发症与合并症),参考权重 1.68。根据 DRG 分组原则并结合临床实际,对本病例诊断、手术/操作进行调整修正,见表 13-2-1。

表 13-2-1　空肠恶性肿瘤 DRG 入组错误调整方案

项　　目	原病历 DRG 入组	调整后 DRG 入组
主要诊断与编码	空肠恶性肿瘤 C17.100	空肠恶性肿瘤 C17.100
其他诊断与编码		胆囊结石伴有急性胆囊炎 K80.000
手术名称与编码	空肠病损切除术 45.3300x006 胆囊切除术 51.2200 胃镜检查 44.1300x001 结肠镜检查 45.2300	空肠部分切除术 45.6204 胆囊切除术 51.2200 空肠空肠吻合术 45.9101 胃镜检查 44.1300x001 结肠镜检查 45.2300
DRG 组	GC35:小肠、大肠的小型手术,不伴并发症与合并症	GB25:小肠、大肠(含直肠)的大手术,不伴并发症与合并症
参考权重	1.68	4.70

注:"参考权重"根据中卫云 DRG 数据会诊云平台的大数据测算,仅供参考。

二、案例解读

(一)了解空肠肿瘤

小肠肿瘤的发病率较胃肠道其他部位者低,约占胃肠道肿瘤的 5%,其中恶性肿瘤约占 75%,以腺癌、类癌、恶性淋巴瘤、平滑肌肉瘤比较常见,小肠间质瘤也比较常见。小肠肿瘤的临床诊断主要依靠临床表现和影像学检查。由于小肠肿瘤的临床症状不典型,又缺少早期体征和有效的诊断方法,容易延误诊断。X 线钡剂造影检查是小肠肿瘤的传统检查方法,随着内镜技术和各种影像学检查技术的快速发展,小肠肿瘤的诊断手段有了快速发展,如胶囊内镜检查、双气囊小肠镜、多层螺旋 CT 和磁共振检查等新技术。

对于较大的或局部多发的小肠肿瘤多需行肠段切除吻合术。小肠部分切除术后两断端必须吻合以重建通畅的肠道,吻合方式有端端吻合法、端侧吻合法、侧侧吻合法 3 种。侧侧吻合法也分两种情况。一种为小肠切除术后按侧侧吻合法进行肠道重建;另一种为短路手术,不需要切除小肠,将梗阻近端与远端肠管直接侧侧吻合。恶性肿瘤则需根治术,清扫肠系膜及区域淋巴结,术后根据分期情况选用化疗等进一步治疗。如肿瘤与周围组织浸润固定并有梗阻者,可行短路手术以缓解梗阻。

(二)审核出院诊断与手术/操作是否遗漏

1. 遗漏胆囊结石伴急性胆囊炎诊断:手术操作中有胆囊切除术,但其他诊断没有相应诊断,核查手术记录、病程记录、出院小结,发现其他诊断遗漏,增补胆囊结石伴有急性胆囊炎 K80.000。

2. 手术编码不完善:本例行空肠部分切除术后,进行了肠功能的重建,行小肠-小肠侧侧吻合术。查 ICD-9-CM-3,"45.6 小肠的其他切除术"亚目下提示"另编码":任何同时进行的"非端对端的吻合术(45.90—45.93,45.95)"。应增补空肠空肠吻合术 45.9101。

(三)调整主要手术依据

本例患者是首次到医院确诊空肠恶性肿瘤并行手术。根据《住院病案首页数据填写质量规范(暂行)》(2016 版)针对恶性肿瘤主要诊断选择的原则中第十三条"本次住院针对肿瘤进行手术治疗或进行确诊的,选择肿瘤为主要诊断",主要诊断选择空肠恶性肿瘤C17.100 正确,但主要手术选择有误。

查阅病案,临床医师填写的主要手术名称为"空肠肿瘤切除术",编码员编码"空肠病损切除术 45.3300x006"。肠肿瘤切除方式有多种,其术式可能是肠病损切除术、肠部分切除术、肠全部切除术。根据《国际疾病分类第九版临床修订本手术与操作(ICD-9-CM-3)》中关于肿瘤手术的假定分类,如果切除的方式有多种,而且医师没有指出具体哪一种时,将假定为"病损切除术"进行编码。本例中,编码员根据该假定分类的原则,按"空肠病损切除术"编码。那么,该编码是否正确呢?

答案是否定的。使用该假定分类有一个前提条件是"医师没有指出具体哪一种时",只有在医师未特指的情况下该假定分类才成立。查看患者手术记录:仔细分离肿瘤与大网膜粘连,提起小肠肿瘤,距离肿瘤两侧端小肠约 5 cm,分束结扎小肠系膜,游离肿瘤,将肿物所在肠段拖出腹腔外,连同部分空肠一并切除肿瘤,用强生 75 mm 切割闭合器完成小肠-小肠侧侧吻合。术后病理诊断:小肠梭形细胞肿瘤,考虑间质瘤。通过手术记录可知,临床医师已指出是具体哪一种肠切除术,即"空肠部分切除"。此时,应根据实际肠管切除范围编码,不能使用假定分类原则编码。因此,本例主要手术应调整为空肠部分切除术 45.6204。

(四)DRG 入组分析

DRG 优先分组顺序为手术组>操作组>内科组。根据不同术式,行小肠外科手术的病例可分入以下 4 个相关 DRG 组中:GB23 小肠、大肠(含直肠)的大手术,伴并发症与合并症;GB25 小肠、大肠(含直肠)的大手术,不伴并发症与合并症;GC33 小肠、大肠的小型手术,伴并发症与合并症;GC35 小肠、大肠的小型手术,不伴并发症与合并症。本例原主要手术编码为空肠病损切除术 45.3300x006,入组 GC35 小肠、大肠的小型手术,不伴并发症与合并症,由此可见,"空肠病损切除术 45.3300x006"被 DRG 定义为肠道的小手术。调整后主要手术为"空肠部分切除术 45.6204"，且增加手术编码"空肠空肠吻合术 45.9101"，入组结果调整为"GB25 小肠、大肠（含直肠）的大手术，不伴并发症与合并症"。由此推测，"空肠部分切除术 45.6204"和"空肠空肠吻合术 45.9101"这两种术式至少有一种被 DRG 分组器认定为肠道的大手术。再分别对这两个编码进行模拟分组，结果显示这两种术式均能被 DRG 定义为肠道的大手术。所以，若单纯行肠的吻合术，不伴肠管的切除术，该类病例也可以被 DRG 定义为肠道的大手术。

三、小结

本例属高码低编错误。本例提示，肠肿瘤切除术病案编码时，需要详细查看病程记录及手术记录等相关内容，根据肠管切除的范围给出正确的手术编码。需注意核查手术与疾病之间的对应关系，避免诊断和手术/操作编码遗漏的情况。

（邹文通）

第三节　回肠克罗恩病

一、疾病 DRG 组调整

患者女性，年龄 67 岁，住院 24 天，医嘱离院，住院总费用 48 438.29 元，原主要诊断回肠膀胱瘘 N32.101，入 LQY 组。根据 DRG 分组原则并结合临床实际，对本病例诊断、手术/操作进行调整修正，见表 13－3－1。

表 13－3－1　回肠克罗恩病 DRG 入组错误调整方案

项　目	原病历 DRG 入组	调整后 DRG 入组
主要诊断与编码	膀胱小肠瘘 N32.101	回肠克罗恩病 K50.002
其他诊断与编码	回肠克罗恩病 K50.002 泌尿道感染 N39.000	膀胱小肠瘘 N32.101 泌尿道感染 N39.000
手术名称与编码	回肠部分切除术 45.6206 开腹探查术 54.1100 结肠镜检查 45.2300	回肠部分切除术 45.6206 回肠回肠吻合术 45.9102 开腹探查术 54.1100 结肠镜检查 45.2300
DRG 分组	LQY：肾脏及泌尿系统疾病歧义组	GB25：小肠、大肠（含直肠）的大手术，不伴并发症与合并症
参考权重	0	4.70

注："参考权重"根据中卫云 DRG 数据会诊云平台的大数据测算，仅供参考。

二、案例解读

（一）了解克罗恩病

克罗恩病（Crohn's disease，CD）是累及消化道的慢性、反复发作和非特异性的透壁性炎症，病变呈节段性分布，可累及消化道任何部位，以末端回肠最为常见。其特征为肠壁全层受累，但病变呈跳跃性非特异性肉芽肿性炎症，至今病因不明。腹泻、腹痛、体重下降是常见的早期症状，随着病情的加重可能出现肠梗阻、肠穿孔以及肠瘘等外科并发症。并发症中以肠梗阻最为常见，克罗恩病后期肠腔狭窄，最主要症状即为不完全性肠梗阻；其次为便血，约 31% 的患者有便血；约 1%—2% 的患者发生肠穿孔，慢性穿孔则导致肠外瘘，或与邻近器官相通形成内瘘，如肠膀胱瘘、肠阴道瘘等。肠镜检查对诊断大肠克罗恩病有较高诊断意义，浅行溃疡，鹅卵石样黏膜，尤其病变间出现正常的黏膜。肠黏膜活检虽有诊断价值，但常无特异性，肉芽肿结节则有较高诊断价值，但检出率颇低。克罗恩病目前尚无确切治疗方法，无并发症时以支持治疗为主，有并发症时需行手术治疗。

（二）审核出院诊断与手术操作是否漏填

患者出院诊断有"回肠克罗恩病、膀胱小肠瘘、泌尿道感染"，膀胱小肠瘘和泌尿道感染是回肠克罗恩病常见的并发症，查看手术记录：术中置入强生直线形切割闭合器行小肠小肠侧侧吻合。所以判断病案首页漏填手术/操作：回肠回肠吻合术 45.9102。

（三）调整主要诊断依据

1. 医师思路：克罗恩病是膀胱小肠瘘的病因，膀胱小肠瘘是克罗恩穿透性病变的临床表现，也是最严重的并发症。本例以膀胱小肠瘘的表现入院急诊手术，因此医师选择膀胱小肠瘘为主要诊断。

2. 编码员思路：根据《住院病案首页数据填写质量规范（暂行）》（2016 版）针对主要诊断选择的原则，如果病因诊断能够包括一般的临床表现，则选择病因诊断作为主要诊断；如果出现的临床症状不是病因的常规表现，而是疾病某种严重后果，是疾病发展的某个阶段，选择这个重要的临床表现为主要诊断。本案例中，编码员缺少临床专业知识，不清楚膀胱小肠瘘是克罗恩病常规的临床表现，将膀胱小肠瘘作为主要诊断，造成主要诊断选择错误。根据以上原则，本例主要诊断调整为回肠克罗恩病 K50.002。

（四）DRG 入组分析

QY 病例（歧义病例）是指由于主要诊断选择错误导致主要诊断与主要手术操作不匹配而无法入组的病例。该病例调整前主要诊断为"膀胱小肠瘘 N32.101"，主要手术为"回肠部分切除术 45.6206"，治疗方法即术式不匹配，无法入组。经修正主要诊断为"回肠克罗恩病 K50.002"后，主要诊断与主要手术解剖部位及术式相匹配，进入 GB25 组［小肠、大肠（含直肠）的大手术，不伴并发症与合并症］。

三、小结

有些疾病随着病情的加重可能出现肠梗阻、肠穿孔以及肠瘘等并发症，患者可能因并发症为主诉急诊入院。选择病因诊断还是不同危害程度的临床表现（并发症）为主要诊断，是编码难点。遇到此类情况时，建议以《住院病案首页数据填写质量规范（暂行）》（2016 版）第十一条之一"病因诊断能包括疾病的临床表现，则选择病因诊断作为主要诊断"为依据，多与临床医师沟通，借助临床医师专业知识来解决专业问题。当然，编码员也可以通过查阅相关资料自己解决。

（姚佳欣　陈丹霞）

第四节　单侧腹股沟疝，伴有坏疽

一、疾病 DRG 组调整

患者女性，年龄 47 岁，住院 10 天，死亡，住院总费用 17 317.87 元，原主要诊断肠梗阻伴坏死 K56.603，入 GB25 组（小肠、大肠，直肠的大手术，不伴并发症与合并症），参考权重 4.70。根据 DRG 分组原则并结合临床实际，对本病例诊断、手术/操作进行调整修正，见表 13-4-1。

表 13-4-1　单侧腹股沟疝，伴有坏疽 DRG 入组错误调整方案

项　目	原病历 DRG 入组	调整后 DRG 入组
主要诊断与编码	肠梗阻伴坏死 K56.603	单侧腹股沟疝，伴有坏疽 K40.400
其他诊断与编码	卵巢坏死 N70.901 肝功能不全 K72.905 腹股沟斜疝 K40.901	卵巢坏死 N70.901 感染性休克 R57.200 急性弥漫性腹膜炎 K65.003 呼吸心跳骤停 I46.901 酒精性脂肪肝 K70.000
手术名称与编码	回肠部分切除术 45.6206 回肠-升结肠吻合术 45.9304 单侧卵巢切除术 65.3900x001 肠粘连松解术 54.5903 无创机械性通气 93.9000 气管内插管 96.0400	回肠部分切除术 45.6206 回肠-升结肠吻合术 45.9304 单侧卵巢切除术 65.3900x001 肠粘连松解术 54.5903 无创机械性通气 93.9000 气管内插管 96.0400 心肺复苏 99.6000 开腹探查术 54.1100
DRG 分组	GB25：小肠、大肠（含直肠）的大手术，不伴并发症与合并症	GB23：小肠、大肠（含直肠）的大手术，伴并发症与合并症
参考权重	4.70	5.57

注："参考权重"根据中卫云 DRG 数据会诊云平台的大数据测算，仅供参考。

二、案例解读

（一）了解腹股沟疝伴梗阻

腹外疝是外科常见病，发病率尚无精确统计，估计约为人群的 1.5%。腹外疝是腹腔内脏或组织连同腹膜壁层，通过腹壁或盆腔壁薄弱点突出至体表。腹壁强度降低和腹内压力升高是腹外疝两个基本发病因素。由于各种疝内容物突出腹腔所经的疝门各异，且疝门是各种疝必须具备的病理解剖结构，因此，疝门常被作为腹外疝解剖类型的命名依据，如腹股沟疝、股疝、脐疝、切口疝等。疝内容物以活动度大的内脏为主，其中占绝大多数的是小肠。

发生于腹股沟区的腹外疝统称为腹股沟疝，是最常见的疝类型。一般根据疝内容物是否容易还纳分为易复性腹股沟疝和难复性腹股沟疝。当疝门狭小而腹压骤升时，如体力劳动或用力排便时，则发生嵌顿性腹股沟疝，表现为疝块突然出现并进行性加重的胀痛。大多数患者数小时内出现急性肠梗阻。如嵌顿性腹股沟疝进入绞窄阶段，除了嵌顿表现更为明显外，还可因疝内容物坏死而发生急性感染、脓毒症、感染性休克等，最终患者可因严重脓毒症休克而死亡。本例即如此。

（二）审核出院诊断与手术/操作是否遗漏

1. 遗漏其他诊断：患者入院时已发生绞窄疝、肠梗阻、腹膜炎等，进而发生严重的感染性休克而抢救无效死亡。故其他诊断应增补急性弥漫性腹膜炎 K65.003、感染性休克 R57.200、呼吸心跳骤停 I46.901。

2. 遗漏其他手术/操作：本例因严重感染性休克最终抢救无效死亡，病程记录中有"立即紧急于床边行心肺复苏"，故手术/操作应增补心肺复苏 99.6000。此外，患者因腹痛原因待查入院，是否有行剖腹探查术寻找病因，查看病程记录：患者于急诊行空气灌肠示右中下腹部可见团块状致密影，邻近肠管可疑受推移；急诊送手术室行剖腹探查术。故手术/操作应增补开腹探查术 54.1100。

（三）调整主要诊断依据

1. 医师思路：患者因腹痛原因待查入院，急诊送手术室行剖腹探查术，发现肠梗阻伴有坏死，并行回肠切除术，因此医师选择肠梗阻伴坏死为主要诊断。

2. 编码员思路：在国际疾病分类（ICD-10）中，腹股沟疝和股疝具有相同亚目，腹股沟疝的分类轴心为单/双侧，是否伴有梗阻和坏疽。肠梗阻编码为 K56，如果伴有疝，则要分类到 K40—K46。该患者同时伴有肠梗阻（K56.603）和腹股沟斜疝（K40.901）并合并有肠坏疽，应合并编码为 K40.400。编码员应根据主要诊断选择原则及合并编码相关原则加以调整。死亡病历主要诊断选择，在兼顾主要诊断选择原则的基础上，尽量选择根本死亡原因作为主要诊断，根本死亡原因定义为直接导致死亡的一系列病态事件中最早的那个疾病或损伤。本例主要诊断调整为单侧腹股沟疝，伴有坏疽 K40.400。

（四）修正其他诊断或手术/操作

医师根据肝功能实验室指标谷草转氨酶、谷丙转氨酶、谷氨酰转肽酶、碱性磷酸酶异常,结合临床表现、饮酒史诊断为肝功能不全。阅读病历,该患者影像学提示脂肪肝;病程记录提及酒精性病因引起的脂肪肝;生化指标尚未达到肝衰竭。因此,肝功能不全应修正为酒精性脂肪肝。

(五) DRG 入组分析

本例漏填写"感染性休克 R57.200,急性弥漫性腹膜炎 K65.003,呼吸心跳骤停 I46.901"等重要合并症,导致误入"GB25 小肠、大肠(含直肠)的大手术,不伴并发症与合并症"组。增补漏填写的诊断后,进入"GB23 小肠、大肠(含直肠)的大手术,伴并发症与合并症"组,权重 5.57,更符合本例实际资源消耗情况。

三、小结

在 ICD-10 中,腹股沟疝的分类轴心为单/双侧,是否伴有梗阻和坏疽。编码员应注意按照国际疾病分类编码原则进行合并编码。

(姚佳欣　陈丹霞)

第五节　乙状结肠恶性肿瘤

一、疾病 DRG 组调整

患者女性,年龄 47 岁,住院 14 天,非医嘱离院,住院总费用 44 390.5 元。原主要诊断乙状结肠恶性肿瘤 C18.700,入 GC23 组(肛门及消化道造口手术,伴并发症与合并症),参考权重 1.14。根据 DRG 分组原则并结合临床实际,对本病例诊断、手术/操作进行调整修正,见表 13-5-1。

表 13-5-1　乙状结肠恶性肿瘤 DRG 入组错误调整方案

项　目	原病历 DRG 入组	调整后 DRG 入组
主要诊断与编码	乙状结肠恶性肿瘤 C18.700	乙状结肠恶性肿瘤 C18.700
其他诊断与编码	高血压病 3 级(极高危) I10. x00x032 头皮肿物 R22.002 肠梗阻 K56.700 肝占位性病变 R93.203 盆腔积液 N94.806 频发性室性期前收缩 I49.300x001 低氧血症 R09.001 胸腔积液 J94.804 肺不张 J98.101 肺诊断性影像检查的异常所见 R91.x00 肺炎 J18.900	高血压病 3 级(极高危) I10. x00x032 头皮肿物 R22.002 肠梗阻 K56.700 肝占位性病变 R93.203 盆腔积液 N94.806 频发性室性期前收缩 I49.300x001 低氧血症 R09.001 胸腔积液 J94.804 肺不张 J98.101 肺诊断性影像检查的异常所见 R91.x00 肺炎 J18.900

续表

项 目	原病历 DRG 入组	调整后 DRG 入组
手术名称与编码	乙状结肠病损切除术 45.4104 结肠造口术 46.1000	乙状结肠部分切除术 45.7601 结肠造口术 46.1000
DRG 分组	GC23：肛门及消化道造口手术，伴并发症 与合并症	GB23：小肠、大肠（含直肠）的大手术，伴 并发症与合并症
参考权重	1.14	5.57

注："参考权重"根据中卫云 DRG 数据会诊云平台的大数据测算，仅供参考。

二、案例解读

（一）调整主要手术依据

1. 医师思路：回顾病程记录，患者主因腹痛伴停止排气、排便 1 周入院。入院后查体：腹膨隆，腹软，全腹压痛，无反跳痛及肌紧张，无腹部包块，肝脾肋下未触及，腹部叩诊呈鼓音，听诊肠鸣音弱，可闻及气过水声。余查体未见明显异常。血肿瘤标志物明显升高。腹部 CT 示乙状结肠管腔狭窄，不除外结肠肿瘤、肝转移。入院后第二天患者腹痛、腹胀等肠梗阻症状加重，急诊行乙状结肠肿瘤切除术、降结肠造口术，手术顺利。术后病理报告：结肠中-低分化腺癌。医师将主要手术书写为乙状结肠肿瘤切除术，未准确指出手术切除范围，在医院内临床字典数据库可能被笼统地分类为"乙状结肠病损切除术45.4104"。

2. 编码员思路：医师手术名称习惯书写为乙状结肠肿瘤切除术，未明确指出手术切除范围。在医院内临床字典数据库可能被笼统地分类为"乙状结肠病损切除术45.4104"，导致编码错误。根据《住院病案首页数据填写质量规范（暂行）》（2016 版）手术操作名称书写要求，手术操作名称一般由入路、部位（范围）、术式、疾病性质等要素构成。编码员通过阅读手术记录发现手术切除范围为结肠肿瘤及部分肠管的切除，"乙状结肠病损切除术"与实际手术范围不符。按照手术记录描述的手术切除范围，主要诊断应调整为乙状结肠部分切除术 45.7601。

（二）DRG 入组分析

本例因为首页手术操作编码错误，"乙状结肠部分切除术 45.7601"错编码为"乙状结肠病损切除术 45.4104"，导致本应入组大手术组"GB2 小肠、大肠（含直肠）的大手术"变成入组小型手术组"GC2 肛门及消化道造口手术"，权重也由 5.57 减为 1.14。手术难度和资源消耗也明显被低估。

三、小结

编码错误导致本应入组大手术组变成入组小型手术组，手术难度和资源消耗也明显被低估，可见了解各类手术入路、部位（范围）、术式、疾病性质等要素构成的重要性。通读病历是编码专业提出的解决此类问题的方法，但基于目前编码员的知识结构，以及医学的复杂性及专业细分程度,编码员是无法通过通读病历了解疾病诊断及治疗过程的,所以更有效的解决方法是通过与临床医师沟通配合自身学习的方式来解决此类问题。

(张红敏　赵慧智)

第六节　多发性结肠息肉

一、疾病 DRG 组调整

患者男性,年龄 51 岁,住院 34 天,医嘱离院,住院总费用 25 598.63 元,原主要诊断肝硬化失代偿期 K74.607,入 HQY 组。根据 DRG 分组原则并结合临床实际,对本病例诊断、手术/操作进行调整修正,见表 13-6-1。

表 13-6-1　多发性结肠息肉 DRG 入组错误调整方案

项　　目	原病历 DRG 入组	调整后 DRG 入组
主要诊断与编码	肝硬化失代偿期 K74.607	多发性结肠息肉 K63.504
其他诊断与编码	贫血 D64.900 前列腺增生 N40.x00 肺炎 J18.900 多发性结肠息肉 K63.504	胃内异物 T18.200 肝硬化失代偿期 K74.607 酒精性肝硬化伴食管胃底静脉曲张 K70.300x006＋I98.2* 脾功能亢进 D73.100 缺铁性贫血 D50.900 革兰阴性细菌性肺炎 J15.600x002 前列腺增生 N40.x00
手术名称与编码	内镜下结肠病损切除术 45.4302 内镜下胃内异物去除 98.0301	内镜下大肠息肉切除术 45.4200 内镜下胃内异物去除 98.0301
DRG 分组	HQY:肝、胆、胰疾病歧义组	GJ13:消化系统其他手术,伴并发症与合并症
参考权重	—	2.45

注:"参考权重"根据中卫云 DRG 数据会诊云平台的大数据测算,仅供参考。

二、案例解读

(一)审核出院诊断与手术/操作是否遗漏

1. 遗漏胃内异物:查看病案首页,患者门诊以"酒精性肝病"收入院,手术及操作项目有"内镜下胃内异物去除",而无对应的疾病诊断。《住院病案首页数据填写质量规范(暂行)》(2016 版)第二十条规定:"下列情况应当写入其他诊断:入院前及住院期间与主要疾病相关的并发症;现病史中涉及的疾病和临床表现;住院期间新发生或新发现的疾病和异常所见;对本次住院诊治及预后有影响的既往疾病。"故其他诊断应增补胃内异物 T18.200。

2. 遗漏肝硬化相应诊断：肝硬化的诊断包括以下几点：① 有明确的慢性肝病基础，伴门静脉高压的临床表现，如脾大伴脾功能亢进、腹水、食管胃底静脉曲张，B 超和（或）CT、MRI 检查符合肝硬化表现；② 肝脏穿刺病理活检诊断为肝硬化。本例入院时已呈肝硬化失代偿期，入院诊断为"酒精性肝病"，故患者为酒精性肝硬化失代偿期，必然存在食管胃底静脉曲张和脾功能亢进等，故其他诊断应增补酒精性肝硬化伴食管胃底静脉曲张 K70.300x006＋I98.2*，脾功能亢进 D73.100。

（二）调整主要诊断依据

1. 医师思路：患者入院诊断为酒精性肝病，因肝脏疾病是患者住院的缘由，住院过程中检查出结肠息肉、胃内异物并做了相应治疗，而且相对于结肠息肉，肝硬化失代偿期更为严重。

2. 编码员思路：《住院病案首页数据填写质量规范（暂行）》（2016 版）针对主要诊断选择的原则中第二十二条："多个术式时，主要手术首先选择与主要诊断相对应的手术。一般是技术难度最大、过程最复杂、风险最高的手术，应当填写在首页手术操作名称栏中第一行……仅有操作时，首先填写与主要诊断相对应的、主要的治疗性操作（特别是有创的治疗性操作），后依时间顺序逐行填写其他操作。"在原病案首页中，患者出院诊断有"肝硬化失代偿期、贫血、前列腺肥大（增生）、肺炎、多发性结肠息肉"，而手术操作填写"内镜下结肠病损切除术、内镜下胃内异物去除"，主要诊断与主要手术操作不匹配，进入歧义组。参照以上原则，本例主要手术/操作是内镜下结肠病损切除术 45.4302，故主要诊断应调整为多发性结肠息肉 K63.504。

（三）修正其他诊断/手术操作

1. 肺炎调整为革兰阴性细菌性肺炎：国际疾病分类是一个根据临床流行病学特点编著的疾病分类方案，强调疾病的流行性，也强调临床的专科性。ICD-10 中肺炎以病因作为分类轴心，不同的病因有不同的编码，分组差别很大，见表 13-6-2。

表 13-6-2 不同病因肺炎 ICD 编码

疾病名称	疾病编码	ICD-10 归属章
病毒性肺炎	J12.9	第 10 章 不可归类于他处的未特指病毒性肺炎
流感病毒性肺炎	J11.0	第 10 章 未标明病毒的流感引起的肺炎
操作后肺炎	J95.8	第 10 章 其他操作后的肺炎
创伤性肺炎	T79.8	第 19 章 创伤的其他早期并发症
卡氏肺囊虫性肺炎	B59＋J17.3*	第 1 章 肺孢子虫病
新生儿衣原体性肺炎	P23.1	第 1 章 衣原体性先天性肺炎

肝硬化失代偿期肝脏代偿功能及免疫力均下降，更易发生感染，常见感染部位包括呼吸道（以肺部感染为主）、腹腔（自发性细菌性腹膜炎）、泌尿系统感染及全身感染等。慢性肝硬化失代偿期患者院内感染风险高，而病原菌类型以革兰阴性为主，其中大肠埃希菌、肺炎克雷伯杆菌、铜绿假单胞菌等通常由患者胃肠道内菌群失衡导致肠黏膜屏障

功能下降和细菌移位所引起,且当机体免疫能力减弱时尤其易诱发肠外感染及呼吸道感染。推测患者为入院后发生的肺炎,故将肺炎调整为"革兰阴性细菌性肺炎"。但准确调整应全面查阅患者病程记录,根据住院期间的血液、腹水、排泄物等病原学检查结果调整。

2. 贫血调整为缺铁性贫血:肝硬化患者大多有轻度、中度贫血。肝脏中的铁调控基因控制铁的释放和存储,肝脏损害后,出现调控基因功能的异常,引起铁代谢的不平衡,是铁相关贫血的原因之一。贫血还与 FA、维生素 B_{12} 等有关,门静脉高压性胃病(PHG)影响 FA、维生素 B_{12} 的吸收,肝脏损害影响其贮存和红细胞合成,缺铁是肝硬化患者贫血最主要的病因,故将其他诊断中"贫血 D64.900"调整为"缺铁性贫血 D50.900",且可根据患者血液检查结果按轻度贫血、中度贫血、重度贫血进行补充编码。

3. 内镜下结肠病损切除术 45.4302 修正为内镜下大肠息肉切除术 45.4200。

(四) DRG 入组分析

1. 本次住院以治疗多发性结肠息肉为主,故主要诊断应选择对应本次住院治疗的疾病。本例主要诊断选择错误,主要手术与主要诊断不匹配,导致进入 QY 组。同时,其他诊断漏填或填写错误,也影响 DRG 入组。

2. 内镜下大肠息肉切除术 45.4200,内镜下胃内异物去除 98.0301 在 DRG 分组规则中被定义为操作,但 DRG 分组却进入手术组"GJ1 消化系统其他手术",存在矛盾。

三、小结

本例操作性编码进入手术组可能还存在另一种情况,患者以治疗肝硬化失代偿为主,住院期间同时做了胃镜、肠镜等检查,发现疾病并及时治疗。DRG 分组经常把这类情况分组到 QY 组,是不符合临床实际情况的,这也是分组规则要不断完善的原因。希望能多听取临床专家的意见。

(周　敏)

第七节　结肠出血

一、疾病 DRG 组调整

患者女性,年龄 28 岁,住院 6 天,医嘱离院,住院总费用 7 134.09 元。原主要诊断手术后肠出血 T81.015,入 VQY 组。根据 DRG 分组原则并结合临床实际,对本病例诊断、手术/操作进行调整修正,可有两种方案,见表 13 - 7 - 1、表 13 - 7 - 2。

表 13-7-1 结肠出血 DRG 入组错误调整方案一

项　目	原病历 DRG 入组	调整后 DRG 入组
主要诊断与编码	手术后肠出血 T81.015	手术后肠出血 T81.015
其他诊断与编码		
手术名称与编码	内镜下结肠止血术 45.4304	手术后伤口止血术 39.9801
DRG 分组	VQY:创伤、中毒及药物毒性反应歧义组	VT15:医疗后遗症,不伴并发症与合并症
参考权重	0	1.02

注:"参考权重"根据中卫云 DRG 数据会诊云平台的大数据测算,仅供参考。

表 13-7-2 结肠出血 DRG 入组错误调整方案二

项　目	原病历 DRG 入组	调整后 DRG 入组
主要诊断与编码	手术后肠出血 T81.015	结肠出血 K92.206
其他诊断与编码		
手术名称与编码	内镜下结肠止血术 45.4304	内镜下结肠止血术 45.4304
DRG 分组	VQY:创伤、中毒及药物毒性反应歧义组	GK25:结肠镜治疗操作,不伴并发症与合并症
参考权重	0	0.69

注:"参考权重"根据中卫云 DRG 数据会诊云平台的大数据测算,仅供参考。

二、 案例解读

(一)了解结肠息肉切除术后出血

近年来,随着肠息肉检出率的增加,内镜下息肉切除术因创伤小、疗效确切等诸多优点已成为预防结直肠癌最有效和最可控的手段。有文献报道,内镜检出、摘除息肉可使结直肠癌的发生减少 76%—90%。然而,内镜下肠息肉切除术后并发症也不容忽视,其中最常见的并发症是出血。肠息肉切除术后出血指因肠镜下肠息肉切除后息肉残端创面的出血,根据出血时间划分为术中出血和迟发性出血。息肉切除过程中出血称术中出血。迟发性出血分为早期迟发性出血和晚期迟发性出血,术后 24 小时内出血称为早期迟发性出血,术后 1—30 天内出血称为晚期迟发性出血。文献报道息肉切除术后迟发性出血的发生率大约为 1%—6%。同时也根据出血量分为少量出血、中等量出血和大量出血,少数患者可能因大量出血导致失血性休克,甚至死亡。

肠息肉切除术后出血采取的止血方法主要有电凝止血、氩气喷凝、止血夹封闭创面、喷洒止血药物、肠镜下注射止血药物等,通常认为内镜下止血治疗是相对安全、有效的方法,故临床多采取本方法。

(二)调整主要诊断依据

1. 医师思路:患者青年女性,因便血 2 周、再发 3 天入院。2 周前因便血入院,行肠镜检查提示乙状结肠息肉,于肠镜下行乙状结肠息肉电凝电切术。近 3 天再发生血便,二次入院。入院后肠镜检查可见一钛夹残留并可见一血管残端,考虑原息肉电凝伤口钛夹脱落后血管残端出血,于内镜下予尼龙绳套扎根部后予一枚钛夹夹闭创面。术后无再解血便,考虑无活动性出血,予止血、营养支持等治疗后好转出院。患者为结肠息肉切除术后再发血便,结合内镜所见,明确主要诊断为手术后肠出血,主要手术为内镜下结肠止血术。

2. 编码员思路:消化道出血是一个双轴心分类的编码,分类轴心为病因和部位,而编码也会因为不同的病因和出血部位而有所不同。通过主导词"出血",查 ICD-10 第三卷:

出血
—并发
——手术操作 T81.0
—肠(道)K92.2

核对第一卷:K92.2 未特指的胃肠出血,T81.0 并发于操作的出血和血肿,不可归类在他处,包括了操作造成的任何部位的出血。K92.2 无特异性,通过阅读病案查找消化道出血发生的原因,此例为手术后肠出血,主要诊断编码应为 T81.0。

(三)调整主要手术依据

构成手术名称的主要成分包括部位、术式、入路和疾病性质,手术目的也会对编码造成影响。其中,手术部位和术式尤为重要,是手术名称的核心分类轴心。手术操作名称"止血术"在编码查找过程中都可用"控制"做主导词,但是否为手术操作后的出血及出血的解剖部位、手术方式的不同,都会造成编码的不同。

控制
—出血 39.98
——扁桃体(手术后)28.7
——肛门(手术后)49.95
——甲状腺(手术后)06.02
——结肠 45.49
———内镜的 45.43
——膀胱(手术后)57.93
——手术后 NEC39.98
核对类目表,39.98 出血控制 NOS
手术后出血的控制 NOS
不包括:出血控制(手术后):
肛门(49.95)
膀胱(57.93)
前列腺(60.94)

扁桃体(28.7)

45.43 内镜下结肠出血控制

在查找编码的过程中,我们发现扁桃体、肛门、甲状腺、膀胱手术后止血术均有明确编码,而肠手术后止血术没有,根据部位和术式是手术名称的核心分类轴心原则,应选择编码结肠息肉术后出血止血术 45.43,而不能选择部位与术式都不明确的编码手术后出血控制 39.98。

(四) DRG 入组分析

原病案中,DRG 分组器判断为主要手术(内镜下结肠止血术 45.4304)与主要诊断(手术后肠出血 T81.015)存在歧义,故入 QY 组。通过修改手术编码为手术后伤口止血术 39.9801,进入 VT15 组(医疗后遗症,不伴并发症与合并症)。但根据 DRG 编码规则,T 组为内科组,本组是内镜下治疗操作,故入组不当。根据编码原则可知,手术的部位和术式是手术编码的核心分类轴心,手术后伤口止血术 39.9801 并不是恰当的编码。

进一步修改主要诊断为结肠出血 K92.206,手术/操作调整为内镜下结肠止血术 45.4304,进入 GK25(结肠镜治疗操作,不伴并发症与合并症)。但是,消化道出血以病因和部位为双轴心分类,以结肠出血为主要诊断并不能完整体现患者的病因,故编码 K92.206 也不准确。综合分析,主要手术(内镜下结肠止血术 45.4304)与主要诊断(手术后肠出血 T81.015)才是最符合患者病情的,但是不可避免进入歧义组的问题。

三、 小结

本案例原诊断与手术选择及编码并无错误,而 DRG 分组结果入歧义组。笔者认为不能因为 DRG 分组器目前的不完善而违反正确的主要诊断选择或编码原则,DRG 分组器仍需不断维护与更新,其适用性最终还是由实践中的使用情况来评价,且随着临床诊疗实践的不断发展和 DRG 的临床分组持续的修正,DRG 分组规则会越来越科学、越来越符合临床实际。

(郑东阳)

第十四章　MDCH：肝、胆、胰疾病及功能障碍

第一节　肝细胞癌

一、疾病 DRG 组调整

患者男性,年龄53岁,住院23天,医嘱离院,住院总费用45 308.64元。原主要诊断肝细胞癌C22.000,入 HC35 组(胆囊切除手术,不伴并发症与合并症),权重2.44。根据 DRG 分组原则并结合临床实际,对本病例诊断、手术/操作进行调整修正,可有两种方案供参考,见表14-1-1及表14-1-2。

表14-1-1　肝细胞癌 DRG 入组错误调整方案一

项　　目	原病历 DRG 入组	调整后 DRG 入组
主要诊断与编码	肝细胞癌 C22.000	肝细胞癌 C22.000
其他诊断与编码	前列腺增生 N40.x00 主动脉硬化 I70.000x003 低蛋白血症 E77.801 中度贫血 D64.902 胆囊胆固醇沉着症 K82.400	胆囊胆固醇沉着症 K82.400 低蛋白血症 E77.801 肿瘤性贫血 D48.906＋D63.0* 中度贫血 D64.902 主动脉硬化 I70.000x003 前列腺增生 N40.x00
手术名称与编码	肝病损切除术 50.2908 胆囊切除术 51.2200	肝叶切除术 50.3x00 胆囊切除术 51.2200
DRG 分组	HC35:胆囊切除手术,不伴并发症与合并症	HB15:胰、肝切除和/或分流手术,不伴重要并发症与合并症
参考权重	2.44	5.90

注:"参考权重"根据中卫云 DRG 数据会诊云平台的大数据测算,仅供参考。

表14-1-2　肝细胞癌 DRG 入组错误调整方案二

项　　目	原病历 DRG 入组	调整后 DRG 入组
主要诊断与编码	肝细胞癌 C22.001	肝细胞癌 C22.001
其他诊断与编码	前列腺增生 N40.x00 主动脉硬化 I70.000x003	草莓状胆囊 K82.400x001 主动脉硬化 I70.000x003

续表

项 目	原病历 DRG 入组	调整后 DRG 入组
	低蛋白血症 E77.801 中度贫血 D64.902 胆囊胆固醇沉着症 K82.400	低蛋白血症 E77.801 肿瘤性贫血 D48.906＋D63.0* 中度贫血 D64.902 前列腺增生 N40.x00
手术名称与编码	肝病损切除术 50.2908 胆囊切除术 51.2200	部分肝切除术 50.2200 胆囊切除术 51.2200 腹腔淋巴结清扫术 40.5908
DRG 分组	HC35：胆囊切除手术，不伴并发症与合并症	HB15：胰、肝切除和/或分流手术，不伴重要并发症与合并症
参考权重	2.44	5.90

注："参考权重"根据中卫云 DRG 数据会诊云平台的大数据测算，仅供参考。

二、案例解读

（一）了解肝细胞癌

肝细胞癌是我国常见的恶性肿瘤之一，按肿瘤大小分为微小肝癌（直径≤2 cm）、小肝癌（2 cm＜直径≤5 cm）、大肝癌（5 cm＜直径≤10 cm）和巨大肝癌（直径＞10 cm）。原发性肝癌极易侵犯门静脉分支，癌栓经门静脉系统形成肝内播散，早诊断早治疗是提高疗效的关键。肝细胞癌的发病原因与机制目前尚不明确，多认为与乙型肝炎病毒和丙型肝炎病毒感染、摄入被黄曲霉毒素污染的食物、酒精性肝硬化等密切相关。肝细胞癌的早期临床表现不典型，中晚期可以表现为肝区疼痛、全身及消化道症状、肝大等症状，出现消化道出血、肝癌破裂出血、肝肾衰竭等并发症，此时已经失去手术时机，预后多不良。

目前肝切除仍是治疗肝癌首选和最有效的方法，及早切除是改善预后、提高患者生存率的关键，肿瘤大小与患者五年生存期呈正相关性。对肝癌患者而言，肝癌的切除治疗应符合以下几个条件：① 病变局限于半肝或一叶者；② 腹水、黄疸或远处转移不明显者；③ 肝代偿功能无明显异常；④ 主要脏器功能耐受者；⑤ 原发病灶可切除或已切除者；⑥ 病灶未出现转移或转移病灶得到有效治疗者；⑦ 肝切除量不到70％的肝功能正常者，中度肝硬化程度在50％以下者，仅可对左半肝进行切除；⑧ 手术切除后出现复发、病灶局限转移性肝癌患者，若符合手术条件，也可考虑行手术治疗方案，以降低并发症发生风险，清除残余癌细胞，降低疾病复发率。肝切除术的应用应遵循完整切除肿瘤、确保边缘无残留肿瘤的彻底性原则和对正常肝脏组织予以最大限度的保护以减少出现并发症的概率和围术期病死率的安全性原则。

（二）审核出院诊断与手术/操作是否遗漏

1. 遗漏贫血病因编码：本例其他诊断中度贫血 D64.902，考虑贫血与肿瘤相关，还应增加编码：肿瘤性贫血 D48.906＋D63.0*。

2. 肿瘤的切除术不仅仅是病损的切除，而且可能是器官部分或全部的切除，有些恶性肿瘤的手术还包括对周围组织的切除。有的术式包括了淋巴结清扫,没有的,需另编码淋巴结清扫术。本例肝癌的切除手术未做肝移植,不适于肝全切除术,应参照具体的切除范围按肝大部(或部分)切除术分类。具体参见类目 50.2 肝组织或肝病损的局部切除术或破坏术和 50.3 肝叶切除术。类目 50.2 肝组织或肝病损的局部切除术或破坏术不包括淋巴结的清扫,故还应增加腹腔淋巴结清扫术 40.5908;如果术中所见合并有腹腔粘连,还应增加腹腔粘连 K66.007 及腹腔粘连松解术 54.5901。

(三)调整主要手术依据

1. 医师思路:本例为肝细胞癌手术切除案例,门诊以"肝占位性病变"收入院,手术治疗后病理诊断为"肝细胞癌",肝细胞癌是本次住院的原因,也是最严重的疾病,所以选择肝细胞癌为主要诊断;相对应的主要手术/操作就是肝癌的切除手术。

2. 编码员思路:本例主要手术名称为肝病损切除术 50.2908,手术编码 50.2 表示肝组织或肝病损的局部切除术。"病损切除术"通常只是对疾病发生的局部位置手术,其范围较小,不累及正常组织。对恶性肿瘤的切除,不仅限于病损的切除,而且可能是器官部分或全部的切除,部分恶性肿瘤的手术还包括对周围组织的切除。所以编码员一定要在明确手术切除范围后再进行编码。只针对局部病灶予以切除,达不到根治的目的,所以肝病损切除术与主诊断肝细胞癌不匹配。《住院病案首页数据填写质量规范(暂行)》(2016 版)针对主要诊断选择的原则中第十三条规定:"肿瘤类疾病按以下原则选择主要诊断:(一)本次住院针对肿瘤进行手术治疗或进行确诊的,选择肿瘤为主要诊断。"第二十二条规定:"多个术式时,主要手术首先选择与主要诊断相对应的手术。一般是技术难度最大、过程最复杂、风险最高的手术,应当填写在首页手术操作名称栏中第一行。"参照以上原则,与主要诊断肝细胞癌相对应的手术应为肝叶切除术或肝段切除术,肝叶或肝段明确指出了手术切除范围,因此主要手术肝病损切除术 50.2908 应修正,可根据手术记录的具体情况,相应调整为部分肝切除或肝叶、肝段、半肝切除术等。对于某些恶性肿瘤的切除术,要在明确手术切除的范围后再进行编码。ICD-9 国家临床版 2.0 中肝切除术的相关编码参见表 14-1-3。

表 14-1-3 肝切除术相关 ICD-9 编码

手术名称	编　码
部分肝切除术	50.2200
肝Ⅱ段切除术	50.2200x003
肝Ⅲ段切除术	50.2200x004
肝Ⅳ段切除术	50.2200x005
肝Ⅴ段切除术	50.2200x006
肝Ⅵ段切除术	50.2200x007
肝Ⅶ段切除术	50.2200x008

续表

手术名称	编　码
肝Ⅷ段切除术	50.2200x009
肝楔形切除术	50.2201
肝段切除术	50.2202
腹腔镜下肝段切除术	50.2203
腹腔镜下肝楔形切除术	50.2204
腹腔镜下肝部分切除术	50.2205

（四）修正其他诊断

1. 修正胆固醇性胆囊炎：慢性胆囊炎的病因和病理解剖可分为下列三类，不同的病因常形成不同的病变：① 感染性胆囊炎；② 代谢性胆囊炎；③ 阻塞性胆囊炎。其中代谢性胆囊炎是由于胆固醇代谢紊乱，致胆固醇酯沉积在胆囊的黏膜上，引起慢性胆囊炎。胆囊黏膜一旦有胆固醇酯浸润沉淀，常伴有轻度炎症。约半数病例胆囊内可有胆固醇结石形成。胆囊外观多无明显异常，囊壁有时稍增厚，颜色较苍白，不再呈现正常的蓝绿色，胆囊切开可见黏膜有较明显的充血肥厚，黏膜有无数黄白色的胆固醇酯沉淀，形如草莓，故本病亦称"草莓胆囊"。在 ICD-10 国家临床版 2.0 中，此类胆囊炎编码为胆囊胆固醇沉着症 K82.400 或草莓状胆囊 K82.400x001。编码过程如下：

查 ICD-10 第三卷：

胆固醇沉着症（胆囊）K82.4

核对 ICD-10 第一卷，编码于 K82.4 正确。

2. 修正其他诊断顺序：根据《住院病案首页数据填写质量规范（暂行）》（2016 版）第十九条规定，填写其他诊断时，先填写主要疾病并发症，后填写合并症；先填写病情较重的疾病，后填写病情较轻的疾病；先填写已治疗的疾病，后填写未治疗的疾病。参照以上原则，将原病历其他诊断的顺序进行了修正。故其他诊断顺序调整为：胆囊胆固醇沉着症 K82.400 或草莓状胆囊 K82.400x001；低蛋白血症 E77.801；肿瘤性贫血 D48.906＋D63.0*；中度贫血 D64.902；主动脉硬化 I70.000x003；前列腺增生 N40.x00。

（五）DRG 入组分析

本例因为首页手术操作编码错误，"部分肝切除术 50.2200"错编码为"肝病损切除术 50.2908"，导致本应入组手术难度高的"HB1 胰、肝切除和/或分流手术"组，变成入组手术难度相对较低的"HC3 胆囊切除手术"组，权重也由 5.90 减为 2.44。手术难度和资源消耗也明显被低估。

三、小结

编码错误导致本应入组手术难度高的变成入组手术难度相对较低的，手术难度和资源消耗也明显被低估，可见了解各类手术入路、部位（范围）、术式、疾病性质等要素构成的重要性。编码员应重视基本功培养和训练。

（周　敏　刘　红）

第二节　胆囊恶性肿瘤

一、疾病 DRG 组调整

患者女性,年龄 62 岁,住院 19 天,医嘱离院,住院总费用 56 499.89 元。原主要诊断胆囊恶性肿瘤 C23.x00,入 HJ13 组(与肝、胆或胰腺疾患有关的其他手术,伴并发症与合并症),权重 2.76。根据 DRG 分组原则并结合临床实际,对本病例手术/操作进行调整修正,见表 14-2-1。

表 14-2-1　胆囊恶性肿瘤 DRG 入组错误调整方案

项　目	原病历 DRG 入组	调整后 DRG 入组
主要诊断与编码	胆囊恶性肿瘤 C23.x00	胆囊恶性肿瘤 C23.x00
其他诊断与编码	腹腔继发恶性肿瘤 C79.809 梗阻性黄疸 K83.109	梗阻性黄疸 K83.109 十二指肠梗阻 K31.500 腹腔继发恶性肿瘤 C79.809
手术名称与编码	胃转流术[胃-肠搭桥吻合术] 44.3901	胆管引流术 51.5900x005 胃空肠吻合术(旁路) 44.3903
DRG 分组	HJ13:与肝、胆或胰腺疾患有关的其他手术,伴并发症与合并症	HC23:除仅做胆囊切除术以外的胆道手术,伴并发症与合并症
参考权重	2.76	4.65

注:"参考权重"根据中卫云 DRG 数据会诊云平台的大数据测算,仅供参考。

二、案例解读

(一)了解胆囊恶性肿瘤

胆道系统包括肝内和肝外胆管、胆囊和胆囊管,起始于毛细胆管,终末端与胰管汇合,开口于十二指肠乳头,解剖结构比较复杂。胆道系统具有分泌、贮存、浓缩、输送胆汁和调节胆道压力的功能。胆囊癌以女性多见,好发于 60 岁以上患者,胆囊癌的症状隐蔽且不典型,不易为患者所关注,因此待诊断明确时,其病情已多属中、晚期,根治机会不多。因胆道系统解剖结构比较复杂,胆囊癌发展很容易侵犯胆道而造成梗阻性黄疸。梗阻性黄疸主要由于肝外或肝内胆管部分或完全机械性梗阻,胆汁由胆管排入肠道的过程受到阻碍,导致胆汁淤滞、酯型胆红素反流入血而引起。对于发生梗阻性黄疸的胆囊癌多数只能行姑息性手术以解决胆道梗阻。姑息性手术方式主要有胆肠吻合内引流术和胆管内置管外引流术。

（二）审核出院诊断与手术操作是否漏填

1. 遗漏其他诊断:本例为女性,62 岁,主要诊断胆囊恶性肿瘤,其他诊断腹腔继发恶性肿瘤、梗阻性黄疸,行胃肠吻合术,由此判断本例胆囊恶性肿瘤病程较晚,肿瘤范围广,侵及肝门部血管及胆管。解剖上肝外胆管与胆囊关系较十二指肠与胆囊的关系更密切,胆囊癌随病程的发展首先侵犯肝外胆道而引起梗阻性黄疸,病变继续发展才有引起十二指肠梗阻的可能。临床上为解除十二指肠梗阻,多施行胃空肠吻合术。因此,判断本例遗漏其他诊断十二指肠梗阻 K31.500。

2. 遗漏其他手术:梗阻性黄疸是临床较常见的病理状态。由于胆汁及其诸多成分不能流入肠内(尤其是完全性梗阻者),引起肝功能、肾功能、胃肠功能、凝血功能、免疫系统等一系列病理生理改变,如不行胆道引流,则患者很快引起肝衰竭、肾衰竭、水电解质及酸碱平衡紊乱,继而引起多脏器功能衰竭而死亡。因此,梗阻性黄疸的治疗原则是尽早行胆道引流。本例梗阻性黄疸诊断明确,但手术操作项目缺如胆管引流术,应增补胆管引流术 51.5900x005。当然,准确调整应参照病程及手术记录。

（三）调整主要手术依据

本例主要诊断胆囊恶性肿瘤,姑息性行胃空肠吻合术、胆管引流术。哪个术式作为主要手术更加合适,笔者认为梗阻性黄疸容易引发多器官功能衰竭,其后果更为严重;而十二指肠梗阻主要是因患者进食障碍、营养不良、水电解质及酸碱平衡紊乱。两者相比较梗阻性黄疸的治疗较十二指肠梗阻的治疗更迫切。根据《住院病案首页数据填写质量规范(暂行)》(2016 版)第二十二条规定:"多个术式时,主要手术首先选择与主要诊断相对应的手术。一般是技术难度最大、过程最复杂、风险最高的手术。"所以主要手术选择胆管引流术更准确,因此修正主要手术为:胆管引流术 51.5900x005。

（四）修正其他诊断与手术

1. 调整其他诊断顺序:根据《住院病案首页数据填写质量规范(暂行)》(2016 版)第十九条规定,填写其他诊断时,先填写主要疾病并发症,后填写合并症;先填写病情较重的疾病,后填写病情较轻的疾病;先填写已治疗的疾病,后填写未治疗的疾病。参照以上原则,将原病历其他诊断的顺序进行了修正:

梗阻性黄疸 K83.109

十二指肠梗阻 K31.500

腹腔继发恶性肿瘤 C79.809

2. 修正其他手术:原首页手术填写了胃转流术[胃-肠搭桥吻合术] 44.3901,胃肠转流手术适应证是 2 型糖尿病,是通过胃减容术、胃肠吻合术、肠肠吻合术,改变食物的生理流向,术后转流区 K 细胞不再接受食物刺激,停止分泌胰岛素抵抗因子,胰岛素抵抗现象消失,进而糖代谢恢复正常。因此,胃转流术[胃-肠搭桥吻合术]应为手术名称与编码错误。再根据病情分析,患者有十二指肠梗阻,可调整为胃空肠吻合术(旁路)44.3903,但准确调整应根据手术记录。

(五) DRG 入组分析

本例主要诊断为胆囊恶性肿瘤,主要手术为胃转流术[胃-肠搭桥吻合术],分组器识别为胆囊疾病所进行的胃肠道手术,结果进入 HJ13 组(与肝、胆或胰腺疾患有关的其他手术,伴并发症与合并症),参考权重仅 2.76。经调整主要手术为胆管引流术,进入 HC23 组(除仅做胆囊切除术以外的胆道手术,伴并发症与合并症),权重增加到 4.65,与患者实际产生的住院费用较为相近。

三、小结

胆囊恶性肿瘤确诊时多为中晚期,以姑息性手术为主。应注意准确填写手术名称并正确编码,避免填写错误导致错误入组。同期行多个手术时,应评估哪个手术技术难度最大、过程最复杂、风险最高,解决最为重要的并发症。本例由于上述错误,导致高码低编的入组错误。

(刘　红)

第三节　胆总管梗阻

一、疾病 DRG 组调整

患者女性,年龄 2 岁,住院 24 天,医嘱离院,住院总费用 30 179.172 元,原主要诊断胆总管梗阻 K83.108,入 HC25 组(除仅做胆囊切除术以外的胆道手术,不伴并发症与合并症),权重 4.04。根据 DRG 分组原则并结合临床实际,对本病例诊断、手术/操作进行调整修正,见表 14-3-1。

表 14-3-1　胆总管梗阻 DRG 入组错误调整方案

项　目	原病历 DRG 入组	调整后 DRG 入组
主要诊断与编码	胆总管梗阻 K83.108	胆总管梗阻 K83.108
其他诊断与编码	十二指肠术后 Z98.800x124	梗阻性黄疸 K83.109 十二指肠术后 Z98.800x124
手术名称与编码	腹腔镜胆道探查＋胆囊、胆总管切除＋肝管空肠吻合术 51.3701	腹腔镜下胆总管病损切除术 51.6402 腹腔镜下胆道探查术 51.5900x006 肝总管空肠吻合术 51.3701 腹腔镜下胆囊切除术 51.2300
DRG 分组	HC25:除仅做胆囊切除术以外的胆道手术,不伴并发症与合并症	HC23:除仅做胆囊切除术以外的胆道手术,伴并发症与合并症
参考权重	4.04	4.65

注:"参考权重"根据中卫云 DRG 数据会诊云平台的大数据测算,仅供参考。

二、 案例解读

（一）审核出院诊断是否漏填

患儿主要诊断胆总管梗阻 K83.108，其他诊断十二指肠术后 Z98.800x124，行腹腔镜胆道探查＋胆囊、胆总管切除＋肝管空肠吻合术 51.3701。根据病案首页的信息分析，本例胆总管梗阻的原因一种可能是先天性胆道闭锁，但病因为先天还是获得性专科领域有一定争议，故目前称为新生儿胆道闭锁或胆道闭锁。新生儿胆道闭锁病变可累及整个胆道，亦可仅累及肝内或肝外的部分胆管，其中以肝外胆道闭锁常见，发病率女性高于男性，梗阻性黄疸是本病突出的表现，患儿出生后 1—2 个月出现持续性黄疸，呈进行性加重。本例梗阻性黄疸的另一种病因可能是患儿十二指肠隔膜样狭窄术后医源性胆管损伤而造成的胆总管远端梗阻，胆汁排出不畅也会引起不同程度的梗阻性黄疸。但无论是何种原因引起的胆总管远端梗阻，都会有梗阻性黄疸的表现。

《住院病案首页数据填写质量规范（暂行）》（2016 版）第二十条规定："下列情况应当写入其他诊断：入院前及住院期间与主要疾病相关的并发症；现病史中涉及的疾病和临床表现。"本例胆总管梗阻的突出表现就是梗阻性黄疸，但原病案首页其他诊断只有"十二指肠术后 Z98.800x124"，由此出院诊断应增补梗阻性黄疸 K83.109。

（二）修正手术名称

《住院病案首页数据填写质量规范（暂行）》（2016 版）第二十二条规定："多个术式时，主要手术首先选择与主要诊断相对应的手术。一般是技术难度最大、过程最复杂、风险最高的手术，应当填写在首页手术操作名称栏中第一行。"基于上述原则，原手术合并编码腹腔镜胆道探查＋胆囊、胆总管切除＋肝管空肠吻合术 51.3701 应修正为组合编码：

腹腔镜下胆总管病损切除术 51.6402

腹腔镜下胆道探查术 51.5900x006

肝总管空肠吻合术 51.3701

腹腔镜下胆囊切除术 51.2300

（三）DRG 入组分析

根据调整之前病案首页数据，本例入 HC25 组（除仅做胆囊切除术以外的胆道手术，不伴并发症与合并症），权重 4.04。经过增补其他诊断，调整手术编码，进入 HC23 组（除仅做胆囊切除术以外的胆道手术，伴并发症与合并症），权重提高到 4.65。本例属于漏填其他诊断导致的高码低编错误。

三、 小结

其他诊断也会影响 DRG 分组。增补其他诊断，不漏诊，可以使分组从"不伴并发症与合并症"变化为"伴并发症与合并症"，权重升高，也更准确地反映患者的病情。

（周　敏　刘　红）

第四节　肝硬化伴食管胃底静脉曲张破裂出血

一、疾病 DRG 组调整

患者女性,年龄 52 岁,住院 15 天,非医嘱离院,住院总费用 36 114.76 元。原主要诊断慢性乙型病毒性肝炎 B18.107,入 HK19 组(食管曲张静脉出血的治疗性内镜操作),参考权重 1.66。根据 DRG 分组原则并结合临床实际,对本病例诊断、手术/操作进行调整修正,见表 14-4-1。

表 14-4-1　肝硬化伴食管胃底静脉曲张破裂出血 DRG 入组错误调整方案

项　目	原病历 DRG 入组	调整后 DRG 入组
主要诊断与编码	慢性乙型病毒性肝炎 B18.107	肝硬化伴食管胃底静脉曲张破裂出血 K74.617＋I98.3*
其他诊断与编码	肝硬化失代偿期 K74.607 肝硬化伴食管胃底静脉曲张破裂出血 K74.617＋I98.3* 脾功能亢进 D73.100 门脉高压性胃肠病 K92.801 贫血 D64.900	慢性乙型病毒性肝炎 B18.107 乙型肝炎后肝硬化失代偿期 K74.602 脾功能亢进 D73.100 门脉高压性胃肠病 K92.801 中度贫血 D64.902 盆腔积液 N94.806 低钾血症 E87.600
手术名称与编码	内镜食管静脉曲张结扎术 42.3307	内镜食管静脉曲张结扎术 42.3307 内镜下胃静脉曲张结扎术 43.4109
DRG 分组	HK19:食管曲张静脉出血的治疗性内镜操作	HJ13:与肝、胆或胰腺疾患有关的其他手术,伴并发症与合并症
参考权重	1.66	2.76

注:"参考权重"根据中卫云 DRG 数据会诊云平台的大数据测算,仅供参考。

二、案例解读

(一)审核出院诊断与手术/操作是否遗漏

1. 遗漏盆腔积液:通读病案发现患者在本次住院期间曾行上腹部及下腹部 CT 平扫。影像学报告:肝硬化失代偿期、盆腔积液。在患者住院期间新发生的、新发现的疾病和异常所见均应写入其他诊断中,其他诊断的完整性和准确性影响着分组的准确性。临床医师往往重视本次治疗的主要疾病,忽视其他未治疗的疾病和异常检查结果,所以遗留盆腔积液诊断。查询 ICD-10 国家临床版 2.0,增补其他诊断盆腔积液 N94.806。

2. 遗漏低钾血症:临床上,血清钾低于 3.5 mmol/L 时称为低钾血症。查询病程记录,患者入院时血钾 3.37 mmol/L,出院前血钾 3.28 mmol/L。结合该患者入院前一月余无明显诱因出现柏油样便，伴有呕吐咖啡色胃内容物，考虑血液丢失及进食量少等造成轻度低钾血症，临床医师对患者病情的评估缺乏全面性，忽略了轻微的数值差异，遗漏轻度低钾血症。根据其他诊断填写原则，查询 ICD-10 国家临床版 2.0，增补其他诊断低钾血症 E87.600。

3. 遗漏胃底静脉曲张结扎术：结合患者入院时的情况（柏油样便、呕吐咖啡色胃内容）和分析胃镜检查结果，该患者具有消化道出血的情况和食管胃底静脉曲张，手术记录描述：镜下食管处可见静脉充盈曲张呈串珠状，暗红色，向下延续至贲门胃底，胃底见静脉曲张迂曲进行套扎术，最后在食管向上呈螺旋状套扎曲张静脉，所以此患者既做了食管的套扎术又做了胃底静脉的套扎术，但病案首页的手术名称不完整、不规范，编码员亦未通读手术记录，造成手术信息被遗漏。查询 ICD-9 国家临床版 2.0，增补其他手术内镜下胃静脉曲张结扎术 43.4109。

（二）调整主要诊断依据

1. 医师思路：肝硬化失代偿期的临床表现中有食管和胃底静脉曲张，但是该患者是因为柏油样便和呕血的情况住院，主要目的也是处理食管胃底静脉曲张破裂，但慢性乙型病毒性肝炎是引起该患者肝硬化的病因，消化道出血也是肝硬化伴食管胃底静脉曲张破裂所致。所以，从临床诊断思维习惯，以病因诊断作为第一诊断，故医师选择慢性乙型病毒性肝炎作为主要诊断。

2. 编码员思路：《住院病案首页数据填写质量规范（暂行）》（2016 版）规定了主要诊断选择的"三最"原则，即本次住院对患者健康危害最大、消耗医疗资源最多、住院时间最长的疾病诊断。如前所述，本例为乙型肝炎后肝硬化食管胃底静脉曲张破裂出血，上消化道出血是本次住院要解决的主要矛盾。因此，本例主要诊断应调整为肝硬化伴食管胃底静脉曲张破裂出血 K74.617＋I98.3*。

（三）修正其他诊断

按贫血的程度来查看，正常的成年女性血红蛋白值通常是在 110—150 g/L，低于 110 g/L 为轻度贫血，低于 90 g/L 为中度贫血，该患者血红蛋白 82 g/L，属于中度贫血，故应编码于 D64.902 中度贫血。由于患者肝硬化失代偿期的症状又有胃底静脉曲张破裂出血的情况，贫血与多种原因有关，故不再进一步编码缺铁性贫血抑或失血性贫血。

（四）DRG 入组分析

调整主要诊断后，慢性乙型病毒性肝炎 B18.107 成为其他诊断，也使 DRG 入组"伴并发症与合并症"。内镜下胃静脉曲张结扎术 43.4109 在 DRG 分组规则中被定义为操作，但 DRG 分组却进入手术组"HJ1 与肝、胆或胰腺疾患有关的其他手术"，存在矛盾。

三、 小结

我国是肝炎大国，乙型肝炎后肝硬化患者群体庞大，食管胃底静脉曲张破裂出血是肝硬化患者最主要的并发症，也是危险性上消化道出现死亡类最高的一类。故本案例错误在实际工作中可能常见。从 DRG 付费角度看，目前临床医师进行诊断书写时存在主要诊断选择错误、诊断不规范、漏诊和手术及操作相关问题,这些问题影响到疾病编码的结果,最终导致 DRG 入组错误。因此要加强临床医师书写的规范化,确保填写的准确性,最终得到准确合理入组。

(王秀茹　耿佳赛)

第五节　胆总管结石伴急性胆囊炎

一、疾病 DRG 组调整

患者女性,年龄 59 岁,住院 9 天,医嘱离院,住院总费用 25 773.64 元。原主要诊断胆总管结石伴急性胆囊炎 K80.402,入 HQY 组。根据 DRG 分组原则并结合临床实际,对本病例诊断、手术/操作进行调整修正,见表 14-5-1。

表 14-5-1　胆总管结石伴急性胆囊炎 DRG 入组错误调整方案

项　目	原病历 DRG 入组	调整后 DRG 入组
主要诊断与编码	胆总管结石伴急性胆囊炎 K80.402	胆总管结石伴急性胆囊炎 K80.402
其他诊断与编码	高血压 2 级 I10. x04 胃息肉 K31.703 2 型糖尿病 E11.900	胃息肉 K31.703 2 型糖尿病 E11.900 高血压 2 级 I10. x04
手术名称与编码	胃镜下胃病损切除术 43.4100x014 胃镜下活组织检查 44.1401	内镜下胆管碎石取石术 51.8800x009 内镜下逆行胰胆管造影[ERCP] 51.1000 内镜下十二指肠乳头肌切开术[EST] 51.8503 内镜下胆总管球囊扩张术 51.8404 内镜下鼻胆管引流术 51.8600x002 内镜下胃息肉切除术 43.4105 胃镜下活组织检查 44.1401
DRG 分组	HQY:肝、胆、胰疾病歧义组	HK23:肝胆胰系统的治疗性操作,伴并发症与合并症
参考权重	0	2.56

注:"参考权重"根据中卫云 DRG 数据会诊云平台的大数据测算,仅供参考。

二、案例解读

(一)了解胆总管结石伴急性胆囊炎

胆石症是临床常见病,包括原发于胆囊及原发于胆管系统的结石,但二者在发病机制和临床过程上有显著差别。胆总管内结石可以原发于胆管系统(原发性),亦可来源于胆囊内的结石下降,其结构和组成成分与胆囊内结石相同(继发性)。继发性胆总管结石停留在胆总管内,可引起胆道梗阻和感染,胆石的外层因胆红素钙沉积而增大,形成复合性结石。体积较大的 1 cm 左右的结石较容易在胆囊漏斗部引起梗阻,然后继续排入胆总管。此等大小的结石常致胆囊管梗阻,引起急性胆囊炎。

对于胆总管结石,ERCP 相关技术成为目前主要的治疗手段。ERCP 相关技术即内镜逆行胰胆管造影,经过 40 余年的发展,已成为涵盖诊断和微创介入治疗两方面的技术,主要用于治疗肝外胆管结石、良恶性胆道梗阻、胆系感染、急慢性胰腺炎、胰腺恶性肿瘤等疾病。通过 ERCP 可以在内镜下放置鼻胆引流管,行胆管支架引流术、胆总管结石取石术等微创治疗。

（二）审核出院诊断与手术/操作是否遗漏

根据病案首页提供的信息,本例以“腹痛原因待查”收入院,住院期间行“胃镜下胃病损切除术”和“胃镜检查伴活组织检查”,住院 9 天医嘱离院,出院主要诊断为“胆总管结石伴急性胆囊炎”,其他诊断为高血压 2 级、胃息肉、2 型糖尿病。审核出院主要诊断与主要手术/操作不匹配,进一步查询病案首页中的费用信息:住院总费用 25 773.64 元,手术治疗费 5 338.60 元,手术费 4 368.60 元,手术用一次性医用材料费 4 021.50 元。根据主要诊断、手术/操作项目与手术相关费用推理,单纯胃镜下胃息肉切除术不可能花费1.5 万元左右手术费,编码人员怀疑治疗手段有遗漏,遂查阅病程记录、手术记录单等,了解到患者住院后针对胆总管结石伴急性胆囊炎接受过 ERCP 相关治疗。ERCP 操作过程复杂多变,往往一例手术操作中包含数个手术操作编码,医师书写的手术名称往往只表述操作的目的,如 ERCP＋胆总管取石术、ERCP＋胆总管狭窄扩张术等,往往不能完全包含经 ERCP 进行的多项操作,因而造成手术操作项目与编码的遗漏。

ERCP 下胆管结石取石,一般术式包含五步:① 内镜下十二指肠乳头肌切开取石术或内镜下胆总管切开取石术或内镜下胆管取石或内镜下胆管碎石取石术;② 内镜下胆总管球囊扩张术或奥狄括约肌扩张术;③ 内镜下胆管括约肌切开术或内镜下十二指肠乳头肌切开术(EST);④ 内镜下鼻胆管引流术(ENBD);⑤ 内镜下逆行胰胆管造影(ERCP)。本例中医师显然在出院病案首页填写时遗漏了 ERCP 相关治疗,故根据手术记录等予以增补。

内镜有三种不同的处理方式:① 单纯的内镜检查:以“内镜”为主导词进行查找,按内镜检查分类。② 内镜伴有活组织检查:要以活组织检查为主进行分类,内镜检查必要时可编一个单纯内镜检查码作为附加编码。③ 内镜检查伴有治疗:按切除术或破坏术查找,不能查内镜检查。

在行 ERCP 的同时,医师根据不同的疾病选择不同的微创介入治疗技术,如经内镜十二指肠乳头括约肌切开术(EST)、经内镜十二指肠乳头括约肌柱状气囊扩张术(EPBD)、经内镜逆行胰管支架引流术(ERPD)、经内镜逆行胆管支架引流术(ERBD)、内镜下胆管金属支架引流(EBMDS)、内镜下鼻胰管引流(ENBD)、内镜下鼻胆管引流(ENBD)等,也可以进行诊断性的操作技术如经口胆道镜检查(PCS)、经口胰管镜检查(PPS)、经内镜胆管或奥狄括约肌活组织检查、胆管细胞学刷检、胰管活组织检查、胰管细胞学刷检、奥狄括约肌的压力测量等,应查看手术记录逐一进行正确编码。

查 ICD-9:

① 破坏

一病损(局部的)

——胃 NEC43.49

———经切除术 43.42

————内镜 43.41

核对编码,编码于 43.41(内镜下胃病损或胃组织切除术或破坏术,胃息肉切除术,经内镜入路)正确。

② 去除

一胆石

——胆管(经切开)NEC51.49

————内镜 51.88

核对编码,编码于 51.88(内镜去除胆管结石)正确。

(三)调整主要手术依据

1. 医师思路:本次患者住院期间最严重的疾病是"胆总管结石伴急性胆囊炎",也是引起患者"腹痛"入院的病因,所以将其作为主要诊断,相对应的主要手术/操作就是去除胆总管结石的相关手术/操作。

2. 编码员思路:《住院病案首页数据填写质量规范(暂行)》(2016 版)针对主要诊断选择的原则中第二十二条:"多个术式时,主要手术首先选择与主要诊断相对应的手术。一般是技术难度最大、过程最复杂、风险最高的手术,应当填写在首页手术操作名称栏中第一行……仅有操作时,首先填写与主要诊断相对应的、主要的治疗性操作(特别是有创的治疗性操作),后依时间顺序逐行填写其他操作"。参照以上原则,本例主要手术/操作调整为内镜下胆管碎石取石术 51.8800x009。

(四)修正其他诊断

病损是各种疾病的代名词,如果只是对疾病发生的局部位置进行手术,手术范围是很小的,不累及正常组织,那么可以用"病损切除"。但是,本例其他诊断中有"胃息肉K31.700",而手术/操作编码中"内镜下胃息肉切除术 43.4105"指明了对应的疾病性质,显然比"胃镜下胃病损切除术 43.4100x014"更有特异性与针对性。

(五)DRG 入组分析

本例主要诊断选择错误,主要手术与主要诊断不匹配,导致进入歧义组。主要原因在于医师在病案首页书写过程中,疏忽必要的手术操作项目填写所致。编码员仔细复核,通过查阅病程记录、手术记录,弥补针对胆总管结石伴急性胆囊炎的 ERCP 相关术式,得以顺利入组,进入 HK2 组(肝胆胰系统的诊断性操作)。

三、小结

住院患者病案首页质控工作已开展了数年，但仍普遍存在临床医师忽视首页项目填写的现象，不遵守主要诊断的选择原则，忽视其他诊断的填写，不能完整填写患者住院期间接受的手术/操作治疗，这类因素导致的 DRG 不入组、入歧义组和高码低编错误均较为常见。本例由于编码员的认真审核，弥补了入组错误，最终得到较为合理的入组。

（周　敏）

第六节　急性坏死性胰腺炎，重症

一、疾病 DRG 组调整

患者女性，年龄 46 岁，住院 17 天，非医嘱离院，住院总费用 214 672.96 元。原主要诊断传染性病因的全身炎症反应综合征伴有器官衰竭 R65.100，入 SZ11 组（其他感染性或寄生虫性疾患，伴重要并发症与合并症），权重 1.68。根据 DRG 分组原则并结合临床实际，对本病例诊断、手术/操作进行调整修正，见表 14-6-1。

表 14-6-1　急性坏死性胰腺炎，重症 DRG 入组错误调整方案

项　目	原病历 DRG 入组	调整后 DRG 入组
主要诊断与编码	传染性病因的全身炎症反应综合征伴有器官衰竭 R65.100	急性坏死性胰腺炎，重症 K85.818
其他诊断与编码	急性坏死性胰腺炎，重症 K85.818 腹腔感染 K65.903 电解质代谢紊乱 E87.801 肝囊肿 K76.807 高血压 2 级 I10.x04	非传染性病因的全身炎症反应综合征伴有器官衰竭 R65.300 腹膜后脓肿 K65.006 电解质代谢紊乱 E87.801 肝囊肿 K76.807 高血压 2 级 I10.x04
手术名称与编码	胰腺切开探查术 52.0901 动脉导管插入术 38.9100 全身动脉压监测 89.6100 气管内插管 96.0400 呼吸机治疗[≥96 小时] 96.7201	胰腺切开探查术 52.0901 胰腺病损切除术 52.2201 腹膜后脓肿切开引流术 54.0x00x018 动脉导管插入术 38.9100 全身动脉压监测 89.6100 气管内插管 96.0400 呼吸机治疗[≥96 小时] 96.7201
DRG 分组	SZ11：其他感染性或寄生虫性疾患，伴重要并发症与合并症	HJ15：与肝、胆或胰腺疾患有关的其他手术，不伴并发症与合并症
参考权重	1.68	2.11

注："参考权重"根据中卫云 DRG 数据会诊云平台的大数据测算，仅供参考。

二、案例解读

（一）了解急性重症胰腺炎

急性胰腺炎是各种原因引起的胰腺组织中胰酶的激活继而导致胰腺组织自身消化、出血、坏死、水肿等一系列炎症反应,常累及胰腺周围组织或远隔器官。急性重症胰腺炎(SAP)约占急性胰腺炎的 20%—30%,具有发病急、病情复杂难以控制、并发症多、预后较差、病死率较高等特点。在 ICD-10 分类中,急性胰腺炎根据致病原因可分为特发性急性胰腺炎、胆汁型急性胰腺炎、酒精性急性胰腺炎、药物性急性胰腺炎、其他的急性胰腺炎、未特指的急性胰腺炎。

（二）审核出院诊断与手术/操作是否遗漏

患者出院诊断有急性重症胰腺炎、腹腔感染、传染性病因的全身炎症反应综合征伴有器官衰竭等,而主要手术操作仅填写"胰腺切开探查术",那么在"胰腺探查术"后,是否有进一步处理? 查看手术记录示:腹膜后大量黑褐色坏死组织共约 20 cm×15 cm×10 cm,灰褐色脓性积液共约 500 ml。术中行胰腺坏死组织清除,腹膜后脓肿清除并引流术,所以增加手术编码腹膜后脓肿切开引流术 54.0x00x018。

（三）调整主要诊断依据

1. 医师思路:急性重症胰腺炎早期易激活机体内单核巨噬细胞,大量炎症因子释放入血,导致患者产生全身炎症反应综合征(SIRS),进而产生急性呼吸窘迫综合征(ARDS)、脓毒症、肝肾功能衰竭等多器官功能障碍综合征(MODS)。本例急性重症胰腺炎是导致 MODS 的原因,且患者本次住院针对急性重症胰腺炎进行了治疗,入院后行"胰腺坏死组织清除术"。按照《诊断学》中临床诊断内容:病因诊断对疾病的发展、转归、治疗和预防都有指导意义,因而是最重要的也是最理想的临床诊断内容。所以选择"急性重症胰腺炎"为主要诊断,选择相对应的手术"胰腺病损切除术"为主要手术。

2. 编码员思路:①《疾病和有关健康问题的国际统计分类第十次修订本(第一版)》规定:R65(全身炎症反应综合征)这个类目不能用作主要编码,本类目作为多编码以标明任何原因导致的这一状况,应首先指定其他章的编码以说明原因或根本性的疾病。②《国际疾病分类(ICD-10)应用指导手册》对 ICD-10 第十八章"症状、体征和临床与实验室异常所见,不可归类在他处者"(R00—R99)解释:分类于本章的症状及体征如果指出它们的原因,则要选择这个原因作为主要编码,症状及体征可以作为选择性编码。③《住院病案首页数据填写质量规范(暂行)》(2016 版)针对主要诊断选择的原则中规定,"以手术治疗为住院目的的,则选择与手术治疗一致的疾病作为主要诊断"。参照以上原则,本例主要诊断调整为急性坏死性胰腺炎,重症 K85.818。

（四）修正其他诊断和增加其他手术编码

1. 腹腔感染 K65.903:胰腺按解剖学上分类属于腹膜后器官,腹膜后间隙被明确的筋膜分为多个间隙,即以肾筋膜为中心,分为肾旁前、肾周和肾旁后 3 个间隙,这 3 个间隙互为相通,胰腺位肾旁前间隙内。急性重症胰腺炎的渗出首先影响肾旁前间隙,然后沿交通间隙影响到肾周及肾旁后间隙,形成腹膜后巨大脓肿。查手术记录提示腹膜后巨大脓肿,因此其他诊断中腹腔感染(K65.903)修正为腹膜后脓肿。编码过程:

　　查 ICD-10 第三卷

　　　脓肿

　　　一腹膜后 K65.0

　　核对 ICD-10 第一卷,编码于 K65.0 腹膜后脓肿正确。

　　2. 非传染性病因的全身炎症反应综合征伴有器官衰竭 R65.300:全身炎症反应综合征(SIRS)是机体对感染、创伤、烧伤、手术以及缺血-再灌注等所引起的全身性非特异性炎症反应。临床上引起 SIRS 的病因包括感染因素和非感染因素。感染因素包括细菌、病毒、真菌等引起的全身感染;非感染性因素主要是出血性休克、缺血、组织损伤、多发性创伤、烧伤、中毒等引起的全身感染。急性胰腺炎的发病机制为胰酶消化自身胰腺及其周围组织所引起的化学性炎症,由其引起的 SIRS 的病因应该归入非感染性因素,即编码 R65.300(非传染性病因的全身炎症反应综合征伴有器官衰竭)。但本例中,该患者胰腺炎类型为坏死性,且并发有严重的腹腔感染,经与临床医师确认,该患者出现 SIRS,其主要的原因是急性胰腺炎继发引起的严重腹腔感染引起,即由感染性因素引起。综上,该例中脓毒症编码于传染性病因的全身炎症反应综合征伴有器官衰竭 R65.100 正确。

　　（五）DRG 入组分析

　　该案例中,虽然全身炎性反应综合征并多功能器官衰竭是危及患者生命的主要问题,故原病案选择其为主要诊断,进入 SZ11 组(其他感染性或寄生虫性疾患,伴重要并发症与合并症),权重 1.68。但是 R65(全身炎症反应综合征)类目不能作为主要诊断,同时遵循病因诊断原则,本例主要诊断都应选择急性坏死性胰腺炎,重症 K85.818。急性重症胰腺炎可能归入的 DRG 组有两个,分别为 HT11 急性重症胰腺炎,伴重要并发症与合并症和 HT15 急性重症胰腺炎,不伴并发症与合并症。以上两个 DRG 组均为内科 DRG 组。本例调整主要诊断后,进入 HJ15 组(与肝、胆或胰腺疾患有关的其他手术,不伴并发症与合并症),权重虽然提高到 2.11,但是未能体现患者真实病情与治疗情况,一方面患者并发脓毒症并 MODS,另一方面是患者住院期间气管插管并呼吸机支持治疗≥96 小时。无论是否将主要手术调整为呼吸机支持治疗,均进入 HJ15 组,未能进入 MDCA 组。这与患者 21 万元的住院费用差距颇大。

三、小结

　　R65(全身炎症反应综合征)这个类目原则不能用作主要编码,本类目作为多编码以标明任何原因导致的这一状况,应首先指定其他章的编码以说明原因或根本性的疾病。急性重症胰腺炎无论有无手术或操作,均不能很好地体现实际的病情疑难程度和资源消耗程度,这与临床的诊疗过程不符,无法体现真正的医疗价值,需在 DRG 实施过程中对分组器不断修正调整,使得这类问题得以解决。

(邹文通　王小乐)

第七节　乙型肝炎肝硬化

一、疾病 DRG 组调整

患者女性,年龄 58 岁,住院 3 天,医嘱离院,住院总费用 3 033.98 元。原主要诊断慢性乙型病毒性肝炎 B18.107,入 HS25 组(各种病毒性肝炎,不伴并发症与合并症),权重 0.73。根据 DRG 分组原则并结合临床实际,对本病例诊断、手术/操作进行调整修正,见表 14-7-1。

表 14-7-1　乙型肝炎肝硬化 DRG 入组错误调整方案

项　目	原病历 DRG 入组	调整后 DRG 入组
主要诊断与编码	慢性乙型病毒性肝炎 B18.107	乙型肝炎肝硬化 K74.600x003
其他诊断与编码	肝硬化失代偿期 K74.607 食管术后 Z98.800x107 慢性胃炎 K29.500 慢性胆囊炎 K81.100	食管术后 Z98.800x107 慢性胃炎 K29.500 慢性胆囊炎 K81.100 2 型糖尿病 E11.900 屈光不正 H52.701 白内障 H26.900 肝结节 K76.804 轻度贫血 D64.901
手术名称与编码		
DRG 分组	HS25:各种病毒性肝炎,不伴并发症与合并症	HV15:肝硬化,不伴重要并发症与合并症
参考权重	0.73	0.88

注:"参考权重"根据中卫云 DRG 数据会诊云平台的大数据测算,仅供参考。

二、案例解读

(一)审核出院诊断是否漏填

1. 遗漏 2 型糖尿病:复习病程记录,患者既往史中有"发现血糖升高 1 个月余",且入院后血糖的生化报告单空腹葡萄糖值为 10.9 mmol/L,糖化白蛋白比值 16.6%,糖化白蛋白总量 6.9 g/L,临时医嘱单中有记录胰岛素注射 10 U。由于临床医师因仅重视本次主要治疗的疾病而忽略既往疾病,病案首页漏填 2 型糖尿病诊断。合理而全面的病史可以为诊断和治疗提供基础,忽视病史的采集或采集了病史但临床医师首页漏填都会造成病历信息的不完整。

2. 遗漏白内障及屈光不正：复习病程记录，因患者述"眼周似有飞蚊"请眼科会诊。眼科会诊诊断：双眼屈光不正，双眼轻度白内障。因未对眼部疾病针对性治疗，故临床医师出院诊断也遗漏。会诊印象是诊疗过程中很重要的信息，因此在患者出院时住院医师必须重视其他专科会诊医师做出的诊断，避免漏填患者在本次住院期间新发现的疾病。

3. 遗漏肝结节：虽然国内外对乙型肝炎的发病机制进行了很多研究，但仍有许多问题待阐明。HBV 进入机体后，迅速通过血液到达肝脏和其他器官，引起肝脏及肝外相应组织的病理改变和免疫功能改变，多数以肝脏病变最为突出，结合该患者的病情，有 20 年的慢性乙型病毒型肝炎的病史，所以，需要临床医师更加重视肝脏本身的变化，以及是否存在病变倾向。患者在住院期间 MRI 影像检查报告诊断出"肝右叶、左叶多发小结节"，然而临床医师未引起重视，漏掉肝多发结节这个诊断，对整个患者病情分析、患者治疗上都会有影响，综合病例情况，其他诊断应增补肝结节 K76.804。

4. 遗漏贫血：血液报告单中的血红蛋白值为 105 g/L，该患者有轻度贫血，临床医师在其他诊断中也未填写，其他诊断应增补轻度贫血 D64.901。随着检验设备的日趋全面、诸多的常规检查和检验项目的完善，临床医师应全面综合分析病情，仔细分析检验结果的异常指标，不能因为轻微的数值差异而不重视，造成诊断遗漏。

（二）调整主要诊断依据

1. 医师思路：肝硬化是一种肝细胞弥漫损害引起弥漫性纤维组织增生和结节形成，导致正常肝小叶结构破坏肝内循环障碍为特点的常见慢性肝病。引起肝硬化的病因很多，肝炎后肝硬化是慢性乙型病毒性肝炎的严重并发症，也是患者本次住院观察和治疗的根本问题。

2. 编码员思路：根据《住院病案首页数据填写质量规范（暂行）》（2016 版）针对主要诊断选择的原则：如果病因诊断能够包括一般的临床表现，则选择病因诊断；如果出现的临床症状不是病因的常规表现，而是疾病某种严重后果，是疾病发展的某个阶段，那么要选择这个重要的临床表现为主要诊断。本例肝硬化虽然为慢性乙型病毒性肝炎所致，但已然是疾病导致的严重后果之一，因此，本例主要诊断应调整为乙型肝炎肝硬化 K74.600x003。

本病历原其他诊断中肝硬化诊断使用的是"肝硬化失代偿期 K74.607"。仔细研究病历，此诊断不妥。肝硬化可分为代偿期肝硬化和失代偿期肝硬化，失代偿期肝硬化属于中、晚期肝硬化，结合病历该患者并无肝衰竭的表现，检查结果显示血清白蛋白值为 41.5 g/L，胆红素值为 19.6 μmol/L，凝血酶原活动度值为 83%，丙氨酸氨基转移酶值 31 U/L，天门冬氨酸氨基转移酶 39 U/L，患者虽有食管静脉曲张的临床表现但没有出现腹水、上消化道出血及肝性脑病，根据患者检查的各项指标都没达到肝硬化失代偿期的程度，所以主诊选择乙型肝炎肝硬化 K74.600x003。编码过程如下：

查 ICD-10 第三卷：

硬变（肝）

—肝炎后的 K74.6；

核对 ICD-10 第一卷,编码于 K74.6 肝炎后肝硬化,正确。

(三) DRG 入组分析

案例主要诊断选择错误,原主要诊断为慢性乙型病毒性肝炎,入 HS25 组(各种病毒性肝炎,不伴并发症与合并症),参考权重 0.73。调整主诊断为肝炎后肝硬化后,进入 HV15 组(肝硬化,不伴重要并发症与合并症),参考权重 0.88,虽然权重变化不大,但更为符合临床实际情况。其他诊断虽然有漏填现象,增补了 2 型糖尿病、屈光不正、白内障、肝多发结节、轻度贫血等其他诊断,因为 CN-DRG 中,肝硬化都没有细分为 HV13 组(肝硬化,伴合并症与并发症),在 CHS-DRG 中,对肝硬化没有进一步细分,仅有 HS29 组(肝硬化),所以不能体现补全诊断对权重的影响,但诊断更全面,如实地反映了患者病情。

三、 小结

疾病编码的准确、完整与否对有效利用病案信息资源起着至关重要的作用,所以作为一个合格的编码人员来讲,除了要有相应的医学知识外,还要重视编码的准确性,更要熟知主要诊断的选择规则。如果病因诊断能够包括一般的临床表现,则选择病因诊断;如果出现的临床症状不是病因的常规表现,而是疾病某种严重后果,是疾病发展的某个阶段,那么要选择这个重要的临床表现为主要诊断。

(王秀茹　耿佳赛)

第十五章　MDCI：肌肉、骨骼疾病及功能障碍

第一节　膝关节病

一、疾病 DRG 组调整

患者女性，年龄 60 岁，住院 28 天，医嘱离院，住院总费用 41 921.06 元。原主要诊断慢性肾衰竭 N18.900，入 LQY 组。根据 DRG 分组原则并结合临床实际，对本病例诊断、手术/操作进行调整修正，见表 15-1-1。

表 15-1-1　膝关节病 DRG 入组错误调整方案

项　目	原病历 DRG 入组	调整后 DRG 入组
主要诊断与编码	慢性肾衰竭 N18.900	膝关节病 M17.900
其他诊断与编码	2 型糖尿病 E11.900 膝关节病 M17.900 腰椎退行性病变 M48.903 高血压 3 级 I10.x05 细菌性肺炎 J15.900 高脂血症 E78.500	膝关节积液 M25.411 细菌性肺炎 J15.900 胸腔积液 J94.804 慢性肾衰竭 N18.900 2 型糖尿病性肾病 E11.201＋N08.3* 高血压 3 级 I10.x05 高脂血症 E78.500 腰椎退行性病变 M48.903
手术名称与编码	膝关节结构的活组织检查 80.3600 胸腔闭式引流术 34.0401	膝关节结构的活组织检查 80.3600 胸腔闭式引流术 34.0401
DRG 分组	LQY：肾脏及泌尿系统疾病歧义组	IC33：除置换翻修以外的大关节手术，伴并发症与合并症
参考权重	—	2.18

注："参考权重"根据中卫云 DRG 数据会诊云平台的大数据测算，仅供参考。

二、案例解读

（一）了解膝关节病

膝关节是全身最大的关节之一，由股骨、胫骨和髌骨构成。膝关节是全身发病率最高的关节，膝关节疼痛不仅涉及关节内的各种病损，也常因各种关节外因素引起。膝关节产生的症状往往不具有特异性，如疼痛、关节交锁等症状，既可以因为交叉韧带、半月板损伤引起，也可以因为髌股关节异常、关节软骨病变引起，甚至可能仅因为异常增生滑

膜的嵌顿而引起。膝关节病主要包括骨性关节炎、滑膜炎、髌骨软化、半月板损伤等。如有发热、膝关节压痛、积液、因疼痛活动受限等情况，则提示有感染或急性炎症性关节病，则需行关节穿刺取关节液进行实验室检查以明确病因。

（二）审核出院诊断是否漏填

1. 遗漏膝关节积液：患者本次住院后膝关节 MR 及 B 超检查均提示双膝关节腔及髌上囊积液（可能系膝关节病的炎症所致），故行膝关节穿刺活组织检查以明确病因。因此，其他诊断应增补膝关节积液 M25.411，并作为主要诊断的并发症，按填写规范在其他诊断中排序第一位。

2. 遗漏 2 型糖尿病性肾病：本例既往有慢性肾衰竭、2 型糖尿病病史，经与主管医师沟通确认其慢性肾衰竭是 2 型糖尿病性肾病所致，与高血压关系不大。因此，其他诊断增补 2 型糖尿病性肾病 E11.201＋N08.3*。

3. 遗漏胸腔积液：本例住院期间行胸腔闭式引流术，翻阅病历证实胸部影像学检查证实胸腔积液，故其他诊断应增补胸腔积液 J94.804。

（三）调整主要诊断依据

1. 医师思路：本例虽因膝关节酸痛入院，但患者既往有慢性肾衰竭、2 型糖尿病病史，住院过程中又发现存在肺部感染、胸腔积液等其他伴随疾病的情况，由于医师忽略了患者本次住院整体的诊疗经过，所以选择了一个相比较预后不良的内科基础性疾病"慢性肾衰竭"作为主要诊断。

2. 编码员思路：《住院病案首页数据填写质量规范（暂行）》（2016 版）针对主要诊断选择的原则第十条规定："主要诊断一般是患者住院的理由，原则上应选择本次住院对患者健康危害最大、消耗医疗资源最多、住院时间最长的疾病诊断。"参照以上原则并结合该病例本次住院实际诊疗情况，即肺炎、轻慢性肾衰竭未给予太多干预，仅对胸腔积液做了一次引流操作，而重点是针对膝关节病进行较多干预，故将本例主要诊断调整为膝关节病 M17.900。

（四）修正其他诊断

2 型糖尿病 E11.900 是指不伴有任何糖尿病的并发症，而本例实际上已存在糖尿病性肾病的并发症，按照编码规则应当合并编码，即 2 型糖尿病性肾病 E11.201＋N08.3*，经和主管医师沟通后，修正原其他诊断为 2 型糖尿病性肾病 E11.201＋N08.3*。

（五）DRG 入组分析

本例为歧义病例，存在主要诊断与手术/操作不匹配的问题。经调整主要诊断后入 IC33 组（除置换翻修以外的大关节手术，伴并发症与合并症），参考权重 2.18。

三、小结

对于伴有多种严重慢性疾病的患者，主要诊断的选择要考虑本次住院目的和实际诊疗情况，将本次住院对患者健康危害最大、消耗医疗资源最多、住院时间最长的疾病作为出院的主要诊断。

（陈格斯　祝日杰）

第二节　膝关节假体植入感染

一、 疾病 DRG 组调整

患者女性,年龄 55 岁,住院 52 天,医嘱离院,住院总费用 89 079.19 元。原主要诊断手术后膝关节感染 T81.405,入 VJ15 组(其他损伤的手术室操作,不伴并发症与合并症)。根据 DRG 分组原则并结合临床实际,对本病例诊断、手术/操作进行调整修正,见表 15-2-1。

表 15-2-1　膝关节假体植入感染 DRG 入组错误调整方案

项　　目	原病历 DRG 入组	调整后 DRG 入组
主要诊断与编码	手术后膝关节感染 T81.405	膝关节假体植入感染 T84.502
其他诊断与编码		
手术名称与编码	膝关节切开术 80.1600	膝关节切开术 80.1600 关节穿刺术 81.9100
DRG 分组	VJ15:其他损伤的手术室操作,不伴并发症与合并症	IC35:除置换翻修以外的大关节手术,不伴并发症与合并症
参考权重	0.90	1.84

注:"参考权重"根据中卫云 DRG 数据会诊云平台的大数据测算,仅供参考。

二、 案例解读

(一)了解膝关节假体植入感染

对于膝关节骨关节炎病情较重且保守治疗失败的患者,全膝关节置换被认为是目前最有效的治疗方式,能最大限度地恢复患者的膝关节功能。假体周围感染是全膝关节置换术后最严重的并发症,感染早期可行保留假体的关节清理术。

(二)调整主要诊断依据

1. 医师思路:患者已行"人工膝关节置换术",由于医生没能掌握 ICD 的分类常识,并习惯书写名称笼统的术后感染(没有体现出感染的具体病因类型),因此主要诊断错误地选择了"手术后膝关节感染"。

2. 编码员思路:患者属于非计划第二次入院,两个月前曾行"人工膝关节置换术",短期内由于术后关节置入物感染再入院,并行"膝关节切开清创术",经与医师沟通确认为假体周围感染,编码员应根据感染部位和分类规则调整编码。因此,本例主要诊断调整为膝关节假体植入感染 T84.502。

(三)审核出院诊断与手术/操作是否遗漏

对有假体周围感染存在的患者,临床医师一般会行关节穿刺检查以明确诊断,经查阅病历确实实施了"膝关节穿刺术"。因此,其他手术/操作应增补关节穿刺术 81.9100。

（四）DRG 入组分析

本例因为主要诊断选择错误和其他操作遗漏导致高码低编和入组错误,进而会影响到医院的收入与绩效考核。经过调整,最终权重由 0.90 大幅提升至 1.84,避免了巨大的损失。

三、小结

本例入组错误的最根本原因就是医师把唯一的一条诊断没有写具体,遗漏了完整诊断中最关键的病因要素,错将原本的"膝关节假体植入感染"笼统地写成了"手术后膝关节感染",另外还遗漏了一条"关节穿刺术"的有创操作,使其最终入组权重直接降低了51.09%。完整的诊断名称一般由病因、部位、临床表现、病理诊断等要素构成,这也是ICD 的常见分类轴心。医师应参考最新版的《诊断学》教科书,将每一条诊断的构成要素与修饰语写清楚、写具体。而编码员在编码时,也要严格按照编码流程查找并核对编码,遇到不清楚的地方,多查资料并及时与医师沟通了解问题,才能实现精准编码。

（陈格斯　祝日杰）

第三节　胫腓骨干骨折

一、疾病 DRG 组调整

患者男性,年龄 63 岁,住院 31 天,医嘱离院,住院总费用 58 740.88 元。原主要诊断糖尿病 E14.900x001,入 KQY 组。根据 DRG 分组原则并结合临床实际,对本病例主要诊断、其他诊断进行调整修正,见表 15-3-1。

表 15-3-1　胫腓骨干骨折 DRG 入组错误调整方案

项　目	原病历 DRG 入组	调整后 DRG 入组
主要诊断与编码	糖尿病 E14.900x001	胫腓骨干骨折 S82.201
其他诊断与编码	胫腓骨干骨折 S82.201 下肢骨筋膜室综合征 T79.600x006 脑梗死 I63.900 下肢皮肤撕裂伤 T13.101	下肢骨筋膜室综合征 T79.600x006 下肢皮肤撕裂伤 T13.101 2 型糖尿病 E11.900 脑梗死 I63.900
手术名称与编码	胫骨骨折切开复位内固定术 79.3601	胫骨骨折切开复位内固定术 79.3601
DRG 分组	KQY:内分泌、营养、代谢疾歧义组	IF23:下肢骨手术,伴并发症与合并症
参考权重	—	3.28

注:"参考权重"根据中卫云 DRG 数据会诊云平台的大数据测算,仅供参考。

二、 案例解读

(一) 了解胫腓骨干骨折

胫腓骨干骨折是指胫骨结节、腓骨小头以下至内外踝以上的骨折。其中以胫腓骨双骨折最多,单纯胫骨骨折次之,单纯腓骨骨折少见,各年龄组均可发生。胫腓骨骨折的治疗主要是恢复小腿长度、对线及负重功能。在外伤性胫腓骨骨折中,因其多为重大暴力引起的损伤,常同时合并其他部位损伤及内脏器官损伤。胫腓骨骨折合并血管损伤后,肌肉丰富的小腿肌群组织极易受累,可引起骨筋膜室综合征等并发症。胫腓骨骨折在临床上的治疗主要有手法复位和外固定、骨牵引、骨外穿针固定法、切开复位内固定。

(二) 审核出院诊断和手术/操作以及损伤中毒外部原因是否漏填

本例其他诊断和手术/操作无遗漏。但患者系外伤致胫腓骨干骨折,因此须填报病案首页中损伤中毒的外部原因。本例外因编码无漏填。

(三) 调整主要诊断依据

1. 医师思路:本例患者门(急)诊诊断为胫骨骨干骨折收入骨科,行胫骨骨折切开复位内固定术。患者住院 31 天,住院后期转入内分泌科针对糖尿病进行治疗,最后从内分泌科出院。临床医师在选择主要诊断时,往往遵从以本科疾病为先的陈旧原则,因此错误地选择了糖尿病为出院主要诊断。

2. 编码员思路:本例系外伤患者手术后又院内转科的病例。《住院病案首页数据填写质量规范(暂行)》(2016 版)针对主要诊断选择的原则中第十条规定:"主要诊断一般是患者住院的理由,原则上应选择本次住院对患者健康危害最大、消耗医疗资源最多、住院时间最长的疾病诊断。"第十一条第二款规定:"以手术治疗为住院目的的,则选择与手术治疗相一致的疾病作为主要诊断。"第十五条规定:"多部位损伤,以对健康危害最大的损伤或主要治疗的损伤作为主要诊断。"参照以上原则与患者实际接受诊疗情况,本例主要诊断应调整为胫腓骨干骨折 S82.201。

(四) 修正其他诊断

1. 修正糖尿病诊断:糖尿病是一组以高血糖为特征的代谢性疾病,临床上将常见糖尿病分为 1 型糖尿病和 2 型糖尿病。1 型糖尿病原名胰岛素依赖型糖尿病,多发生在儿童和青少年,也可发生于各种年龄。2 型糖尿病原名叫成人发病型糖尿病,多在中老年发病,占糖尿病患者 90% 以上。本例其他诊断糖尿病原编码为 E14.900x001,没有区分 1 型糖尿病和 2 型糖尿病,应根据实际情况予以修正。编码过程如下:

查 ICD-10 第三卷:

　糖尿病(性),多尿症(已控制的)(家族性)(严重的)E14.-

　—2 型(非肥胖)(肥胖)E11.-

核对 ICD-10 第一卷:

　E11 非胰岛素依赖型糖尿病

E11.9 不伴有并发症

调整编码为 2 型糖尿病 E11.9 正确。

2. 调整其他诊断顺序：《住院病案首页数据填写质量规范（暂行）》（2016 版）要求，在填写其他诊断时，先填写主要疾病并发症，后填写合并症；先填写病情较重的疾病，后填写病情较轻的疾病；先填写已治疗的疾病，后填写未治疗的疾病。本例根据实际诊疗情况，调整其他诊断的顺序为：

下肢骨筋膜室综合征 T79.600x006

下肢皮肤撕裂伤 T13.101

2 型糖尿病 E11.9002

脑梗死 I63.900

（五）DRG 入组分析

本例系院内转科病例，主要诊断选择错误导致主要诊断与主要手术不匹配而进入歧义组。调整主要诊断后，由 KQY 组进入"IF2 下肢骨手术"组，与临床实际诊疗情况相符。

三、 小结

转科患者应该注意主要诊断的选择，以免误入歧义组。对于多发性损伤的编码要注意以下原则：① 应遵循对损伤的多编码原则，尽可能明确并表达出损伤的详细信息。选择那种明显比其他情况更严重而且需求更多医疗资源的情况，即最严重的、对生命威胁最大的情况作为主要诊断，把次要的问题作为其他诊断。为判断多处损伤的严重程度，ICD-10 给出了针对外部损伤"主要情况"的选择规则，简单总结归纳为：颅内出血＞颅内损伤＞颅骨骨折＞开放性伤口和（或）浅表性伤口；内部损伤＞骨折＞开放性伤口和（或）浅表性伤口；动脉损伤＞神经损伤＞肌腱损伤。② 多处损伤合并编码的运用，是对于多处损伤的判断，终究无法区分出是哪一处可列为"主要情况"，或是每处损伤的具体性质不详，或是不能区分出严重程度的同级损伤，以及只能允许使用单一编码做统计汇总时才去使用。合并编码的规则为：对于同一身体区域的同种类型的多处损伤，通常为 S00—S99 类目下的第 4 位数 .7 的亚目；对于同一身体区域的不同类型损伤，通常为每一节最后类目的第 4 位数 .7 的亚目，即 S09.7、S19.7、S29.7 等；对于不同身体区域的同种类型损伤（T00—T05），当使用多处损伤的合并类目作为主要情况时，对其下所列的任何一种损伤都可以用作选择性附加编码。

（宁传英　祝日杰）

第十六章 MDCJ:皮肤、皮下组织及乳腺疾病及功能障碍

第一节 乳晕恶性肿瘤

一、疾病 DRG 组调整

患者女性,年龄 73 岁,住院 15 天,医嘱离院,住院总费用 30 728.13 元。原主要诊断乳房皮肤恶性肿瘤 C44.501,入 JA13 组(乳房恶性肿瘤全切除术,伴并发症与合并症),参考权重 2.92。根据 DRG 分组原则并结合临床实际,对本病例诊断、手术/操作进行调整修正,见表 16-1-1。

表 16-1-1 乳晕恶性肿瘤 DRG 入组错误调整方案

项 目	原病历 DRG 入组	调整后 DRG 入组
主要诊断与编码	乳房皮肤恶性肿瘤 C44.501	乳晕恶性肿瘤 C50.001
其他诊断与编码	乳腺恶性肿瘤 C50.900x011 高血压 I10.x00x002 冠状动脉粥样硬化性心脏病 I25.103 2 型糖尿病 E11.900	高血压 I10.x00x002 冠状动脉粥样硬化性心脏病 I25.103 2 型糖尿病 E11.900
手术名称与编码	单侧乳腺改良根治术 85.4301 腔镜腋下淋巴结清扫术 40.5101	单侧乳腺改良根治术 85.4301
DRG 分组	JA13:乳房恶性肿瘤全切除术,伴并发症与合并症	JA13:乳房恶性肿瘤全切除术,伴并发症与合并症
参考权重	2.92	2.92

注:"参考权重"根据中卫云 DRG 数据会诊云平台的大数据测算,仅供参考。

二、案例解读

(一)了解乳晕恶性肿瘤

本例为左乳头乳晕湿疹样改变 1 年,以左侧乳头乳晕湿疹样乳腺癌收入院。乳头湿疹样乳腺癌(Paget's carcinoma of the breast)亦称乳房 Paget 病。本病临床少见,临床表现与一般乳腺癌不同,恶性程度低,发展慢。乳头有瘙痒、烧灼感,以后出现乳头和乳晕的皮肤变粗糙、糜烂如湿疹样,进而形成溃疡,有时覆盖黄褐色鳞屑样痂皮。部分病例于

乳晕区可触及肿块。较晚发生淋巴结转移。

Paget 病是组织病理以表皮内有大而淡染的异常细胞为特点的一种特殊型皮肤肿瘤。该病多认为起源于乳腺导管及顶泌汗腺导管开口部原位癌,并从该处向下沿乳腺导管及腺上皮扩展,最终可侵入结缔组织;向上扩展到表皮内而形成 Paget 病皮损。可分为乳房 Paget 病和乳房外 Paget 病:前者几乎都发生于女性,男性罕见,好发于单侧乳房和乳晕部,常伴发乳腺癌,可有腋窝淋巴结转移;后者可累及两性,亚洲国家男性居多,好发于阴囊、会阴及肛周,也见于阴部以外顶泌汗腺区(如腋窝等)。

(二)调整主要诊断依据

1. 医师思路:该患者以乳头乳晕湿疹样改变 1 年入院,入院后行手术治疗,术后病理示(左侧)乳腺浸润性导管癌Ⅲ级伴高级别导管原位癌、乳头湿疹样癌(Paget 病),病理结果涵盖两种性质不同的形态学,因乳房 Paget 病具有特异性,是一种少见的乳腺癌,故临床医师同时诊断左侧乳腺癌和左乳头乳晕湿疹样乳腺癌(Paget 病),从临床医师角度来看,诊断似无问题。

2. 编码员思路:在疾病分类学中,乳腺 Paget 病不管是否伴有浸润性导管癌均未将其归入乳腺皮肤恶性肿瘤,检索 ICD-10 第三卷,Paget 病归入乳腺腺体恶性肿瘤,乳房外 Paget 病归入所在部位皮肤恶性肿瘤。

Paget 病
—伴有浸润性导管癌(M8541/3)—见肿瘤,乳房,恶性
—恶性(M8540/3)
——乳房 C50.0
—乳房(M8540/3)C50.0
—乳头(M8540/3)C50.0
本病例根据前述病理结果,检索 ICD-10 第三卷:
癌
—浸润性
——导管(M8500/3)
———伴有 Paget 病[乳腺导管内癌](M8541/3)
—见肿瘤,乳房,恶性。

M8541/3 该形态学编码同时涵盖浸润性导管癌和 Paget 病两个性质,与检索 Paget 病结果一致,符合编码规则,再根据 Paget 病定义,发生在乳头乳晕的湿疹样乳腺癌,检索 ICD-10 第三卷:

肿瘤
—乳房
——乳头 C50.0
——乳晕 C50.0
ICD-10 第一卷:C50.0 乳头和乳晕恶性肿瘤,编码正确。所以将病例主要诊断编码

调整为乳头和乳晕恶性肿瘤,因国家临床版 2.0 中 C50.0 中无乳头和乳晕恶性肿瘤,故将其归入乳晕恶性肿瘤 C50.001。

(三) 修正其他手术操作

该患者行乳腺癌改良根治术 85.43,乳房改良根治术手术本身包含腋窝淋巴结的切除,核对 ICD-9-CM-3 85.43 下包含单纯乳房切除术伴区域性淋巴结切除术,且 85.43 下并无另编码淋巴结切除的提示,腔镜腋下淋巴结清扫术无须另外编码,故删除腔镜腋下淋巴结清扫术 40.5101。

(四) DRG 入组分析

本病例主要诊断选择错误,多编码淋巴结清扫手术,但并未遗漏其他诊断,主要手术操作编码正确,但并未造成分组错误。

三、小结

Paget 病可分为乳房 Paget 病和乳房外 Paget 病,疾病分类中乳房 Paget 病归入了乳腺癌,乳房外 Paget 病按发生部位皮肤恶性肿瘤编码,该病例将乳房 Paget 病归入乳腺皮肤恶性肿瘤,说明未根据编码方法进行查询,导致编码错误,该现象在编码员编码过程中普遍存在。该案例编码错误充分说明运用工具书通过正确的编码查询并核对编码的重要性。

(王玉芹)

第二节　乳腺内上象限恶性肿瘤

一、疾病 DRG 组调整

患者女性,年龄 31 岁,住院 10 天,医嘱离院,住院总费用 22 144.30 元。原主要诊断乳腺恶性肿瘤 C50.900x011,入 JA15 组(乳房恶性肿瘤全切术,不伴并发症与合并症),参考权重 2.60。根据 DRG 分组原则并结合临床实际,对本病例诊断、手术/操作进行调整修正,见表 16-2-1。

表 16-2-1　乳腺内上象限恶性肿瘤 DRG 入组错误调整方案

项　目	原病历 DRG 入组	调整后 DRG 入组
主要诊断与编码	乳腺恶性肿瘤 C50.900x011	乳腺内上象限恶性肿瘤 C50.200x001
其他诊断与编码		
手术名称与编码	单侧单纯乳房切除术伴区域性淋巴结清除术 85.4303	乳腺局部扩大切除术 85.2300x001 腔镜腋下淋巴结清扫术 40.5101 前哨淋巴结活组织检查 40.1105

项　目	原病历 DRG 入组	调整后 DRG 入组
DRG 分组	JA15:乳房恶性肿瘤全切术,不伴并发症与合并症	JA15:乳房恶性肿瘤全切术,不伴并发症与合并症
参考权重	2.60	2.60

注:"参考权重"根据中卫云 DRG 数据会诊云平台的大数据测算,仅供参考。

二、 案例解读

(一) 了解乳腺癌

乳腺癌是女性最常见的恶性肿瘤之一,在我国占全身各种恶性肿瘤的 7%—10%,呈逐年上升趋势。部分大城市报告乳腺癌占女性恶性肿瘤之首位。乳腺癌治疗主张采用以手术为主的综合治疗。近 30 年来 Fisher 对乳腺癌的生物行为做了大量研究,提出乳腺癌自发病开始即是一个全身性疾病,因而力主缩小手术范围,加强术后综合辅助治疗。

乳腺癌的手术治疗方式主要有以下 5 种方式:① 保留乳房的乳腺癌切除术:目的为完整切除肿块,适合临床Ⅰ期、Ⅱ期的乳腺癌病人,且乳房有适当体积,术后能保持外观效果者。② 乳腺癌改良根治术:目前常用的改良根治术有两种术式,一是保留胸大肌,切除胸小肌,另一种是保留胸大、小肌。前者淋巴结清扫范围与根治术相似,后者不能清除腋上组淋巴结。③ 乳腺癌根治术:应包括整个乳房,胸大肌,胸小肌,腋窝Ⅰ、Ⅱ、Ⅲ组淋巴结的整块切除,此术式已少见。④ 乳腺癌扩大根治术:在根治术的基础上还需同时切除胸廓内动、静脉及其周围的淋巴结(即胸骨旁淋巴结),此术式已少见。⑤ 全乳房切除术:必须切除整个乳房,包括腋尾部及胸大肌筋膜,该术式适合于原位癌、微小癌及年迈体弱不宜作根治者。

(二) 审核手术/操作是否漏填

本病例患者较年轻,通读病例未发现遗漏诊断。阅读手术记录和术后病理报告发现患者进行了前哨淋巴结活组织检查,查看手术/操作 ICD-9-CM-3 2011 版,原手术编码 85.43 单侧单纯乳房切除术伴区域性淋巴结清除术包括区域性淋巴结切除术,但不包括前哨淋巴结活组织检查,故判断遗漏了部分手术编码。增补手术编码前哨淋巴结活组织检查 40.1105。

(三) 调整主要诊断依据

1. 医师思路:临床医师在实际工作中,入院病历描述乳腺癌诊断时通常只描述左/右侧乳腺癌,对通过乳腺病理活组织检查或者手术治疗获得病理诊断和具体部位的,多在病程记录中记录乳腺癌的病理类型和具体部位,但病案首页诊断往往不使用具体部位。该患者通过手术后病理确诊(右侧乳腺)浸润性导管癌Ⅲ级,通过入院记录现病史肿块位于右侧乳房 1 点位距乳头边缘 2.5 cm 处,判断其部位为内上象限。

2. 编码员思路:乳腺癌按发生部位可分为外上象限、中央区、内上象限、外下象限和内下象限,每个部位均有相应的亚目编码。只要患者进行了乳腺病损穿刺活检或乳腺手术治疗明确乳腺癌诊断，编码员应根据病历描述具体部位细化编码，不能笼统地将其归入 C50.9 未特指的乳房恶性肿瘤中。本例通过阅读病历明确肿物位于内上象限，故应将主要诊断乳腺恶性肿瘤 C50.900x011 调整为乳腺内上象限恶性肿瘤 C50.200x001。

（四）调整主要手术/操作思路

阅读该病例手术记录：肿瘤 3 cm×2 cm 大小，边界不清，旁开原肿块边缘 2—3 cm，切除包括肿瘤所属乳管在内的组织，分别缝线标记定位后送术中冷冻病理检查，报告为乳腺癌，诸切缘阴性，前哨淋巴结活检发现 1 个转移，遂进行腋窝淋巴结清扫术。根据手术记录描述，患者较年轻，手术方式为保乳术，即病损扩大切除术。术中同时行腋窝淋巴结清扫。故原手术单侧单纯乳房切除术伴区域性淋巴结清除术 85.4303 不能完整反映手术情况，应调整修正为乳腺局部扩大切除术 85.2300x001 及腔镜腋下淋巴结清扫术 40.5101。

（五）DRG 入组分析

CN-DRG 将乳腺恶性肿瘤的切除术根据切除范围和伴或不伴并发症与合并症归入 4 个不同的组，见表 16-2-2。本例修正手术编码后应将其归入 JA2 乳腺恶性肿瘤根治性切除术组中，但 DRG 分组器综合诊断与手术操作将其归入 JA15 组（乳房恶性肿瘤全切术，不伴并发症与合并症），说明在 ADRG 分组中有临床经验为主的因素，部分手术术式按照临床相似的原则进行了合并。

表 16-2-2　CN-DRG 乳腺恶性肿瘤切除术 DRG 组

DRG 组	DRG 名称
JA13	乳房恶性肿瘤全切除术，伴并发症与合并症
JA15	乳房恶性肿瘤全切除术，不伴并发症与合并症
JA23	乳房恶性肿瘤次全切除手术，伴并发症与合并症
JA25	乳房恶性肿瘤次全切除手术，不伴并发症与合并症

三、小结

本例主要诊断未细化导致编码错误，主要手术未明确具体术式导致选择错误。乳腺癌手术患者诊断编码应细化，不能笼统归入 C50.9，手术首先应明确进行了哪种术式，明确淋巴结清扫情况再进行编码，只有保证编码准确，才能使入组更合理。本例调整前后虽然入组和权重无变化，但主要诊断、主要手术调整与病情更为切合。

（王玉芹）

第十七章 MDCK：内分泌、营养、代谢疾病及功能障碍

第一节 结节性甲状腺肿

一、疾病 DRG 组调整

患者女性,年龄 52 岁,住院 7 天,医嘱离院,住院总费用 7 844.77 元。原主要诊断结节性甲状腺肿 E04.902,入 KD19 组(甲状腺大手术),参考权重 1.57。根据 DRG 分组原则并结合临床实际,对本病例手术/操作进行调整修正,可有两种方案,见表 17-1-1 及表 17-1-2。

表 17-1-1 结节性甲状腺肿 DRG 入组错误调整方案一

项　　目	原病历 DRG 入组	调整后 DRG 入组
主要诊断与编码	结节性甲状腺肿 E04.902	结节性甲状腺肿 E04.902
其他诊断与编码		
手术名称与编码	右侧甲状腺次全切除术＋ 左侧甲状腺部分切除术＋ 喉返神经探查术 06.3900x004	单侧甲状腺次全切除术 06.3900x004 单侧甲状腺部分切除术 06.3900x003
DRG 分组	KD19:甲状腺大手术	KD19:甲状腺大手术
参考权重	1.57	1.57

注:"参考权重"根据中卫云 DRG 数据会诊云平台的大数据测算,仅供参考。

表 17-1-2 结节性甲状腺肿 DRG 入组错误调整方案二

项　　目	原病历 DRG 入组	调整后 DRG 入组
主要诊断与编码	结节性甲状腺肿 E04.902	结节性甲状腺肿 E04.902
其他诊断与编码		
手术名称与编码	单侧甲状腺次全切除术＋ 左侧甲状腺部分切除术＋ 喉返神经探查术 06.3900x004	腔镜下甲状腺次全切除术 06.3900x011 腔镜下甲状腺部分切除术 06.3908
DRG 分组	KD19:甲状腺大手术	KD19:甲状腺大手术
参考权重	1.57	1.57

注:"参考权重"根据中卫云 DRG 数据会诊云平台的大数据测算,仅供参考。

二、案例解读

（一）了解结节性甲状腺肿

不同原因引起的慢性甲状腺肿大被称为甲状腺肿。甲状腺肿可分为单纯性甲状腺肿和甲状腺功能亢进症两类。单纯性甲状腺肿又可分为弥漫性甲状腺肿和结节性甲状腺肿。最后诊断应依靠病理检查才能明确甲状腺结节性质。结节性甲状腺肿患者，其中 5%—8%可出现毒性症状，即 Plummer 病或称毒性结节性甲状腺肿。有些结节性甲状腺肿，由于上皮细胞的过度增生，可以形成胚胎性腺瘤或乳头状腺癌，也可形成甲状腺癌。

结节性甲状腺肿是甲状腺的多发性良性病变，具有一定的恶变率和复发率，故其诊断治疗及术后复发的预防显得尤为重要。手术仍为首选的治疗方式。临床上主要的治疗手段为手术切除病变的甲状腺组织，根据病情不同，病变组织的手术切除范围、手术方式不同，主要手术方式为甲状腺全切术和甲状腺次全切术，目前手术切除范围有逐步扩大的倾向。

（二）调整手术依据

本例为结节性甲状腺肿，一般手术过程为通过喉返神经探查术，行左侧、右侧甲状腺部分切除术。本案例病案首页的手术操作中记载为"右侧甲状腺次全切除术＋左侧甲状腺部分切除术＋喉返神经探查术"，临床医师手术名称书写不规范，多个独立手术未单列书写，混在一起，同时 ICD-9-CM3 字典库使用不规范，未明确手术信息。

在 ICD 中，甲状腺手术的分类依据手术部位的不同而有不同的编码，甲状腺叶切除术分类于 06.2，甲状腺病损切除术分类于 06.31，甲状腺部分切除术分类于 06.39，甲状腺全部切除术分类于 06.4，胸骨下甲状腺部分切除术分类于 06.51，胸骨下甲状腺全部切除术分类于 06.52。依据手术方式的不同也有不同编码，以甲状腺病损切除术为例，腔镜下甲状腺病损切除术编码 06.3101，开放式的甲状腺病损切除术编码 06.3100。而喉返神经探查术 04.0405 是甲状腺切除术的一个必行步骤，因此不必单独编码。因此，本例中依据患者左、右侧病损部位，分别编码单侧甲状腺次全切除术 06.3900x004、单侧甲状腺部分切除术 06.3900x003，如是腔镜下手术，应分别编码为腔镜下甲状腺次全切除术 06.3900x011、腔镜下甲状腺部分切除术 06.3908。

（三）DRG 入组分析

本案例主要手术操作填写错误，虽然调整前后均进入 KD19 甲状腺大手术组，但手术名称及编码错误，也是应注意避免的。

三、小结

结节性甲状腺肿入院及住院治疗时，因病情多有相应手术或操作，故编码不能遗漏相关手术编码。手术/操作选择错误会进入不同的 DRG 分组，应根据具体的术式正确编码。

（宁传英）

第二节 甲状腺良性肿瘤

一、疾病 DRG 组调整

患者女性,年龄 35 岁,住院 7 天,医嘱离院,住院总费用 15 315.428 元。原主要诊断结节性甲状腺肿 E04.902,入 KD19 组(甲状腺大手术),参考权重 1.57。根据 DRG 分组原则并结合临床实际,对本病例手术/操作、诊断进行调整修正,见表 17-2-1。

表 17-2-1 甲状腺良性肿瘤 DRG 入组错误调整方案

项 目	原病历 DRG 入组	调整后 DRG 入组
主要诊断与编码	结节性甲状腺肿 E04.902	甲状腺良性肿瘤 D34.x00
其他诊断与编码		非毒性多个甲状腺结节 E04.200x003 乳房肿物 N64.900x001
手术名称与编码	双侧甲状腺次全切除术 06.3900x013	双侧甲状腺次全切除术 06.3900x013
DRG 分组	KD19:甲状腺大手术	KD19:甲状腺大手术
参考权重	1.57	1.57

二、案例解读

(一)审核出院诊断是否漏填

通过病历阅读分析,患者入院情况描述为因查体发现颈前区肿块 1 天,发现双乳肿块 1 天收入院,入院诊断结节性甲状腺肿和双乳肿物。患者入院后针对结节性甲状腺肿进行了手术治疗,术后病理示:(双侧)甲状腺结节性甲状腺肿伴滤泡性腺瘤形成及灶性囊性变纤维化。根据患者入院诊断和病理结果描述判断,遗漏诊断甲状腺腺瘤和乳房肿物。其他诊断增补乳房肿物 N64.900x001。

根据手术记录描述左叶可及多个结节,最大约 5 cm×4 cm,质韧;右叶下极可及 1.5 cm×1.0 cm 结节,质韧。可判断此患者为多个甲状腺结节,查 ICD-10 第三卷:甲状腺肿—多结节性(囊性)(非毒性)E04.2,核对 ICD-10 第一卷,编码于 E04.2 非毒性多结节性甲状腺肿正确。

(二)调整主要诊断依据

1.医师思路:本例入院诊断为结节性甲状腺肿,术后病理示甲状腺结节性甲状腺肿伴滤泡性腺瘤形成,病理结果之一与入院诊断相同,因此医生仍然选择结节性甲状腺肿为主要诊断。

2.编码员思路:甲状腺肿是指良性甲状腺上皮细胞增生形成的甲状腺肿大,单纯性甲状腺肿也称为非毒性甲状腺肿,是指非炎症和非肿瘤原因,不伴有临床甲状腺功能异常的甲状腺肿。该患者手术后做了病理检查,根据病理诊断结果(双侧)甲状腺结节性甲状腺肿伴滤泡性腺瘤形成及灶性囊性变纤维化,同时存在结节性甲状腺肿和滤泡性腺瘤。ICD-10"第2章　肿瘤"是一般优先分类章节,故将主要诊断编码由结节性甲状腺肿 E04.902 调整为甲状腺良性肿瘤 D34.x00。

(三) DRG 入组分析

本例主要诊断调整前后,入组相同,但是编码更规范。

三、 小结

进行手术治疗的病例,应仔细阅读病理诊断结果,根据病理结果结合编码规则进行编码。

(赵钦花)

第三节　2型糖尿病性酮症

一、 疾病 DRG 组调整

患者男性,年龄 56 岁,住院 12 天,医嘱离院,住院总费用 5 789.16 元。原主要诊断 KS11 组(糖尿病,伴重要并发症与合并症),参考权重 1.00。根据 DRG 分组原则并结合临床实际,对本病例主要诊断、其他诊断进行调整修正,见表 17-3-1。

表 17-3-1　2型糖尿病性酮症 DRG 入组错误调整方案

项　目	原病历 DRG 入组	调整后 DRG 入组
主要诊断与编码	2 型糖尿病伴有多个并发症 E11.700	2 型糖尿病性酮症 E11.103
其他诊断与编码	2 型糖尿病性酮症 E11.103 2 型 糖 尿 病 肾 病 Ⅱ 期 E11.200x212＋N08.3*	2 型糖尿病肾病Ⅱ期 E11.200x212＋N08.3* 2 型 糖 尿 病 性 周 围 神 经 病 E11.401＋G63.2* 银屑病 L40.900 肥胖症 E66.900
手术名称与编码		
DRG 分组	KS11:糖尿病,伴重要并发症与合并症	KS11:糖尿病,伴重要并发症与合并症
参考权重	1.00	1.00

注:"参考权重"根据中卫云 DRG 数据会诊云平台的大数据测算,仅供参考。

二、 案例解读

(一) 了解 2 型糖尿病性酮症

当胰岛素依赖型糖尿病人胰岛素治疗中断或剂量不足,非胰岛素依赖型糖尿病病人遭受各种应激时,糖尿病代谢紊乱加重,脂肪分解加快,酮体生成增多超过利用而积聚时,血中酮体堆积,称为酮血症,其临床表现称为酮症。糖尿病性酮症是糖尿病最常见的急性并发症之一,起病隐匿,如不积极预防和诊治可能危及生命,是糖尿病患者的主要死因之一。糖尿病性酮症好发于 1 型糖尿病患者,但随着 2 型糖尿病患者数量迅速增加,临床上实际所见的 2 型糖尿病并发糖尿病性酮症的患者更为多见。

(二)调整主要诊断依据

1. 医师思路:患者因高糖饮食后以糖尿病症状入院,入院后完善实验室检查,确诊 2 型糖尿病,既往病史有糖尿病肾病、周围神经病等多个并发症诊断,根据病情现状,选择 2 型糖尿病伴多个并发症作为主要诊断。

2. 编码员思路:编码员在糖尿病性酮症编码时要仔细阅读病案,判断本次入院的原因和住院目的,以及住院过程中消耗医疗资源最多、对患者危害最大、住院时间最长的疾病。其次要区分糖尿病分型,1 型糖尿病酮症编码于 E10.1,2 型糖尿病酮症编码于 E11.1。再次要区分是否还有其他糖尿病并发症,根据不同并发症各自编码。本例虽然有多个糖尿病并发症,但本次入院以急性酮症表现为主,故主要诊断编码应着眼于酮症。编码调整过程如下:

查阅 ICD-10 第三卷:糖尿病(性),多尿症(已控制的)(家族性)(严重的)E14.-2 型(非肥胖)(肥胖)E11.-

核对 ICD-10 第一卷:E11 非胰岛素依赖型糖尿病/E11.1 非胰岛素依赖型糖尿病伴有酮症酸中毒。编码于 E11.103 2 型糖尿病性酮症正确。

(三)DRG 入组分析

本例主要诊断调整前后入组相同,但是编码更规范,调整后主要诊断与临床实际情况更为相符。

三、小结

对于慢性疾病患者,主要诊断选择要考虑本次住院目的。当患者以糖尿病伴多个并发症入院治疗时,主要诊断的选择需要判断患者的入院目的和主要诊疗过程,如果以其中的一种并发症作为主要治疗目的和对象时,将这个并发症作为主要诊断,其余并发症作为其他诊断。

(宁传英)

第十八章　MDCL:肾脏及泌尿系统疾病及功能障碍

第一节　肾恶性肿瘤

一、疾病 DRG 组调整

患者男性,年龄 48 岁,住院 14 天,医嘱离院,住院总费用 41 553.3 元。原主要诊断肾恶性肿瘤 C64.x00x001,入 LA19 组(肾、输尿管及膀胱恶性肿瘤的大手术),参考权重 3.18。根据 DRG 分组原则并结合临床实际,对本病例手术/操作、其他诊断进行调整修正,见表 18-1-1。

表 18-1-1　肾恶性肿瘤 DRG 入组错误调整方案

项　　目	原病历 DRG 入组	调整后 DRG 入组
主要诊断与编码	肾恶性肿瘤 C64.x00x001	肾恶性肿瘤 C64.x00x001
其他诊断与编码	输尿管结石 N20.100 副脾 Q89.002	肾积水伴输尿管结石 N13.202 脂肪肝 K76.000 腹腔粘连 K66.007 副脾 Q89.002
手术名称与编码	腹腔镜下单侧肾切除术 55.5103 腹腔镜下肾周粘连松解术 59.0302	腹腔镜下单侧肾输尿管切除术 55.5104 腹腔镜下肾周粘连松解术 59.0302
DRG 分组	LA19:肾、输尿管及膀胱恶性肿瘤的大手术	LA19:肾、输尿管及膀胱恶性肿瘤的大手术
参考权重	3.18	3.18

注:"参考权重"根据中卫云 DRG 数据会诊云平台的大数据测算,仅供参考。

二、案例解读

(一)了解肾癌

在泌尿系统恶性肿瘤中,肾癌仅次于膀胱癌为第二位高发肿瘤。肾癌最常见的症状是腰痛和血尿,临床诊断主要依靠影像学检查,确诊则需病理学检查。外科手术治疗肾癌通常是首选治疗方法,也是目前被公认可治愈肾癌的手段。对早期肾癌,可采用保留肾单位手术(保留肾脏的手术)或根治性肾切除术;对中期肾癌,通常采用根治性肾切除术;对年老体弱或有手术禁忌证的小肾癌(肿瘤直径≤4 cm)患者可选用能量消融(射频消融、冷冻消融、高强度聚焦超声)治疗。对于不能耐受手术治疗的肾癌患者通过介入治疗的方法进行肾动脉栓塞可起到缓解血尿症状的作用。对晚期肾癌已发生多处转移者采用以内科为主的综合治疗方式。

(二)审核出院诊断是否漏填

1. 遗漏脂肪肝:详细阅读病案,患者术前肝胆胰彩超结果示脂肪肝,可知临床医师遗漏这一诊断。其他诊断增补脂肪肝 K76.000。

2. 遗漏腹腔粘连:查阅手术记录有"可见肾周粘连较重,充分松解"描述,分析遗漏肾周粘连相关诊断。故其他诊断增补腹腔粘连 K66.007。

(三)主要诊断选择依据

1. 医师思路:本案例中患者为肾恶性肿瘤,住院期间主要针对肾恶性肿瘤进行了手术治疗,所以选择肾恶性肿瘤作为主要诊断,相应的腹腔镜下单侧肾切除术为主要手术。

2. 编码员思路:肾恶性肿瘤的手术治疗方式复杂多样,是编码员容易错编的病种之一。本例主要诊断为肾恶性肿瘤,可分为两种情况:一是患者本次住院首次确诊肿瘤,此时主要诊断选择恶性肿瘤正确;二是既往已经确诊肿瘤,患者本次住院针对肿瘤进行放化疗,此时主要诊断不应选择恶性肿瘤。根据主要手术为"腹腔镜下单侧肾切除术",可判断患者本次住院为首次确诊肿瘤诊断。

《住院病案首页数据填写质量规范(暂行)》(2016 版)针对主要诊断选择的原则中第十条规定:"主要诊断一般是患者住院的理由,原则上应选择本次住院期间对患者健康危害最大、消耗医疗资源最多、住院时间最长的疾病诊断"。第十三条(一)"本次住院针对肿瘤进行手术治疗或进行确诊的,选择肿瘤为主要诊断"。本案例中,患者主因间断性左腰痛 10 余天入院,完善相关检查,考虑左肾癌可能性大,保守治疗无效,行经后腹腔镜下左肾癌根治性切除术+肾周粘连松解术,术后予以补液、抑酸、抗感染等治疗,伤口愈合良好,病理回报为多房性囊性肾细胞癌,病情平稳出院。结合以上主要诊断的选择原则,肾癌应作为主要诊断。原病历主要诊断为肾恶性肿瘤 C64.x00x001 正确。

(四)主要手术调整依据

本病历病程记录"左肾根治性切除术"为不规范的手术名称,病案首页原主要手术为"腹腔镜下单侧肾切除术 55.5103"也欠准确,应根据手术记录中具体的手术范围正确分类。手术记录提示:手术切除范围为左肾及左侧输尿管,应为肾输尿管切除术。因此,本例主要手术/操作应为腹腔镜下单侧肾输尿管切除术 55.5104。

(五)修正其他诊断

结合原有其他诊断中"输尿管结石 N20.100",影像学检查提示左肾积水,故其他诊断应修正为肾积水伴输尿管结石 N13.202。当两个疾病诊断或者一个疾病诊断伴有相关的临床表现被分类到一个编码时,这个编码被称为合并编码。本例左肾积水同时存在左输尿管结石,应合并编码为肾积水伴输尿管结石 N13.202,不应分别编码。

（六）DRG 入组分析

本例主要诊断选择无误,其他诊断有遗漏或不恰当编码,主要手术选择不当,这些虽然未能影响本例的 DRG 分组,调整前后均入 LA19 组(肾、输尿管及膀胱恶性肿瘤的大手术),参考权重 3.18,但不准确的编码影响病案首页质量,不能完整、准确地反映患者真实病情,此类错误也应引起注意。

三、小结

本例中医师术前检查很完善,但对检查结果的关注不够,遗漏一系列并发症和合并症诊断,其他诊断应全面反映患者病情,做到不遗漏诊断。病案编码员详细阅读病案,遇到疑似临床医师漏诊的情况及时跟临床沟通,以帮助临床及时补充诊断,减少费用损失。

（王卫卫）

第二节　阻塞性尿路病伴有感染

一、疾病 DRG 组调整

患者男性,年龄 46 岁,住院 6 天,医嘱离院,住院总费用 9 402.61 元。原主要诊断输尿管结石 N20.100,入 LE13 组(经尿道膀胱、输尿管手术,伴并发症与合并症),参考权重 1.23。根据 DRG 分组原则并结合临床实际,对本病例诊断和手术/操作进行调整修正,见表 18 - 2 - 1。

表 18 - 2 - 1　阻塞性尿路病伴有感染 DRG 入组错误调整方案

项　目	原病历 DRG 入组	调整后 DRG 入组
主要诊断与编码	输尿管结石 N20.100	阻塞性尿路病伴有感染 N13.600x003
其他诊断与编码	肾结石 N20.000 肾盂积水 N13.301 泌尿道感染 N39.000 先天性单个肾囊肿 Q61.000	后天性肾囊肿 N28.100 慢性胆囊炎 K81.100
手术名称与编码	经尿道输尿管/肾盂激光碎石术 56.0x03	经尿道输尿管/肾盂激光碎石术 56.0x03
DRG 分组	LE13:经尿道膀胱、输尿管手术,伴并发症与合并症	LE13:经尿道膀胱、输尿管手术,伴并发症与合并症
参考权重	1.23	1.23

注:"参考权重"根据中卫云 DRG 数据会诊云平台的大数据测算,仅供参考。

二、案例解读

（一）了解泌尿系统结石伴感染

本例为泌尿系统结石伴感染案例。泌尿系统结石是泌尿系统常见病，可见于肾、膀胱、输尿管和尿道的任何部位，以肾与输尿管结石为常见。泌尿系统结石对健康的危害主要表现在结石对尿路造成的局部损伤、结石引起尿路梗阻和并发尿路感染三方面，严重的尿路感染还可能造成败血症，威胁人的生命。另外，泌尿系统感染又促进结石的形成，使原有的结石体积迅速增加。

（二）审核出院诊断是否漏填

查阅患者本次住院病案，肝脏彩超提示胆囊慢性炎症改变，因此判断临床医师漏诊慢性胆囊炎。其他诊断应增补慢性胆囊炎 K81.100。

（三）调整主要诊断依据

1. 医师思路：本例同时存在输尿管结石、肾结石、肾盂积水等，临床医师根据传统书写习惯分开书写诊断，住院期间对肾结石和输尿管结石进行了碎石治疗，医师认为两个疾病无法区分轻重，因此任意选择一个疾病输尿管结石作为主要诊断，将肾结石、肾盂积水作为其他诊断。

2. 编码员思路：泌尿系统结石伴感染是编码员容易错编的病种之一。泌尿系统结石发生部位多，结石、梗阻、积水、感染之间可能存在复杂的关联，编码时需详细阅读病案，搞清楚各诊断的相互关系，以正确分类。《住院病案首页数据填写质量规范（暂行）》（2016 版）针对主要诊断选择的原则中第十条规定："主要诊断一般是患者住院的理由，原则上应选择本次住院期间对患者健康危害最大、消耗医疗资源最多、住院时间最长的疾病诊断。"当两个疾病诊断或者一个疾病诊断伴有相关的临床表现被分类到一个编码时，这个编码被称为合并编码。在实际合并编码过程中，大多数情况下为两组编码的合并，也会出现三组甚至更多的编码合并为一个编码的情况。由于入院患者同时患有多种疾病，且疾病间存在某些致病因果关系，在此种情况下，编码员应依据经验判断是否有需要合并的诊断，如有则采用合并编码，最终完成完整的 ICD 编码过程。本案例中，患者存在左肾积水、左输尿管结石、泌尿道感染，与临床医师沟通，明确泌尿道感染为梗阻性尿路病所致，应合并编码为阻塞性尿路病伴有感染。如果编码员将其中某一情况单独编码，检索利用时就不能反映疾病的整体情况，从而影响到疾病的分类编码质量。因此，本例主要诊断修正为阻塞性尿路病伴有感染 N13.600x003。

（四）修正其他诊断

肾囊肿是成年人肾脏最常见的一种结构异常，可以为单侧或双侧，一个或多个。本例其他诊断中有先天性单个肾囊肿 Q61.000，我们通常见到的肾囊肿中，大多数是单纯肾囊肿，而遗传性肾脏囊肿性疾病相对少见，单纯肾囊肿不是先天性或遗传性肾脏病，而是后天形成的。经与医师沟通，本例肾囊肿确实为后天性肾囊肿。故其他诊断应修正为后天性肾囊肿 N28.100。

（五）DRG 入组分析

本例调整主要诊断后,DRG 入组并未变化,调整前后均为 LE13 组(经尿道膀胱、输尿管手术,伴并发症与合并症),参考权重 1.23。

三、小结

本例调整主要诊断和其他诊断编码,虽未引起入组变化,但存在编码错误,表现在以下两点:一是合并编码未被正确使用;二是其他诊断的完整填写,体现医疗信息的完整和准确,其漏填可能导致重要的并发症和伴随疾病不被识别,导致入组错误。因此,医师诊断书写应摒弃传统习惯,严格遵循诊断学要求,规范填写诊断。编码员应仔细阅读病案,充分了解患者诊疗经过,正确使用合并编码规则。

（王卫卫）

第三节　创伤后尿道狭窄

一、疾病 DRG 组调整

患者男性,年龄 36 岁,住院 11 天,医嘱离院,住院总费用 13 040.79 元。原主要诊断尿道狭窄 N35.900,入 LF15 组(尿道手术,不伴并发症与合并症),参考权重 0.92。根据 DRG 分组原则并结合临床实际,对本病例手术/操作、诊断进行调整修正,见表 18-3-1。

表 18-3-1　创伤后尿道狭窄 DRG 入组错误调整方案

项　目	原病历 DRG 入组	调整后 DRG 入组
主要诊断与编码	尿道狭窄 N35.900	创伤后尿道狭窄 N35.000
其他诊断与编码	阑尾术后 Z98.800x123 泌尿道感染 N39.000 PSA 升高 R77.800x002	阑尾术后 Z98.800x123 泌尿道感染 N39.000 PSA 升高 R77.800x002 前列腺增生 N40.x00
手术名称与编码	尿道狭窄切除术 58.3905 尿道扩张 58.6x00	尿道内口切开术 58.5x03 尿道扩张 58.6x00
DRG 分组	LF15:尿道手术,不伴并发症与合并症	LF15:尿道手术,不伴并发症与合并症
参考权重	0.92	0.92

注:"参考权重"根据中卫云 DRG 数据会诊云平台的大数据测算,仅供参考。

二、案例解读

（一）了解尿道狭窄

本例为尿道狭窄行手术治疗案例。尿道狭窄是泌尿系统常见病，多见于男性，病因包括先天性尿道狭窄、炎症性尿道狭窄、创伤性尿道狭窄、手术操作后尿道狭窄等，女性患者还见于分娩后尿道狭窄。其中以创伤所致最为常见，多由于尿道损伤严重，初期处理不当或不及时所致。尿道狭窄的症状可因其程度、范围和发展过程而有不同，主要症状是排尿困难。尿道狭窄的治疗包括非手术治疗和手术治疗，手术治疗方法包括尿道内切开术、尿道吻合术、尿道替代成形术、尿道外口切开术、尿道改道术等。

（二）审核出院诊断是否漏填

查阅本案病历：患者于 20 天前外伤撞击会阴部致血尿，伴疼痛，初为尿道滴血，逐渐呈全程鲜红尿，伴尿道烧灼感，10 天前出现排尿困难，主要表现为尿等待、排尿费力、尿线变细、尿分叉等症状，伴下腹憋胀不适，伴发热。由以上病史可知，患者尿道狭窄最可能的病因为创伤性。因前列腺增生的主要症状为排尿困难，本例不除外同时存在前列腺增生。查看患者泌尿系统彩超结果：前列腺增大伴钙化斑。因此判断本案例遗漏前列腺增生诊断。其他诊断应增补前列腺增生 N40.x00。

（三）调整主要诊断依据

1. 医师思路：本例为尿道狭窄，由于传统的书写习惯，医师仅诊断尿道狭窄，未考虑在诊断中增加病因要素。住院期间主要针对尿道狭窄进行了手术治疗，所以选择尿道狭窄作为主要诊断。

2. 编码员思路：尿道狭窄的病因多，手术方法复杂多样，是编码员容易漏编错编的病种之一。《住院病案首页数据填写质量规范（暂行）》（2016 版）针对主要诊断选择的原则中第十条规定："主要诊断一般是患者住院的理由，原则上应选择本次住院期间对患者健康危害最大、消耗医疗资源最多、住院时间最长的疾病诊断。"本例因尿血 20 余天，伴排尿困难 10 天入院，完善相关检查，诊断为尿道狭窄，行经尿道狭窄内切开术＋尿道扩张术，术后予以抗感染、活血、补液等对症支持治疗后好转出院。尿道狭窄是对患者健康危害最大、消耗医疗资源最多、住院时间最长的疾病，应作为主要诊断。与临床医师沟通后，确定尿道狭窄的病因为创伤性，而非前列腺增生因素。因此，本例主要诊断调整为创伤后尿道狭窄 N35.000。

（四）调整主要手术依据

本例原主要手术为尿道狭窄切除术 58.3905。但尿道狭窄切除术是切除狭窄段尿道及其周围瘢痕组织，重新吻合，适用于无法做内切开的病例。尿道内口切开术是用尿道手术刀（冷刀）或激光切开狭窄处瘢痕，扩大尿道内径后留置导尿管。查阅本案例手术记录：用 F5 输尿管导管插入通过狭窄部，用冷刀切开狭窄环，切开后镜体可通过，再用尿道探子扩张至 F22。故本例手术方式实为尿道内口切开术，主要手术/操作应调整为尿道内口切开术 58.5x03。

(五) DRG 入组分析

主要诊断的正确性,其他诊断的规范、完整填写影响 DRG 分组,需引起高度重视。本例应思考的问题有两点:① 残余类目.9 的不当使用会导致病案不入组,本案例.9 未影响 DRG 分组,可能是分组器本身不够成熟所致。② 前列腺增生诊断漏填,并未引起 DRG 组别的改变,说明前列腺增生不属于本 DRG 组所考虑的并发症和伴随疾病,或者是与其他诊断同等级别的并发症和伴随疾病,但其诊断既然有依据,且可能是主要治疗疾病的病因,则不应漏诊,否则可能导致入组错误。

三、小结

尿道狭窄可因多种原因造成,编码时需详细阅读病案,根据病史、症状、体征、检查检验结果等,了解尿道狭窄的具体病因,正确分类到详细的类目。本例提示,医师书写主要诊断应完整,应尽可能包括病因、部位、临床表现等要素,应培养严谨的临床诊疗思维,做到不误诊、不漏诊。编码员不能仅依据如"尿道狭窄""尿道狭窄切除术"这样的诊断和手术字眼直接对照编码,应仔细阅读病案,依据 ICD-10 编码规则对疾病和手术正确分类。此外,残余类目一般不使用,尤其主要诊断,应加以注意。

(王卫卫)

第四节　慢性肾衰竭尿毒症期

一、疾病 DRG 组调整

患者男性,年龄 49 岁,住院 10 天,医嘱离院,住院总费用 11 671.61 元。原主要诊断慢性肾脏病 5 期 N18.001,入 LR15 组(肾衰竭,不伴并发症与合并症),参考权重 0.84。根据 DRG 分组原则并结合临床实际,对本病例手术/操作、诊断进行调整修正,见表 18 - 4 - 1 及 18 - 4 - 2。

表 18 - 4 - 1　慢性肾衰竭尿毒症期 DRG 入组错误调整方案一

项　目	原病历 DRG 入组	调整后 DRG 入组
主要诊断与编码	慢性肾脏病 5 期 N18.001	慢性肾衰竭尿毒症期 N18.900x003
其他诊断与编码	血液透析 Z49.101 肾性贫血 D64.900x005 高钾血症 E87.500 继发性甲状旁腺功能亢进 E21.100x001 肾结石 N20.000 类风湿性关节炎 M06.900	血液透析状态 Z99.201 慢性肾脏病 5 期贫血 N18.002＋D63.8* 高钾血症 E87.500 慢性肾衰竭(肾功能不全)合并继发性甲状旁腺功能亢进 N18.800x015 高尿酸血症 E79.001 肾结石 N20.000 类风湿性关节炎 M06.900

项　目	原病历 DRG 入组	调整后 DRG 入组
手术名称与编码	—	血液透析 39.9500
DRG 分组	LR15：肾衰竭，不伴并发症与合并症	LM19：住院肾透析
参考权重	0.84	1.22

注："参考权重"根据中卫云 DRG 数据会诊云平台的大数据测算，仅供参考。

表 18‐4‐2　慢性肾衰竭尿毒症期 DRG 入组错误调整方案二

项　目	原病历 DRG 入组	调整后 DRG 入组
主要诊断与编码	慢性肾脏病 5 期 N18.001	血液透析 Z49.101
其他诊断与编码	血液透析 Z49.101 肾性贫血 D64.900x005 高钾血症 E87.500 继发性甲状旁腺功能亢进 E21.100x001 肾结石 N20.000 类风湿性关节炎 M06.900	慢性肾脏病 5 期 N18.001 慢性肾脏病 5 期贫血 N18.002＋D63.8* 高钾血症 E87.500 继发性甲状旁腺功能亢进 E21.100x001 高尿酸血症 E79.001 肾结石 N20.000 类风湿性关节炎 M06.900
手术名称与编码	—	血液透析 39.9500
DRG 分组	LR15：肾衰竭，不伴并发症与合并症	LM19：住院肾透析
参考权重	0.84	0.84

注："参考权重"根据中卫云 DRG 数据会诊云平台的大数据测算，仅供参考。

二、案例解读

（一）了解慢性肾衰竭终末期

美国肾脏病基金会发布的《肾脏病患者预后及生存质量指南》将慢性肾脏病定义为肾脏损害和（或）肾小球滤过率（GFR）下降 60 ml/min，持续 3 个月。肾脏损害是指肾脏结构或功能异常，出现肾脏损害标志，包括血和（或）尿成分异常和影像学异常，肾组织出现病理形态学改变，如电解质紊乱、肌酐水平异常、蛋白尿、肾萎缩等。终末期肾脏病即指进展至 5 期需行肾脏替代治疗的慢性肾脏病，也多属于慢性肾衰竭的终末期，即慢性肾衰竭尿毒症期。

尿毒症是由于肾单位大量破坏，除体内水、电解质、酸碱平衡紊乱和肾脏内分泌功能失调外，还有代谢终末产物和毒性物质在体内大量潴留，从而引起一系列自体中毒症状的综合征。慢性肾衰竭尿毒症患者可出现左心衰竭、严重高钾血症、消化道出血、中枢神经系统功能障碍等并发症而危及生命。治疗方面，除了常规的病因治疗、对症治疗外，主要是肾脏替代治疗，包括血液透析、腹膜透析和肾移植。

(二)审核出院诊断与手术/操作是否遗漏

查阅病案发现,患者非同日两次血液检验结果中尿酸水平升高,故判断临床医师漏诊"高尿酸血症"。患者出院诊断有"血液透析",查阅病案发现患者住院期间接受了血液透析治疗,故判断首页手术/操作漏填血液透析。故其他诊断增补高尿酸血症 E79.001,手术/操作增补血液透析 39.9500。

(三)调整主要诊断依据

1. 医师思路:本例为慢性肾脏病 5 期,慢性肾衰竭尿毒症期,多种并发症和伴随疾病并存,住院期间给予护肾、降尿酸、纠正贫血、纠正电解质紊乱、血液透析等治疗,根据病因,选择慢性肾脏病 5 期作为主要诊断。

2. 编码员思路:《住院病案首页数据填写质量规范(暂行)》(2016 版)针对主要诊断选择的原则中第十条规定:"主要诊断一般是患者住院的理由,原则上应选择本次住院期间对患者健康危害最大、消耗医疗资源最多、住院时间最长的疾病诊断。"患者以慢性肾脏病 5 期收入院,主要针对慢性肾脏病所致慢性肾衰竭进行一系列对症支持治疗和血液透析治疗,尿毒症是本次患者住院的理由,且是对患者健康危害最大、消耗医疗资源最多、住院时间最长的疾病,应作为主要诊断。

本文做了第二种调整方案,血液透析 Z49.10 作主要诊断。若患者来院目的为血液透析,且仅进行了血液透析治疗,血液透析 Z49.10 可作主要诊断,一般这种情况出现在一日病房病案中。

参照以上原则,结合本例诊疗经过和住院天数,本例主要诊断建议选择调整方案一,即主要诊断为慢性肾衰竭尿毒症期 N18.900x003。

(四)修正其他诊断

1. 修正肾性贫血 D64.900x005:贫血是临床常见病、多发病,ICD-10 对贫血的分类是多轴心的分类,分类较详细。由于病因及发病情况不同,一个贫血诊断可有多个不同的编码。在编码时应根据实际情况分类到具体的亚目,不应笼统地分类于贫血 D64.9。本例为肾性贫血,属于疾病引起的继发性贫血,需要编码慢性肾脏病 5 期贫血 N18.002+D63.8*。

2. 修正血液透析 Z49.101:如选择调整方案一,慢性肾衰竭尿毒症期为主要诊断,则其他诊断血液透析 Z49.101 建议修正为血液透析状态 Z99.201。血液透析状态 Z99.201 指的是本次治疗之前已经做过透析治疗,目前为维持性透析状态,对应的医师诊断一般为颈内静脉临时透析导管置入术后、维持性血液透析或前臂自体动静脉内瘘成形术后等。本例为维持性血液透析状态,故诊断编码为"血液透析状态 Z99.201"较为合理。

(五)DRG 入组分析

在不考虑手术操作血液透析的前提下,当原病案主要诊断为慢性肾脏病 5 期时,入 LR15 组(肾衰竭,不伴并发症与合并症)。其他诊断高尿酸血症漏填,并未引起 DRG 组别的改变,说明高尿酸血症不属于 DRG 分组所考虑的并发症和伴随疾病,不会因为其诊断与否影响分组,但其诊断既然有依据,就不应漏诊。

如不考虑主要诊断调整,主要诊断仍维持慢性肾脏病 5 期时,无论手术操作是否增补血液透析,仍进入内科组(LR15 组)。但分析患者病情及住院期间主要治疗手段为血液透析治疗,为花费最多的治疗项目,其他治疗仅为对症支持,分析本例应进入 LM19 组住院肾透析更为合理,DRG 分组由内科组调整为操作组,权重分值大大提高。由此可见,LM19 组是 DRG 分组器中较为特殊的一组,主要诊断非肾衰竭、尿毒症系列时,无论是否慢性肾脏病终末期,是否实施透析治疗,均不进入本组,由此提示对行血液透析治疗为主要目的的肾脏病患者,建议主要诊断选择肾衰竭系列编码,以使病例进入更合理的DRG 组,避免医院经济受损。诚然,分组器在不断调整、完善的过程中,本例也提示此类病例的分组需要更趋合理。

三、 小结

慢性肾衰竭尿毒症期患者可存在多种并发症和伴随疾病,有多种替代治疗方法,是临床医师容易遗漏的疾病诊断和手术操作,亦是编码员容易漏编错编的病种之一。编码时需详细阅读病案,根据病史、症状、体征、检查检验结果、会诊记录、医嘱单等,分析是否存在漏诊漏填的疾病诊断和手术操作,编码时不能仅依据如"肾性贫血""血液透析"这样的诊断字眼直接对照编码,应根据具体的诊疗经过和编码规则去正确分类。与临床医师进行有效的沟通后,及时补充修正。LM19 组(住院肾透析)是较为特殊的一组 DRG,实际工作中要结合患者病案全面分析,选择合理的主要诊断、手术操作等,避免入组错误而权重过低,给医院造成经济损失。

（王卫卫）

第五节　急性肾衰竭

一、 疾病 DRG 组调整

患者女性,年龄 72 岁,住院 7 天,医嘱离院,住院总费用 8 424.77 元。原主要诊断肾损伤 S37.000,入 ZR29 组(多发性重要创伤无手术室操作),参考权重 1.61。根据 DRG 分组原则并结合临床实际,对本病例手术/操作、诊断进行调整修正,见表 18-5-1。

表 18-5-1　急性肾衰竭 DRG 入组错误调整方案

项　　目	原病历 DRG 入组	调整后 DRG 入组
主要诊断与编码	肾损伤 S37.000	急性肾衰竭 N17.900
其他诊断与编码	冠状动脉粥样硬化性心脏病 I25.103 肾盂积水 N13.301 高血压病 3 级(极高危) I10.x00x032 肝损伤 S36.100x001	冠状动脉粥样硬化性心脏病 I25.103 特发性肾积水 N13.300x003 高血压 3 级 I10.x05 肝功能不全 K72.905

项　目	原病历 DRG 入组	调整后 DRG 入组
		高尿酸血症 E79.001 视网膜出血 H35.600 老年性白内障 H25.900 心房扩大 I51.700x003
手术名称与编码		
DRG 分组	ZR29：多发性重要创伤无手术室操作	LR13：肾衰竭，伴并发症与合并症
参考权重	1.61	1.02

注："参考权重"根据中卫云 DRG 数据会诊云平台的大数据测算，仅供参考。

二、案例解读

(一) 了解急性肾衰竭

急性肾损伤(AKI)是临床常见危重病症，指由多种病因引起的肾功能快速下降而出现的临床综合征，可发生于既往无肾脏病者，也可发生在原有慢性肾脏病的基础上。患者临床主要表现为氮质血症、水盐代谢紊乱等症状，诱发因素主要包括肾前性因素、肾性因素、肾后性因素。剧烈的恶心或呕吐、失血、大量出汗等肾前性因素，导致液体急速流失，血容量下降，造成肾功能下降。肾小球损伤、肾小管病变、有毒物质损害等肾性因素，可造成肾脏功能急速下降。急性肾损伤病因多样，根据病因发生的解剖部位不同可分为肾前性、肾性和肾后性三大类。KDIGO 指南定义的 AKI 标准是：48 h 内血肌酐(Scr)增高≥26.5 μmol/L；或 Scr 增高至≥基础值的 1.5 倍，且明确或经推断其发生在之前 7 d 之内；或持续 6 h 尿量<0.5 ml/(kg·h)。

急性肾衰竭是肾脏功能减退到出现体内毒物蓄积、水电紊乱、酸碱失衡等各种并发症，这个概念强调对肾脏损伤一定程度之后的认识，当可以诊断肾衰竭时，往往已经失去了最佳治疗时机。

(二) 审核出院诊断与手术/操作是否遗漏

查阅病程记录，入院后完善检查，根据患者心脏彩超结果左房增大，判断医师漏诊心房扩大诊断。眼科会诊诊断高血压视网膜病变、双眼白内障，但医师均未及时补充诊断，导致漏诊。根据非同日两次检验结果示尿酸水平升高，判断也漏诊高尿酸血症。故其他诊断相应增补如下编码：心房扩大 I51.700x003；视网膜出血 H35.600；老年性白内障 H25.900；高尿酸血症 E79.001。

(三) 调整主要诊断依据

1. 医师思路：本案例患者为急性肾损伤，住院期间完善相关检查，寻找急性肾损伤的可能病因，并针对急性肾损伤进行了一系列对症支持治疗，主要治疗精力在急性肾损伤，所以选择急性肾损伤作为主要诊断。患者入院前 6 天曾于当地诊所口服"清开灵胶囊"及输注"甘露醇"，可能为药物相关性肾损伤；入院后查超声示右肾积水，排尿后与排尿前无明显变化,考虑患者存在梗阻性肾病,因患者拒绝进一步诊疗,住院期间未明确急性肾损伤的具体病因,故主要诊断为急性肾损伤。但查询医院临床诊断字典库中肾损伤有急性肾前性肾损伤、急性肾实质性肾损伤、急性肾后性肾损伤、肾损伤,考虑患者可能存在多重原因,故医师选择了肾损伤 S37.000 作为主要诊断,并未考虑编码 S 类目创伤。

2. 编码员思路:急性肾损伤是医师漏填写疾病诊断、编码员容易错编漏编的病种之一。急性肾损伤可因多种原因造成,编码时需详细阅读病案,根据病史、症状、体征、检查检验结果、病程记录、会诊记录等,了解急性肾损伤的具体病因,正确使用附加外因编码。《住院病案首页数据填写质量规范(暂行)》(2016 版)针对主要诊断选择的原则中第十条规定"主要诊断一般是患者住院的理由,原则上应选择本次住院期间对患者健康危害最大、消耗医疗资源最多、住院时间最长的疾病诊断"。本案例中,患者主因恶心、呕吐 6 天入院,完善相关检查,诊断为急性肾损伤,入院后积极寻找病因,并给予一系列对症支持治疗后好转出院。急性肾损伤是对患者健康危害最大、消耗医疗资源最多、住院时间最长的疾病,应作为主要诊断。本例 AKI 病因复杂,既可能有药物相关性,也可能有肾后性因素,故应根据编码规则分类到急性肾衰竭。本例主要诊断调整为急性肾衰竭 N17.900。

(四)修正其他诊断

本例不仅主要诊断误选择 S 类目编码,其他诊断中肝损伤 S36.100x001 也系编码错误。肾损伤 S37.000、肝损伤 S36.100x001 均指创伤因素引起的肾脏、肝脏实质的损害,两者同时存在,则归类到多发创伤,这与本案例的实际情况是截然不同的。本案例中的肝肾损伤指的是肝肾功能的损害,是非创伤性的,故应编码至肝功能不全 K72.905。

(五)DRG 入组分析

主要诊断编码肾损伤 S37.000 与其他诊断编码肝损伤 S36.100x001 的错误分类,导致分组结果出现严重偏离,错分到 ZR29 多发性重要创伤无手术室操作组,参考权重 1.61,调整主要诊断为急性肾衰竭后,进入 LR13 组(肾衰竭,伴并发症与合并症)。本例系低码高编错误,这是医保付费重点检查内容,低码高编一般会给予医院 3—5 倍的经济处罚。此外,本例遗漏了诸多其他诊断,可导致进入无并发症组,这类入组错误也会使权重不合理降低。

三、小结

主要诊断"肾损伤"编码错误,直接导致 DRG 入错组,务必高度重视主要诊断的正确分类。"肾损伤""肝损伤"等疾病诊断,同一个诊断可代表不同的含义,编码员不能仅依据字面意思直接对照编码,应仔细阅读病案,依据临床医学知识和 ICD-10 编码规则正确分类编码。此外,其他诊断漏填错填,均有可能影响 DRG 分组,亦不可忽视。医师应结合患者的病情及整个诊疗经过,综合考虑形成诊断意见,不能仅考虑本科室疾病,忽略其他系统其他专科的相关疾病。

(王卫卫)

第十九章　MDCM：男性生殖系统 疾病及功能障碍

第一节　单侧腹股沟型隐睾

一、疾病 DRG 组调整

患者男性，年龄 1 岁，住院 5 天，医嘱离院，住院总费用 12 461.81 元。原主要诊断右侧隐睾 Q53.903，未入组。根据 DRG 分组原则并结合临床实际，对本病例诊断、手术/操作进行调整修正，见表 19-1-1。

表 19-1-1　单侧腹股沟型隐睾 DRG 入组错误调整方案

项　　目	原病历 DRG 入组	调整后 DRG 入组
主要诊断与编码	隐睾 Q53.902	单侧腹股沟型隐睾 Q53.101
其他诊断与编码	睾丸鞘膜积液 N43.301 隐匿性阴茎 Q55.606	睾丸鞘膜积液 N43.301 隐匿性阴茎 Q55.606 包茎 N47.x00x001 睾丸萎缩 N50.000 睾丸缺如 Q55.004
手术名称与编码	腹腔镜左侧鞘状突高位结扎 右侧睾丸下降固定（腹股沟切口）＋隐匿阴茎矫治术 61.9102A	睾丸固定术 62.5x00 腹腔镜下鞘状突高位结扎术 61.4905 睾丸移植术 62.6901 阴茎矫直术 64.4901
DRG 分组	0000：不入组	MB10：睾丸非恶性病损手术，年龄 < 17 岁
参考权重	—	0.75

注："参考权重"根据中卫云 DRG 数据会诊云平台的大数据测算，仅供参考。

二、案例解读

（一）了解隐睾症

隐睾症是指睾丸下降异常，使睾丸不能降至阴囊而停留在腹膜后、腹股沟管或阴囊入口处。临床上将隐睾分为可触及睾丸和未触及睾丸两类，约 80% 的隐睾可触及睾丸。睾丸是否可触及和其具体位置是选择治疗方案的重要依据。若发现患侧睾丸未触及，但健侧睾丸较正常同龄儿睾丸增大的情况,常提示患侧睾丸缺如或萎缩。腹股沟区未触及睾丸,需仔细检查耻骨区、股部、会阴部以除外异位睾丸。超声检查对睾丸体积测定有一定参考价值,也可协助诊断。诊断性腹腔镜检查是确定腹腔内隐睾、睾丸缺如或萎缩的可靠手段。探查精索血管盲端未见睾丸组织是睾丸缺如的诊断依据;若精索血管末端见囊皮样组织而无睾丸实质,则为睾丸萎缩。2 岁以前睾丸仍未下降,应采用睾丸固定术将其拉下,若睾丸萎缩,又不能被拉下并置于阴囊,而对侧睾丸正常,则可将未降睾丸切除。双侧腹腔内隐睾不能下降复位者,可做睾丸自体移植术。

隐睾易发生恶变,尤其是位于腹膜后者,隐睾恶变的概率较正常人高 40 倍。年龄超过青春期而未治疗的隐睾患者,有研究表明近 50% 的患侧睾丸组织中仍可见处于不同发育阶段的生殖细胞,而 2% 的患者睾丸管腔内有生殖细胞瘤形成。因此,对于超过青春期的隐睾患者,建议常规行睾丸组织活检,根据病理结果行下一步治疗。

(二)审核出院诊断与手术/操作是否遗漏

查阅病历入院记录、专科体检情况发现本例患侧睾丸未触及,但健侧睾丸较正常同龄儿睾丸增大的情况,提示患侧睾丸缺如或萎缩。经过腹腔镜检查确定腹腔内隐睾、睾丸缺如或萎缩。故本例其他诊断遗漏包茎 N47. x00x001、睾丸萎缩 N50.000 和睾丸缺如 Q55.004。手术/操作遗漏睾丸固定术 62.5x00、睾丸移植术 62.6901。

(三)调整主要诊断依据

1. 医师思路:隐睾是常见的先天性泌尿生殖畸形之一,其发病率呈上升趋势,并已成为男性不育的重要原因之一。睾丸是否可触及和其具体位置是选择治疗方案的重要依据。体格检查是确诊隐睾、鉴别回缩性睾丸的唯一方法,也是区分可触及睾丸和未触及睾丸的可靠方法。本例经右侧腹股沟切口行睾丸固定术,说明是单侧隐睾腹股沟型,结合本例实际情况,该患者年龄 1 岁,隐睾发生恶变概率很小,可排除恶变情况。根据主要诊断选择原则,医师虽然在大致方向上选对了主要诊断为隐睾,但是由于不懂分类要求未能进一步细化该诊断,主要诊断过于笼统,最终使编码不够准确。

2. 编码员思路:① 首先要明确类目睾丸未降 Q53 的分类轴心是临床表现和解剖部位,因此在分类时要注意区分睾丸是否有异位,进一步要区分单双侧病变。对于异位睾丸,不管是单侧还是双侧,均分类到 Q53.0 亚目。对睾丸未降则需区分解剖部位,单侧睾丸未降分类到 Q53.1,双侧睾丸未降分类到 Q53.2。残余亚目"未特指的睾丸未降 Q53.9(隐睾 NOS)"表明的是隐睾部位和临床表现均未指明,提示资料不完整,需要进一步在病案中查找线索或与主管医师及时沟通。② 医师在填写诊断时尽管文字描述了单侧,但所选用的编码"Q53.9"为残余类目,在编码时应尽量避免使用。通过查看手术记录,实施的是经右侧腹股沟切口行睾丸固定术,据此明确诊断为单侧腹股沟型隐睾,应修正编码为 Q53.101。③ 细致查看病历并排除异位隐睾恶变的情况。对于年龄超过青春期而未治疗的隐睾患者,若发现睾丸活检后其病理结果为恶性肿瘤时,则要按睾丸恶性肿瘤进行主要编码,并及时补充和调整主要诊断为异位睾丸恶性肿瘤 C62.001。本例为幼儿,无此情况。

根据《住院病案首页数据填写质量规范(暂行)》(2016 版)中的第十一条第二款"以手

术治疗为住院目的的,则选择与手术治疗相一致的疾病作为主要诊断"的原则,本例主要诊断为单侧腹股沟型隐睾 Q53.101,与之对应的主要手术/操作为睾丸固定术 62.5x00。

（四）DRG 入组分析

DRG 分组不仅要求主要诊断选择正确,其他诊断也应尽量填全。根据其他诊断对于人体健康的危害程度不同和对同组患者住院天数以及总费用的影响,将其他诊断的入组影响情况分为重要的并发症或合并症(MCC)、一般的并发症或合并症(CC),因此其他诊断的完整准确填写,体现着患者的病情轻重,以及住院费用是否合理。在同样病种和治疗方式下,年龄不同以及是否伴有 MCC 或 CC,抑或无并发症或合并症,都会影响到最终 DRG 分组结果。本例由于主要诊断选择不准确,手术信息混乱且编码不标准,导致不入组。通过调整主要诊断、完善手术编码信息,结合患者的年龄,最终入组 MB10 组(睾丸非恶性病损手术,年龄＜17 岁),参考权重 0.75。

三、小结

隐睾的具体位置和有无恶变,对于选择治疗方案和 ICD 准确编码都是重要依据。医院信息系统的功能完善和内置 ICD 编码库标准规范与否,对于病案首页数据的准确性和完整性有至关重要的作用。因年龄错写、诊断及操作信息的遗漏均会导致低码高编或高码低编,甚至是不入组。

（付　萍　祝日杰）

第二节　前列腺增生

一、疾病 DRG 组调整

患者男性,年龄 78 岁,住院 7 天,医嘱离院,住院总费用 6 139.29 元。原主要诊断前列腺分泌物异常 R86.902,入 MZ19 组(男性生殖系统其他疾患),参考权重 0.56。根据 DRG 分组原则并结合临床实际,对本病例诊断、手术/操作进行调整修正,见表 19－2－1。

表 19－2－1　前列腺增生 DRG 入组错误调整方案

项　目	原病历 DRG 入组	调整后 DRG 入组
主要诊断与编码	前列腺分泌物异常 R86.902	前列腺增生 N40.x00
其他诊断与编码	前列腺增生 N40.x00 后天性肾囊肿 N28.100	慢性前列腺炎 N41.100 后天性肾囊肿 N28.100
手术名称与编码	经直肠前列腺穿刺活组织检查 60.1101	经直肠前列腺穿刺活组织检查 60.1101 直肠指检 89.3400 泌尿系超声检查 88.7500x001

续表

项　目	原病历 DRG 入组	调整后 DRG 入组
DRG 分组	MZ19:男性生殖系统其他疾患	MZ19:男性生殖系统其他疾患
参考权重	0.56	0.56

注:"参考权重"根据中卫云 DRG 数据会诊云平台的大数据测算,仅供参考。

二、案例解读

(一) 了解前列腺增生

良性前列腺增生(benign prostatic hyperplasia,BPH)也称前列腺增生症,是引起男性老年排尿障碍原因中最常见的一种良性疾病,主要表现为组织学上的前列腺间质和腺体成分增生、解剖学上的前列腺增大、尿动力学上的膀胱出口梗阻,临床表现为下尿路症状和相关并发症。

50 岁以上男性出现尿频、排尿不畅等临床表现,需考虑 BPH 可能。BPH 诊断通常需要行下列检查:① 国际前列腺症状评分(IPSS):量化判断 BPH 患者症状严重程度,总分 35 分,轻度症状 0—7 分,中度症状 8—19 分,重度症状 20—35 分。② 直肠指检:BPH 患者均需要做此项检查了解前列腺的大小、质地以及有无结节及压痛、中央沟是否变浅或消失以及肛门括约肌张力情况。③ 超声检查:分为经直肠与经腹两种检查方式,了解前列腺形态、大小、有无异常回声并可测定残余尿量。④ 尿流率检查:主要参考指标为最大尿流率和平均尿流率。其中最大尿流率为最重要的诊断指标,对 50 岁以上男性,最大尿流率的正常值应>15 ml/s。⑤ 血清前列腺特异性抗原(PsA):PsA 是前列腺癌筛查的生物标记物。PsA 作为前列腺癌一项危险因素可以预测 BPH 的临床进展,PsA 水平高者发生前列腺增大、下尿路症状加重、尿流率进一步下降、急性尿潴留和手术的风险增加。⑥ 血液及尿液生化分析:血肌酐可了解是否引起肾功能损害,尿液分析了解有无血尿、脓尿、蛋白尿和糖尿。⑦ 静脉尿路造影:判断下尿路症状患者是否伴有泌尿系统畸形、泌尿系统结石、肾积水和输尿管扩张反流等。⑧ 尿道膀胱镜:怀疑 BPH 患者合并尿道狭窄和膀胱内占位性病变时可行此项检查。

当 BPH 导致反复尿潴留、反复血尿、反复泌尿系统感染、膀胱结石、肾功能不全等并发症时,建议采用外科治疗。IPSS 评分达 20—35 分的重度症状,存在明显梗阻或有并发症者应选择手术治疗。经尿道前列腺切除术(TURP)是最常用的手术方式,其他尚有经尿道前列腺剜除术、经尿道前列腺激光切除术(TULIP)、耻骨上经膀胱或耻骨后前列腺切除术、留置导尿管或膀胱造瘘;不能耐受手术者可行经尿道球囊扩张术、前列腺尿道支架以及经直肠高强度聚焦超声(HIFU)等治疗,以缓解前列腺增生引起的梗阻。

(二) 审核出院诊断与手术/操作是否遗漏

前列腺炎与前列腺增生是男性泌尿系统疾病中最常见的两种前列腺疾病。前列腺炎合并前列腺增生时可使尿路梗阻的症状加重,通过前列腺液常规检查,前列腺液白细胞>10 个/高倍视野,卵磷脂小体减少,可诊断为前列腺炎。本例入院诊断为前列腺分泌物异常,根据病情应考虑可能漏诊了慢性前列腺炎。后经与主管医师核实,的确遗漏了前列腺炎,故其他诊断补充慢性前列腺炎 N41.100。

直肠指检和泌尿系超声检查均为 BPH 必需的常规检查,经核实本例检查记录单,手术/操作应增补直肠指检 89.3400 和泌尿系超声检查 88.7500x001。

本例为 78 岁老年患者,一般情况下会有多种老年性疾病,而本例其他诊断中并没有体现。后通过查阅出院记录、入院志、病程记录、手术记录、医技检查报告等,证实没有其他疾病漏填写。

(三) 调整主要诊断依据

1. 医师思路:前列腺分泌物异常只是前列腺相关疾病的门诊理化检查结果,不是最后明确的临床诊断。由于医师没有很好地掌握《住院病案首页数据填写质量规范(暂行)》(2016 版)主要诊断选择规则,往往习惯将门急诊诊断或入院诊断填为首页的出院主诊断,本例即将住院时的检查异常的情况"前列腺分泌物异常"作为主诊,没有体现出离院时的最终病因诊断。

2. 编码员思路:ICD-10 将前列腺分泌物异常分类于第十八章下的"其他体液、体内物质和组织检查的异常所见"中"无诊断者(R83—R89)"一节,其亚目编码为 R86.9。本章编码适用于症状、体征或其他检查异常的结果由于病因不明确,当前无法分类到他处诊断的情况。当该症状、体征和实验室异常所见的病因明确时,此编码只作为附加编码。前列腺分泌物异常是体液理化检查的异常结果,是患者收住院的理由,一般不作为出院诊断。本例住院期间已获得"前列腺增生"明确的病理诊断,根据《住院病案首页数据填写质量规范(暂行)》(2016 版)中第十条"主要诊断原则上应选择本次住院对患者健康危害最大、消耗医疗资源最多、住院时间最长的疾病诊断"的原则,本例主要诊断调整为前列腺增生 N40.x00,其对应的主要手术/操作是经直肠前列腺穿刺活组织检查 60.1101。

(四) 修正其他诊断

前列腺增生症和前列腺炎在临床中常见同时并存的情况。通过前列腺液常规检查,前列腺液白细胞＞10 个/高倍视野,卵磷脂小体减少,即可诊断为前列腺炎。根据本例实验室检查结果,应将前列腺分泌物异常 R86.902 修正为慢性前列腺炎 N41.100。另外,如果前列腺液细菌培养阳性,则可以使用附加编码 B95—B97 标明具体病原体。

(五) DRG 入组分析

BPH 的并发症及不同的治疗方案对于 DRG 分组影响甚大,本组虽经调整主要诊断并增补其他诊断和手术/操作后,却并未影响 DRG 分组,均进入 MZ19 组(男性生殖系统其他疾患),但调整了 ICD 编码之后的临床诊疗信息,则表达得更为清晰妥当,这势必影响到将来可能更为细化的 DRG 分组。

三、小结

前列腺增生不同的治疗方法,是否有并发症、伴随病,可入不同的 DRG 组。因此,可能会因其他诊断、手术/操作遗漏或选择不当,导致 DRG 入组错误。因此,医院应加强对临床医师和病案编码员的病案首页填写规范的培训。通过实际案例指导临床医师如何选择正确的主要诊断,怎样完整填写其他诊断和手术/操作信息。病案编码员应加强与临床医师的沟通,不断学习临床知识,编码时仔细核对编码工具书,提高编码审核水平,准确、完整地将病例的诊疗信息记录在病案首页上,从而在根本上避免 DRG 入组错误和编码错误。

(付 萍 祝日杰)

第二十章 MDCN:女性生殖系统疾病及功能障碍

第一节 卵巢恶性肿瘤

一、疾病 DRG 组调整

患者女性,年龄 58 岁,住院 25 天,医嘱离院,住院总费用 35 155.77 元。原主要诊断卵巢恶性肿瘤 C56. x00,入 NA29 组(女性生殖器官恶性肿瘤除广泛性、廓清手术、清扫术以外的手术),参考权重 2.42。根据 DRG 分组原则并结合临床实际,对本病例手术/操作进行调整修正,见表 20-1-1。

表 20-1-1 卵巢恶性肿瘤 DRG 入组错误调整方案

项 目	原病历 DRG 入组	调整后 DRG 入组
主要诊断与编码	卵巢恶性肿瘤 C56. x00	卵巢恶性肿瘤 C56. x00
其他诊断与编码	女性盆腔粘连 N73.602 胸腔积液 J94.804 盆腔积液 N94.806	女性盆腔粘连 N73.602 胸腔积液 J94.804 盆腔积液 N94.806
手术名称与编码	经腹全子宫切除术 68.4901 双侧输卵管卵巢切除术 65.6100 胸腔闭式引流术 34.0401	双侧输卵管卵巢切除术 65.6100 子宫根治性切除术 68.6901 大网膜部分切除术 54.4x00x006 盆腔淋巴结清扫术 40.5910 胸腔闭式引流术 34.0401
DRG 分组	NA29:女性生殖器官恶性肿瘤除广泛性、廓清手术、清扫术以外的手术	NA19:女性生殖器官恶性肿瘤含有广泛性、廓清手术、清扫术等手术
参考权重	2.42	3.71

注:"参考权重"根据中卫云 DRG 数据会诊云平台的大数据测算,仅供参考。

二、案例解读

(一)审核出院诊断与手术/操作是否遗漏

该患者手术病理为左侧卵巢成人型颗粒细胞瘤,临床诊断卵巢颗粒细胞瘤ⅠC期。恶性肿瘤的外科切除方式可分为姑息(单纯)切除术和根治性切除术。查看手术记录,患者原拟定手术为经腹全子宫切除术 68.4901 及双侧输卵管卵巢切除术 65.6100,但术中扩大了手术切除范围,进一步行盆腔淋巴结清扫术和大网膜部分切除术,临床医师病案首页手术/操作项目仅填写了术前拟定术式。故根据手术实际情况,判断本例遗漏大网膜部分切除术 54.4x00x006 和盆腔淋巴结清扫术 40.5910。

(二)调整主要手术依据

1. 医师思路:患者系 58 岁女性,因阴道出血 14 天、发现盆腔包块 3 天入院。入院后 CT 检查示:子宫前上方见 141 mm×70 mm 囊实性肿块,附件来源可能。完善相关术前准备,拟行子宫全部切除加双附件切除术。术中切除左侧附件送快速冷冻切片病理检查,再行子宫及右侧附件切除。术中病理回报:左卵巢颗粒细胞瘤,右附件及子宫系良性病变。经家属同意后,扩大手术切除范围,进一步行盆腔淋巴结清扫术和大网膜部分切除术,手术过程顺利。术后病理报告:左侧卵巢成人型颗粒细胞瘤。本例主要手术为经腹全子宫切除术 68.4901。因为临床医师在填写手术名称时多按照临床思维习惯书写,无论病变部位是在子宫、卵巢还是输卵管,书写时均习惯以子宫切除术为主,常书写为"全子宫切除加双附件切除术",通常不会根据病变部位的不同而调整。

2. 编码员思路:《住院病案首页数据填写质量规范(暂行)》(2016 版)中手术及操作填报原则第二十二条规定:"多个术式时,主要手术首先选择与主要诊断相对应的手术。一般是技术难度最大、过程最复杂、风险最高的手术,应填写在首页手术操作名称栏中第一行。"在原病案中,主要诊断肿瘤部位为卵巢,而主要手术为子宫切除术,两者涉及部位不同,初步判定主要诊断与主要手术不匹配。

卵巢颗粒细胞瘤的初次手术治疗需按卵巢癌分期系统进行手术:对于已完成生育的女性推荐全子宫双附件切除术+盆腔腹膜后淋巴结清扫;肿物局限于一侧卵巢的、年轻的患者可以选择保留子宫和对侧卵巢的分期手术。针对恶性肿瘤的外科治疗,最重要的手术为原发病灶的切除。本例主要诊断为卵巢恶性肿瘤 C56.x00,对应的主要手术应为切除原发灶的双侧输卵管卵巢切除术 65.6100。

(三)修正其他手术编码

修正经腹全子宫切除术 68.4901:根治术在 ICD-9-CM-3 中列入很少,只有少数条目(11 种)可以以"切除术—部位——根治术"方法查找,此类手术属于大家公认的手术,如根治性子宫切除术 68.6。子宫切除手术以是否伴有淋巴结清扫来区分子宫根治性切除术和子宫单纯切除术。当同时伴有淋巴结的清扫时,经腹全子宫切除术 68.4901 应修正为子宫根治性切除术 68.6901。根治术在索引中查不到编码者,要按该器官的全切术进行编码。

查 ICD-9-CM-3 索引:

主导词 子宫切除术

一腹的

——根治性(改良)(沃特海姆)68.69

核对编码子宫根治性切除术 68.6901,编码正确。

查看 68.6 经腹根治性子宫切除术,在该亚目下,有另编码提示:任何同时进行的:淋巴结清扫术(40.3,40.5);输卵管和卵巢去除(65.31—65.64)。所以不能省略盆腔淋巴结清扫术 40.5910。

(四) DRG 入组分析

对于女性生殖器官恶性肿瘤行外科切除病例,在 DRG 分组中可能分到以下两组:NA29 女性生殖器官恶性肿瘤除广泛性、廓清手术、清扫术以外的手术,参考权重为 2.42;NA19 女性生殖器官恶性肿瘤含有广泛性、廓清手术、清扫术等手术,参考权重为 3.17。本例调整前入 NA29 组,可见经腹全子宫切除术 68.4901、双侧输卵管卵巢切除术 65.6100 及大网膜部分切除术 54.4x00x006 这 3 个手术编码均不在 DRG 认定的"广泛性、廓清手术、清扫术等手术"范围内。经调整相应手术编码后,经腹全子宫切除术 68.4901 调整为子宫根治性切除术 68.6901,并增加盆腔淋巴结清扫术 40.5910,则入组结果变为 NA19 组。因此推测无论是子宫根治性切除术 68.6901 还是盆腔淋巴结清扫术 40.5910,均在 DRG 认定的"广泛性、廓清手术、清扫术等手术"范围内。本例虽然调整了主要手术编码,但其未对 DRG 分组产生影响。调整前后产生分组差异的原因是修改了一个手术编码(子宫根治性切除术 68.6901)和(或)增加了一个手术编码(盆腔淋巴结清扫术 40.5910)所致。本例属于高码低编错误。

三、 小结

卵巢恶性肿瘤手术治疗的切除范围比较复杂,患者病情不同,采用的术式就不同,并且临床拟施行的术式可能术中会有所调整。应注意区分姑息(单纯)切除还是根治性切除,当合并有淋巴结的清扫时,编码子宫切除术时需要编码到 68.6 子宫根治性切除术。这需要编码员整体理解病案,根据完整的病案资料和手术记录等准确编码。

(王 敏 郑东阳 邹文通)

第二节 侵袭性葡萄胎

一、 疾病 DRG 组调整

患者女性,年龄 50 岁,住院 4 天,非医嘱离院,住院总费用 18 799.18 元。原主要诊断葡萄胎 O01.900,入 OD19 组(产后/流产后伴除绝育、宫颈扩张和刮宫以外的子宫及附件手术),参考权重 0.96。根据 DRG 分组原则并结合临床实际,对本病例诊断、手术/操作进行调整修正,见表 20-2-1。

表 20 - 2 - 1　侵袭性葡萄胎 DRG 入组错误调整方案

项　目	原病历 DRG 入组	调整后 DRG 入组
主要诊断与编码	葡萄胎 O01.900	侵袭性葡萄胎 D39.203
其他诊断与编码		子宫多发性平滑肌瘤 D25.900x001 子宫腺肌病 N80.001
手术名称与编码	经腹全子宫切除术 68.4901 双侧输卵管切除术 66.5100 诊断性刮宫术 69.0901	经腹全子宫切除术 68.4901 双侧输卵管切除术 66.5100 电吸刮宫术 69.5901
DRG 分组	OD19:产后/流产后伴除绝育、宫颈扩张和刮宫以外的子宫及附件手术	NA29:女性生殖器官恶性肿瘤除广泛性、廓清手术、清扫术以外的手术
参考权重	0.96	2.42

注:"参考权重"根据中卫云 DRG 数据会诊云平台的大数据测算,仅供参考。

二、案例解读

(一)了解侵袭性葡萄胎

妊娠滋养细胞疾病是一组来源于胎盘滋养细胞的疾病。根据组织学将其分为葡萄胎、侵袭性葡萄胎、绒毛膜癌及胎盘部位滋养细胞肿瘤。国际妇产科联盟妇科肿瘤委员会在 2000 年建议将侵袭性葡萄胎和绒毛膜癌合称为妊娠滋养细胞肿瘤。由于胎盘部位滋养细胞肿瘤在临床表现、发病过程及处理上与其他妊娠滋养细胞肿瘤存在明显不同,故单列一类。

妊娠后胎盘绒毛滋养细胞增生、间质水泡,形成大小不一的水泡,水泡间借蒂相连成串如葡萄,称为葡萄胎,也称为水泡状胎块。葡萄胎分为完全性葡萄胎和部分性葡萄胎两种。妊娠滋养细胞肿瘤 60%继发于葡萄胎,30%继发于流产,10%继发于足月妊娠或异位妊娠。继发于葡萄胎排空后半年以内的妊娠滋养细胞肿瘤的组织学诊断多数为侵蚀性葡萄胎,1 年以上者多数为绒毛膜癌。

妊娠滋养细胞疾病的病理特点:① 完全性葡萄胎显微镜下可见水泡状物形如葡萄,占满整个宫腔,镜下见绒毛体积增大,轮廓规则,滋养细胞增生,间质水泡和间质内胎源性血管消失。② 部分性葡萄胎病理仅部分绒毛变为水泡,常合并胚胎或胎儿,胎儿多已死亡,镜下见绒毛大小不等,轮廓不规则,有明显滋养层基质内陷,部分间质水肿,滋养细胞增生程度较轻,间质内可见胎源性血管及其中的有核红细胞。③ 侵蚀性葡萄胎显微镜下可见子宫肌壁内有大小不等、深浅不一的水泡状组织,当侵蚀病灶接近子宫浆膜层时,子宫表面见紫蓝色结节。侵蚀较深时可穿透子宫浆膜层或阔韧带。镜下见侵入肌层的水泡状组织形态与葡萄胎相似。恶性程度一般不高,多数仅造成局部侵犯,仅 4%患者并发远处转移,预后较好。④ 绒毛膜癌显微镜下可见肿瘤常位于子宫肌层内,也可突向宫腔或穿破浆膜。滋养细胞失去了原来绒毛或葡萄胎的结构,增生的滋养细胞大片侵入子宫肌层并破坏血管,造成出血坏死。恶性程度极高,常伴有广泛转移。

临床上对侵袭性葡萄胎的处理方式首先是清宫术，通常选用吸刮术，预防性化疗与子宫切除术作为辅助治疗。妊娠滋养细胞肿瘤的治疗原则是以化疗为主、手术和放疗为辅的综合治疗。胎盘部位滋养细胞肿瘤则首选手术，治疗原则是切除一切病灶。

（二）审核出院诊断与手术/操作是否遗漏

本例入院即行清宫术，病理结果示葡萄胎，建议行手术治疗。本例患者年龄较大，无生育要求，故行经腹全子宫切除术和双侧输卵管切除术，送检材料为切除的子宫体及双侧输卵管，病理诊断：子宫腺肌病伴浆膜下及壁间多发性平滑肌瘤，部分瘤细胞增生活跃。所以病案首页出院诊断中遗漏子宫腺肌病和子宫多发性平滑肌瘤。增补编码：子宫多发性平滑肌瘤 D25.900x001；子宫腺肌病 N80.001。

（三）调整主要诊断依据

1. 医师思路：本例入院诊断为可疑葡萄胎，入院后即行清宫术对症治疗，依据刮出物病理结果诊断葡萄胎，临床医师故以葡萄胎作为主要诊断。由于临床工作中书写病历的人员多为实习生、规培生、进修生，临床经验不足，基本功不扎实，容易出现主要诊断填写错误。本例即习惯性考虑侵袭性葡萄胎多发于葡萄胎清宫术后半年内，未参考最终的病理结果，故主要诊断选择了葡萄胎 O01.900。

2. 编码员思路：对于行病灶部位手术切除送病理活检的病历，病理结果是疾病编码的金标准。本例清宫术病理诊断为葡萄胎。清宫术后妇科彩色超声检查示：葡萄胎清宫术后、子宫后壁血流信号丰富；子宫肌壁低回声结节（肌瘤？）。故择期行全子宫切除加双侧输卵管切除手术，手术病理结果示：子宫内膜下浅肌层内查见少许滋养细胞，未见胎盘绒毛。故可判断胎盘部位滋养细胞肿瘤侵蚀深达子宫浅肌层，符合侵蚀性葡萄胎的病理特点，最终得出侵蚀性葡萄胎的诊断。故主要诊断编码应修正为侵蚀性葡萄胎 D39.2。编码过程如下：

（1）葡萄胎编码

查 ICD-10 第三卷：

　葡萄胎（良性）（并发于妊娠）（娩出）（未娩出）（另见胎块，水泡状）（M9100/0）O01.9

核对 ICD-10 第一卷：

O01 葡萄胎［水泡状胎块］

O01.0 典型葡萄胎

　完全性葡萄胎

O01.1 不完全性和部分葡萄胎

O01.9 未特指的葡萄胎

　　葡萄胎 NOS

（2）侵袭性葡萄胎

查 ICD-10 第三卷：

　葡萄胎（良性）（并发于妊娠）（娩出）（未娩出）（另见胎块，水泡状）（M9100/0）O01.9

　　－侵袭性（M9100/1）D39.2

核对 ICD-10 第一卷：

D39.2 胎盘动态未定或动态未知的肿瘤

　　葡萄胎：

　　　　• 侵袭性

　　　　• 恶性

(3)绒毛膜癌

查 ICD-10 第三卷：

　　绒毛膜癌(女性)(M9100/3)C58

核对 ICD-10 第一卷：

　　C58 胎盘恶性肿瘤

　　绒毛膜癌 NOS

(四) 修正其他手术/操作

诊断性刮宫术 69.0901 应修正为电吸刮宫术 69.5901。刮宫是指刮取子宫内膜或宫腔内容物的手术,分为诊断性刮宫术和治疗性刮宫术两类。

诊断性刮宫术是诊断宫腔疾病最常采用的方法。诊断性刮宫术又分为一般诊断性刮宫术和分段诊断性刮宫术。一般诊断性刮宫术适用于内分泌异常需要了解子宫内膜变化及对性激素的反应、有无排卵、有无结核等症。分段诊断性刮宫是为区分子宫内膜癌和宫颈管癌,先刮宫颈管再刮宫腔,将刮出物分别送病理检查,适用于诊断子宫颈癌、子宫内膜癌及其他子宫恶性肿瘤,并可了解癌症范围。

治疗性刮宫术分为吸刮和钳刮。吸刮是用负压吸管吸出宫腔内容物;钳刮是用卵圆钳钳取宫腔内容物,之后再行刮宫。治疗性刮宫术适应于早孕要求终止妊娠者、不全流产、胎盘滞留、葡萄胎等。在 ICD 中查找"刮宫术"这个手术时可以转换不同的主导词。

以"刮除术"为主导词查询：

刮除术(伴填塞)(伴Ⅱ期闭合)

　　—另见扩宫和刮宫

　　—子宫(伴扩张) 69.09

　　——抽吸(诊断性)NEC 69.59

以"扩张和刮宫"为主导词查询：

　　扩张和刮宫,子宫(诊断性) 69.09

可得知在 ICD 中,刮宫术的分类区别于临床,其分类的轴心是刮宫的方式,扩张和刮宫分类于 69.09(包括治疗性的和诊断性的),抽吸刮宫分类于 69.59(同样包括治疗性的和诊断性的)。本例以可疑葡萄胎诊断入院,入院即给予清宫术对症治疗,清宫术操作步骤中明确"吸出水泡样组织",所以此处清宫术为抽吸刮宫,应编码于 69.59。

（五）DRG 入组分析

本例主要诊断为葡萄胎 O01.900 时，DRG 入组 OD19 组（产后/流产后伴除绝育、宫颈扩张和刮宫以外的子宫及附件手术），参考权重 0.96。调整主要诊断为侵袭性葡萄胎并增补遗漏诊断后，调整进入 NA29 组（女性生殖器官恶性肿瘤除广泛性、廓清手术、清扫术以外的手术），参考权重 2.42。由此可见，在手术/操作相同，即都行全子宫＋双侧输卵管切除术时，主要诊断不同，进入完全不同的 DRG 组，对葡萄胎、侵蚀性葡萄胎及绒毛膜癌等诊断编码错误必然导致入组错误。本例属于高码低编错误。

三、小结

对葡萄胎、侵蚀性葡萄胎及绒毛膜癌等诊断进行编码时，要注意分清这三种疾病的区别及病理特点，进行正确的疾病分类，葡萄胎编码 O01，侵蚀性葡萄胎编码 D39.2，绒毛膜癌编码 C58，避免因为编码错误进入完全不同的 DRG 组。此外，刮宫术在临床上分为诊断性刮宫术和治疗性刮宫术，ICD 中按照刮宫的方式进行分类，即扩张和刮宫分类于 69.09、抽吸刮宫分类于 69.59，应注意区别，正确编码。

（郭　静）

第三节　子宫脱垂

一、疾病 DRG 组调整

患者女性，年龄 66 岁，住院 18 天，医嘱离院，住院总费用 15 016.81 元。原主要诊断 Ⅱ度子宫脱垂 N81.202，入 NQY 组。根据 DRG 分组原则并结合临床实际，对本病例诊断、手术/操作进行调整修正，见表 20 - 3 - 1。

表 20 - 3 - 1　子宫脱垂 DRG 入组错误调整方案

项　目	原病历 DRG 入组	调整后 DRG 入组
主要诊断与编码	Ⅱ度子宫脱垂 N81.202	Ⅱ度子宫脱垂 N81.202
其他诊断与编码	阴道前壁脱垂 N81.101 阴道后壁脱垂 N81.601 压力性尿失禁 N39.300 乙状结肠息肉 K63.503 慢性浅表性胃窦炎 K29.300x002 十二指肠球部溃疡 K26.900x002 高血压 I10.x00x002	压力性尿失禁 N39.300 乙状结肠息肉 K63.503 慢性浅表性胃窦炎 K29.300x002 十二指肠球部溃疡 K26.900x002 高血压 I10.x00x002
手术名称与编码	胃镜检查 44.1300x001 内镜下乙状结肠息肉切除术 45.4201	经阴道子宫切除术 68.5901 阴道前后壁修补术 70.5001 胃镜检查 44.1300x001 内镜下乙状结肠息肉切除术 45.4201

续表

项　目	原病历 DRG 入组	调整后 DRG 入组
DRG 分组	NQY:女性生殖系统疾病歧义组	NB19:女性生殖系统重建手术
参考权重	—	1.53

注:"参考权重"根据中卫云 DRG 数据会诊云平台的大数据测算,仅供参考。

二、案例解读

(一)了解子宫脱垂

盆腔器官脱垂是一种常见的妇科疾病,指盆腔器官脱出于阴道内或阴道外,包括阴道前壁脱垂、阴道后壁脱垂(又称直肠膨出)、膀胱膨出、尿道膨出、阴道穹隆脱垂与子宫脱垂等。病因包括妊娠分娩影响盆底组织张力、衰老或慢性咳嗽、腹腔积液、肥胖、便秘等引起腹压增加导致脱垂。子宫脱垂指子宫从正常位置沿阴道下降,宫颈外口达坐骨棘水平以下,甚至子宫全部脱出于阴道口以外。

临床上将子宫脱垂分为 3 度:Ⅰ度轻型指宫颈外口距处女膜缘<4 cm,未达到处女膜缘;重型指宫颈已达处女膜缘,阴道口可见子宫颈。Ⅱ度轻型指宫颈脱出阴道口,宫体仍在阴道内;重型指部分宫体脱出阴道口。Ⅲ度指宫体与宫颈全部脱出阴道口外。本例属于Ⅱ度重型。

子宫脱垂常伴有阴道前壁脱垂、阴道后壁脱垂、膀胱膨出和尿道膨出。阴道前壁脱垂常伴有尿频、排尿困难或压力性尿失禁;阴道后壁脱垂常伴有便秘。

在治疗上,根据患者年龄、生育要求和对患者的生活质量影响情况,可采取非手术和手术治疗。传统手术方法包括阴道前后壁修补术、曼氏手术、阴式子宫切除术及阴道中隔成形术。现代重建手术包括经腹或腹腔镜骶骨固定术、经阴道或经腹骶棘韧带固定术、经阴道后路悬吊术。

(二)审核出院诊断与手术/操作是否遗漏

患者老年女性,因自觉阴道脱出物 1 年余、不自觉溢尿 2 月入院,完善妇科检查及相关辅助检查后行经阴道子宫切除术和阴道前后壁修补术。根据病史及检查,患者主要诊断明确。住院期间,患者自诉有"胃溃疡"病史多年,要求行胃肠镜检查了解情况,故转消化内科。胃镜检查示:慢性浅表性胃窦炎;十二指肠球部溃疡;肠镜检查示乙状结肠多发息肉,并于内镜下行乙状结肠多发息肉电凝电切术。该患者入院后行多个手术治疗,临床医师填写病案首页时,仅注意了在消化内科所行检查与治疗性操作,忽视了妇产科住院期间所行生殖器官手术,故根据病程记录主要手术应增补:经阴道子宫切除术 68.5901 及阴道前后壁修补术 70.5001。

(三)修正其他诊断

本例同时存在Ⅱ度子宫脱垂、阴道前壁脱垂和阴道后壁脱垂的疾病诊断,在《疾病与有关健康问题的国际统计分类第一卷》中 N81 女性生殖器脱垂,亚目 .2 子宫阴道不完全性脱垂,已经涵盖Ⅰ度、Ⅱ度子宫脱垂和阴道脱垂;亚目 .1 膀胱膨出,不包括膀胱膨出伴有子宫脱垂(N81.2—N81.4);亚目.6直肠膨出,不包括伴有子宫脱垂的直肠膨出(N81.2—N81.4)。所以,当阴道前壁脱垂或阴道后壁脱垂同时伴有子宫脱垂时,不宜再编码N81.2或N81.6,故应删除阴道前壁脱垂N81.101、阴道后壁脱垂N81.601。

(四) DRG 入组分析

本例漏填主要手术操作,导致主要诊断与手术不对应,进入歧义组。通过增补经阴道子宫切除术68.5901、阴道前后壁修补术70.5001,进入NB19组(女性生殖系统重建手术),参考权重1.53。

三、小结

患者住院期间进行多个手术操作时,应该首先填写与主要诊断相对应的手术,然后依日期顺序逐一填写其他手术、治疗性或诊断性操作。主要诊断与主要手术相对应,不遗漏手术及其他诊断。编码员应遵循编码步骤,严格按照ICD-10分类编码规则核对编码是否正确,重视每一章、节、类目或亚目下的包括与不包括的注释和指示性说明,特别是当出现"不包括"时,应思考编码是否恰当,是否要按照"不包括"一词之后的术语指示分类于他处。

(王　敏　郑东阳)

第四节　膀胱阴道瘘

一、疾病 DRG 组调整

患者女性,年龄46岁,住院9天,医嘱离院,住院总费用25 059.94元。原主要诊断膀胱阴道瘘N82.000,入NQY组。根据DRG分组原则并结合临床实际,对本病例手术/操作进行调整修正,见表20-4-1。

表 20-4-1　膀胱阴道瘘 DRG 入组错误调整方案

项　目	原病历 DRG 入组	调整后 DRG 入组
主要诊断与编码	膀胱阴道瘘 N82.000	膀胱阴道瘘 N82.000
其他诊断与编码	宫颈恶性肿瘤个人史 Z85.403	宫颈恶性肿瘤个人史 Z85.403
手术名称与编码	膀胱修补术 57.8900x001	膀胱阴道瘘修补术 57.8402
DRG 分组	NQY:女性生殖系统疾病歧义组	NB19:女性生殖系统重建手术
参考权重	—	1.53

注:"参考权重"根据中卫云DRG数据会诊云平台的大数据测算,仅供参考。

二、 案例解读

(一)了解女性生殖道瘘

女性生殖道瘘是指由于各种原因导致生殖器与其毗邻器官之间形成异常通道。临床上分为尿瘘和粪瘘,两者同时存在时称混合性瘘。尿瘘指生殖器与泌尿道之间形成异常通道,尿液自阴道排出,不能控制。尿瘘根据解剖部位分为膀胱阴道瘘、尿道阴道瘘、膀胱尿道阴道瘘、输尿管阴道瘘及膀胱子宫瘘。膀胱阴道瘘是发生于膀胱和阴道之间的异常解剖通道,是妇科手术的常见并发症,主要表现为尿液不自主地由阴道漏出,治疗手段主要以修补术为主。

(二)调整主要手术依据

1. 医师思路:患者既往因宫颈恶性肿瘤行盆腔手术,本次因膀胱阴道瘘行修补术,主要诊断选择主要治疗的疾病"膀胱阴道瘘"无误。由于书写习惯,临床医师往往在手术名称中不会体现完整体现手术部位(范围)、式式、入路和疾病性质。本例即没有明确生殖道瘘类型,手术名称笼统书写为膀胱修补术。

2. 编码员思路:本例主要诊断为膀胱阴道瘘,原病案主要手术填写为膀胱修补术,手术名称未体现疾病性质。病案首页主要手术填写时应注意疾病性质对手术编码的影响,笼统归为膀胱修补术是错误的。在 ICD-9-CM-3 中,57.8 膀胱修补术根据疾病性质不同可分为以下几种:57.81 膀胱裂伤缝合术;57.82 膀胱造口闭合术;57.83 膀胱肠瘘修补术;57.84 膀胱其他瘘管修补术(包括阴道膀胱瘘管切除术);57.86 膀胱外翻修补术和57.89 膀胱其他修补术。本例因膀胱阴道瘘行修补术,主导词选择"修补术",编码过程如下:

修补术
　—瘘
　——膀胱阴道 57.84

核对类目表,57.84 膀胱其他瘘管修补术。主要手术调整为膀胱阴道瘘修补术 57.8402。

(三)DRG 入组分析

本例因主要手术名称未体现疾病性质而导致编码错误,致使主要手术与主要诊断不匹配,分组器不能识别,进入歧义组。通过修正手术编码后,入 NB19 组(女性生殖系统重建手术),参考权重 1.53。编码员应注意手术名称的四个要素对编码准确性的影响,修正医师填写的诊断与手术/操作,以确保病案入组准确。

三、 小结

手术操作名称的各个组成部分都有可能影响到编码,因此完整、准确的名称对于编码的准确性起着关键作用。生殖道瘘以部位为分类轴心,相对应的手术治疗则因疾病性质不同而编码不同,编码员应掌握每章的编码特点及分类原则,在选择编码时认真阅读病历和手术记录,避免在编码过程中忽略某些情况而导致编码错误,从而影响 DRG 入组。

（王　敏　郑东阳　王卫卫）

第五节　子宫内避孕装置的机械性并发症

一、疾病 DRG 组调整

患者女性,年龄 34 岁,住院 17 天,医嘱离院,住院总费用 18 976.99 元。原主要诊断操作后意外遗留于体腔或手术伤口中的异物 T81.500,入 VJ11 组(其他损伤的手术室操作,伴重要并发症与合并症),参考权重 3.62。根据 DRG 分组原则并结合临床实际,对本病例诊断、手术/操作进行调整修正,见表 20-5-1。

表 20-5-1　子宫内避孕装置的机械性并发症 DRG 入组错误调整方案

项　目	原病历 DRG 入组	调整后 DRG 入组
主要诊断与编码	操作后意外遗留于体腔或手术伤口中的异物 T81.500	子宫内避孕装置的机械性并发症 T83.300
其他诊断与编码	女性盆腔粘连 N73.602 腹腔粘连 K66.007 肠粘连 K66.002 腹膜炎 K65.900 慢性十二指肠溃疡不伴有出血或穿孔 K26.700	女性盆腔粘连 N73.602 腹腔粘连 K66.007 肠粘连 K66.002 腹膜炎 K65.900 慢性十二指肠溃疡不伴有出血或穿孔 K26.700
手术名称与编码	腹腔镜下腹腔异物取出术 54.9202 腹腔镜下肠粘连松解术 54.5101 腹腔镜下盆腔粘连松解术 54.5100x009 腹腔镜检查 54.2100 膀胱镜检查 57.3200x001	腹腔镜下腹腔异物取出术 54.9202 腹腔镜下肠粘连松解术 54.5101 腹腔镜下盆腔粘连松解术 54.5100x009 腹腔镜检查 54.2100 膀胱镜检查 57.3200x001
DRG 分组	VJ11:其他损伤的手术室操作,伴重要并发症与合并症	ND13:原位癌和非恶性病损(除异位妊娠)附件及子宫内膜手术,伴并发症与合并症
参考权重	3.62	1.16

注:"参考权重"根据中卫云 DRG 数据会诊云平台的大数据测算,仅供参考。

二、案例解读

(一)了解宫内节育器异位

宫内节育器(IUD)是我国妇女采取的最常用的避孕方式,适用于无禁忌的生育期妇女,具有可逆、安全、有效等优点。宫内节育器放置术时及近期并发症包括子宫出血、脏器损伤(如急性子宫穿孔、肠穿孔等)、感染,远期并发症包括宫内节育器变形、断裂、移位、异位、慢性盆腔炎、带器妊娠、腹痛等。其中宫内节育器异位较为常见。

宫内节育器异位是指节育器部分、全部嵌入子宫肌层或异位于子宫外,如异位于盆腔内、腹腔内、膀胱、肠管、阔韧带或腹膜外等。临床需根据患者的节育器嵌顿或异位的具体位置采取个性化的治疗方案,避免损伤邻近脏器。腔镜技术在节育器嵌顿或异位中的应用,可降低取环失败率、邻近脏器损伤发生率及减少术后并发症。宫腔镜可准确判断节育器类型、位置及在宫腔内的状况,宫腔镜取环常应用于异位节育器未穿透子宫浆膜层的患者。宫腔镜、腹腔镜联合多应用于节育器嵌顿子宫深肌层、浆肌层,或节育器异位于腹腔的患者,不仅可清晰观察宫内和腹腔的情况,而且若节育器在腹腔内粘连,腹腔镜术中能仔细分离粘连及处理相关并发症。腹腔镜、膀胱镜联合检查常应用于节育器可能损伤膀胱的患者,术中可对宫腔内及膀胱内节育器进行直观的观察和操作,治疗损伤小,术后恢复快。

(二)调整主要诊断依据

1. 医师思路:患者为 34 岁女性,因反复腹痛 5 年入院。患者 10 年前放置宫内节育器。门诊腹部 CT 示:中下腹部见"T"形条状高密度影,高度怀疑节育环;该物与膀胱顶部关系密切,膀胱顶部拉长呈桃尖状,与上述异常高密度影相连。入院后行膀胱镜检查见膀胱形态正常、内膜光滑、双侧输尿管开口清晰可见。于腹腔镜下行肠管粘连松解、盆腔松解与腹壁节育环取出术。医师认为宫内节育器为异物,也存在对医院临床诊断字典库不熟悉,故从字面意思选择"操作后意外遗留于体腔或手术伤口中的异物"为主要诊断。

2. 编码员思路:节育器有关并发症编码选择"并发症"为主导词,编码时应注意对辅助检查结果的阅读,明确是否为节育器的位置改变。

查 ICD-10 第三卷:

并发症(由于)
　　——避孕装置,子宫内
　　——机械性 T83.3

核对 ICD-10 第一卷,T83.3 子宫内避孕装置的机械性并发症(子宫内避孕装置引起的列于 T82.0 中的情况,即"机械性损坏、移位、渗漏、错位、机械性梗阻、穿孔、突出")。主要诊断修正为子宫内避孕装置的机械性并发症 T83.300 正确。

(三)DRG 入组分析

本例由于临床医师不熟悉疾病分类知识和临床诊断字典库,编码员未对病案内容进行分析,造成主要诊断编码错误,导致 DRG 错误分组进入 MDCV 创伤、中毒及药物毒性反应疾病诊断大类,参考权重 3.62。通过修改主要诊断,该病例入组 MDCN 是女性生殖系统疾病及功能障碍,进入 ND13 组,即原位癌和非恶性病损(除异位妊娠)附件及子宫内膜手术,伴并发症与合并症,参考权重 1.16. 本例属于低码高编错误。

三、小结

编码员在病案首页质控中应养成阅读病案的习惯，在理解病史、疾病诊断依据、诊疗经过、手术记录等相关情况的基础上，及时修正错误编码，避免低码高编错误。

（王　敏　郑东阳）

第六节　输卵管阻塞性不孕

一、疾病 DRG 组调整

患者女性，年龄 38 岁，住院 7 天，医嘱离院，住院总费用 10 739.82 元。原主要诊断 N97.902 女性继发性不育，入 ND15 组，即原位癌和非恶性病损（除异位妊娠）附件及子宫内膜手术，不伴并发症与合并症，参考权重 1.01。根据 DRG 分组原则并结合临床实际，对本病例诊断、手术/操作进行调整修正，见表 20-6-1。

表 20-6-1　输卵管阻塞性不孕 DRG 入组错误调整方案

项　目	原病历 DRG 入组	调整后 DRG 入组
主要诊断与编码	女性继发性不育 N97.902	输卵管阻塞性不孕 N97.100x001；或：双侧输卵管不全梗阻 N97.100x004；或：双侧输卵管梗阻 N97.100x005
其他诊断与编码	宫颈息肉 N84.100	女性继发性不育 N97.902 宫颈息肉 N84.100
手术及操作与编码	腹腔镜输卵管通液术 66.8x02	腹腔镜输卵管通液术 66.8x02
DRG 分组	ND15：原位癌和非恶性病损（除异位妊娠）附件及子宫内膜手术，不伴并发症与合并症	ND15：原位癌和非恶性病损（除异位妊娠）附件及子宫内膜手术，不伴并发症与合并症
参考权重	1.01	1.01

注："参考权重"根据中卫云 DRG 数据会诊云平台的大数据测算，仅供参考。

二、案例解读

（一）了解输卵管梗阻

输卵管梗阻是引起女性不孕症的重要原因之一。不孕症是指一年未采取任何避孕措施，性生活正常（每周两次及以上）而没有怀孕。女性不孕原因：① 输卵管性不孕，包括盆腔炎症及盆腔手术后粘连导致的输卵管梗阻、周围粘连、积水和功能受损等。② 子宫体病变，如子宫黏膜下肌瘤、子宫腺肌症、宫腔粘连和子宫内膜息肉等。③ 子宫颈因素，包括宫颈松弛、宫颈病变等。④ 先天发育畸形,如纵隔子宫、双角子宫、双子宫、先天性输卵管发育异常等。⑤ 排卵障碍,如高催乳素血症、多囊卵巢综合征、早发性卵巢功能不全、先天性性腺发育不全等。

本例系输卵管梗阻所致不孕症。输卵管通液术是检查输卵管是否通畅的一种方法,并具有一定的治疗功效。通过导管向宫腔内注入液体,根据注液阻力大小、注液体量、有无回流以及患者感觉等判断输卵管是否通畅。有腹腔镜直视下进行输卵管通液检查、宫腔镜下进行经输卵管口插管通液检查以及宫腹腔镜联合检查等方法,应用这种方法来作为诊断输卵管通畅与否的常规检查方法及治疗输卵管不通的方法。

(二)审核出院诊断是否漏填

患者此次住院目的是针对不孕症的诊疗,因此,主要诊断选择女性继发性不孕。但在这里需要注意的是,住院期间患者进行了腹腔输卵管通液,并确诊为女性继发性不孕。继发性不孕应从主要诊断调整为其他诊断,增补女性继发性不育 N97.902。

(三)调整主要诊断依据

1. 医师思路:患者此次住院目的是针对不孕症的诊疗,医生习惯笼统诊断为女性继发性不育,诊断名称没有按照病因、部位、临床表现、病理诊断等要素构成书写。

2. 编码员思路:依据《住院病案首页数据填写质量规范(暂行)》(2016 版)针对主要诊断选择的原则中规定"主要诊断一般是患者住院的理由,原则上应选择本次住院对患者健康危害最大、消耗医疗资源最多、住院时间最长的疾病诊断""以手术治疗为住院目的的,则选择与手术治疗相一致的疾病作为主要诊断""病因诊断能包括疾病的临床表现,则选择病因诊断作为主要诊断",参照以上原则,本例主要诊断调整为导致继发性不孕的病因。可根据具体检查结果,分别选择输卵管阻塞性不孕 N97.100x001,或双侧输卵管不全梗阻 N97.100x004,或双侧输卵管梗阻 N97.100x005 等。

(四)DRG 入组分析

本例无论主要诊断是继发性不孕还是各种输卵管梗阻,均不影响 DRG 分组,均入 ND15 组,即原位癌和非恶性病损(除异位妊娠)附件及子宫内膜手术,不伴并发症与合并症,参考权重 1.01。尽管主要诊断调整未影响入组,但调整主要诊断后,更符合《住院病案首页数据填写质量规范(暂行)》(2016 版)的相关要求,故有必要进行修改。

三、小结

不孕症根据原因不同,ICD-10 编码也不同。临床医师在疾病诊断书写过程时常会书写比较笼统的疾病诊断,以"不孕症"或"继发性不孕"表述,这也是编码笼统的一个原因。因此,临床医师在疾病诊断书写过程中,应按照《住院病案首页数据填写质量规范(暂行)》(2016 版)疾病诊断书写要求,完整体现疾病诊断的要素信息,使编码更为准确、完整。

(宁传英)

第七节　子宫憩室

一、疾病 DRG 组调整

患者女性,年龄 37 岁,住院 6 天,医嘱离院,住院总费用 15 212.86 元。原主要诊断 N85.801 瘢痕子宫,入 NC15 组,即原位癌和非恶性病损(除异位妊娠)子宫(除内膜以外)的手术,不伴并发症与合并症,参考权重 1.56。根据 DRG 分组原则并结合临床实际,对本病例诊断、手术/操作进行调整修正,见表 20-7-1。

表 20-7-1　子宫憩室 DRG 入组错误调整方案

项　　目	原病历 DRG 入组	调整后 DRG 入组
主要诊断与编码	瘢痕子宫 N85.801	子宫憩室 N85.814
其他诊断与编码	输卵管系膜囊肿 N83.800x010	输卵管系膜囊肿 N83.800x010 瘢痕子宫 N85.801
手术名称与编码	腹腔镜子宫修补术 69.4903 腹腔镜输卵管病损切除术 66.6104 腹腔镜输卵管通液术 66.8x02 宫腔镜检查 68.1200x001 诊断性刮宫术 69.0901 宫腔镜子宫病损切除术 68.2917	宫腔镜子宫病损切除术 68.2917 腹腔镜子宫修补术 69.4903 腹腔镜输卵管病损切除术 66.6104 腹腔镜输卵管通液术 66.8x02 宫腔镜检查 68.1200x001 宫腔镜诊断性刮宫术 69.0902
DRG 分组	NC15:原位癌和非恶性病损(除异位妊娠)子宫(除内膜以外)的手术,不伴并发症与合并症	NC15:原位癌和非恶性病损(除异位妊娠)子宫(除内膜以外)的手术,不伴并发症与合并症
参考权重	1.56	1.56

注:"参考权重"根据中卫云 DRG 数据会诊云平台的大数据测算,仅供参考。

二、案例解读

(一)审核出院诊断和手术/操作是否漏填

患者入院实施治疗主要针对子宫瘢痕憩室,故瘢痕子宫作为主要诊断不妥,应作为其他诊断之一。查阅手术记录,患者同时行腹腔镜下子宫病损切除术,病理诊断报告:子宫切口瘢痕憩室组织见较多平滑肌组织及少量分泌期样子宫内膜。故其他诊断应增补瘢痕子宫 N85.801。

(二)调整主要诊断依据

1. 医师思路:患者以瘢痕子宫收住院,住院后通过宫腔镜检查、病理检查确认为子宫瘢痕憩室,瘢痕子宫是其病因,因此主要诊断应选择瘢痕子宫。

2. 编码员思路:本例患者通过宫腔镜检查、病理检查确认为子宫瘢痕憩室、输卵管系膜囊肿,子宫瘢痕憩室对于有生育需求的患者,需要进行治疗,以消除憩室,恢复正常解剖结构,改善症状。结合手术/操作中有腹腔镜输卵管通液术,输卵管通液术是检查输卵管是否通畅的一种方法,并具有一定的治疗功效,应用这种方法作为诊断输卵管通畅与否的常规检查方法及治疗输卵管不通的方法。据此可推断患者有生育方面的需求,也应是此次住院的诊疗目的。因此,主要诊断应选择子宫瘢痕憩室。依据《住院病案首页数据填写质量规范(暂行)》(2016 版)针对主要诊断选择的原则"主要诊断一般是患者住院的理由,原则上应选择本次住院对患者健康危害最大、消耗医疗资源最多、住院时间最长的疾病诊断""以手术治疗为住院目的的,则选择与手术治疗相一致的疾病作为主要诊断"。本例主要诊断应调整为子宫憩室 N85.814,相应的主要手术为宫腔镜子宫病损切除术 68.2917。

(三) DRG 入组分析

本例病案首页书写过程中出现了诊断遗漏、主要诊断选择错误两类错误。按照主要诊断选择原则,重新进行主要诊断的选择,主要诊断选择为"子宫憩室"。尽管调整、补充诊断前后 DRG 入组不变,均入 ND15 组,即原位癌和非恶性病损(除异位妊娠)子宫(除内膜以外)的手术,不伴并发症与合并症,参考权重 1.56。但如前例所叙,瘢痕子宫并不适合作为主要诊断,本例存在编码错误,也是应加以避免的错误。

三、 小结

由于临床工作的繁忙,医师在病案首页的诊断可能会遗漏一些诊疗信息,但常常会在病历的其他地方体现,如病程记录、手术记录、会诊记录,本案例,笔者通过手术/操作信息,结合病理诊断发现遗漏了"子宫憩室"这个诊断,因此,需要编码员在熟练掌握 ICD 编码原则的同时,加强临床知识的积累,提高信息敏感性,主动发现隐藏诊疗要素信息,准确编码。

(宁传英)

第八节　卵巢的子宫内膜异位症

一、 疾病 DRG 组调整

患者女性,年龄 27 岁,住院 5 天,医嘱离院,住院总费用 10 338.59 元。原主要诊断卵巢囊肿 N83.201,入 ND15 组,即原位癌和非恶性病损(除异位妊娠)附件及子宫内膜手术,不伴并发症与合并症,参考权重 1.01。根据 DRG 分组原则并结合临床实际,对本病例诊断、手术/操作进行调整修正,见表 20-8-1。

表 20-8-1　卵巢的子宫内膜异位症 DRG 入组错误调整方案

项　目	原病历 DRG 入组	调整后 DRG 入组
主要诊断与编码	卵巢囊肿 N83.201	卵巢的子宫内膜异位症 N80.100
其他诊断与编码	女性盆腔粘连 N73.602 盆腔子宫内膜异位症 N80.302 瘢痕子宫 N85.801 子宫憩室 N85.814	女性盆腔粘连 N73.602 盆腔子宫内膜异位症 N80.302 瘢痕子宫 N85.801 子宫憩室 N85.814
手术名称与编码	腹腔镜卵巢病损切除术 65.2501 腹腔镜下盆腔粘连松解术 54.5100x009	腹腔镜卵巢病损切除术 65.2501 腹腔镜下盆腔粘连松解术 54.5100x009
DRG 分组	ND15:原位癌和非恶性病损(除异位妊娠)附件及子宫内膜手术,不伴并发症与合并症	ND15:原位癌和非恶性病损(除异位妊娠)附件及子宫内膜手术,不伴并发症与合并症
参考权重	1.01	1.01

注:"参考权重"根据中卫云 DRG 数据会诊云平台的大数据测算,仅供参考。

二、案例解读

(一)了解子宫内膜异位症

子宫内膜异位症是生育年龄妇女的多发病、常见病,是指子宫内膜组织(腺体和间质)出现在子宫体以外的部位,绝大部分位于盆腔脏器和壁腹膜。本病临床症状具有多样性,最典型的临床症状是盆腔疼痛,包括痛经、慢性盆腔痛、性交痛等,侵犯特殊器官的子宫内膜异位症常伴有其他症状,肠道子宫内膜异位症常有消化道症状如便频、便秘、便血、排便痛或肠痉挛,严重时可出现肠梗阻;膀胱子宫内膜异位症常出现尿频、尿急、尿痛甚至血尿。子宫内膜异位症根据发生的部位不同,可分为不同病理类型,包括卵巢型、腹膜型、深部浸润型和其他部位子宫内膜异位症等。

子宫内膜异位症主要治疗方法包括药物治疗和手术治疗。目前认为腹腔镜确诊、手术＋药物为内异症的"金标准"治疗。根据患者年龄、病情轻重、是否反复和生育要求等,手术方式分为保守性手术(病灶切除术)、子宫及双侧附件切除术和子宫切除术。保守性手术可保留患者的生育功能,手术尽量切除肉眼可见的病灶、剔除卵巢子宫内膜异位囊肿以及分离粘连。子宫及双侧附件切除术指切除全子宫、双侧附件以及所有肉眼可见的病灶。子宫切除术指切除全子宫,保留卵巢,以保留卵巢内分泌功能。

(二)调整主要诊断依据

1. 医师思路:患者因"发现盆腔包块 10 月余"入院。妇科 B 超示:子宫前壁下段无回声区,考虑瘢痕憩室可能,双侧卵巢内囊性暗区,未排除巧克力囊肿可能(左侧 61 mm×47 mm,右侧 19 mm×16 mm、12 mm×13 mm)。完善术前检查后,全麻下行腹腔镜下盆腔粘连松解术＋双侧卵巢囊肿剥除术。术中见大网膜与前腹壁粘连,子宫稍大,表面可见炎性渗出物,子宫后壁与双侧卵巢固有韧带、双侧卵巢、直肠肠壁粘连,陶氏腔封闭,左卵巢囊肿大小约 6 cm×5 cm×5 cm，与左侧盆壁、直肠肠壁粘连，右侧卵巢囊肿约 3 cm×2 cm，与右侧盆壁、右侧输卵管粘连，双侧输卵管外观未见异常。术后病理报告诊断：左卵巢子宫内膜样囊肿；右卵巢子宫内膜样囊肿。卵巢型子宫内膜异位症典型病变又称囊肿型，异位内膜在卵巢皮质内生长，从而形成单个或多个囊肿，随卵巢的功能变化而发生周期性出血，囊肿内陈旧性血液形成咖啡色黏稠液体，状似巧克力，俗称"卵巢巧克力囊肿"。所以"卵巢巧克力囊肿"并不是"卵巢囊肿"，而是子宫内膜异位症的一种病变型。原主要诊断医师基于临床习惯，根据病程记录中的术后诊断"卵巢巧克力囊肿"，因而误选择卵巢囊肿 N83.201 作为主要诊断。

2. 编码员思路：患者病理报告回报子宫内膜样囊肿，由于病理诊断中出现"囊肿"，易使编码员误按卵巢囊肿进行分类，导致编码错误。在疾病分类中，子宫内膜异位症是按照部位为分类轴心，查找编码时应注意明确异位部位。本例主要诊断应调整为卵巢的子宫内膜异位症 N80.100，相应的主要手术为腹腔镜卵巢病损切除术 65.2501。

以主导词"子宫内膜异位"，在 ICD-10 第三卷查找：

子宫内膜异位
—卵巢 N80.1

核对 ICD-10 第一卷，N80.1 卵巢的子宫内膜异位症编码正确。

（三）DRG 入组分析

本例系编码错误。通过查阅病历，修正原错误的主要诊断，调整主要诊断为卵巢的子宫内膜异位症 N80.100。主要诊断调整前后均进入 ND15 组，即原位癌和非恶性病损（除异位妊娠）附件及子宫内膜手术，不伴并发症与合并症。虽然主要诊断并未影响 DRG 分组，但调整后诊断更符合相关规则，故此类错误编码应加以规避。

三、小结

子宫内膜异位症的疾病编码需明确子宫内膜异位的具体部位，手术编码时应注意具体手术方式，编码人员不能依赖信息系统关键字搜索编码，避免"卵巢囊肿"和"卵巢子宫内膜样囊肿"等类似的疾病名称相混淆，导致编码错误。虽然主要诊断修改前后，本例 DRG 入组相同，但首页诊断和手术书写与临床医师科研、医疗统计数据、医院、地区或国家疾病谱分析等密切相关，临床医师应当正确、完整地填写，以便于数据统计、分析研究工作的顺利进行。

（王　敏　郑东阳）

第九节　子宫黏膜下平滑肌瘤

一、疾病 DRG 组调整

患者女性，年龄 50 岁，住院 35 天，医嘱离院，住院总费用 9 345.38 元。原主要诊断异常子宫出血 N93.901，入 NE19 组（外阴、阴道、宫颈手术），参考权重 0.50。根据 DRG 分组原则并结合临床实际，对本病例诊断、手术/操作进行调整修正，见表 20 - 9 - 1。

表 20 - 9 - 1　子宫黏膜下平滑肌瘤 DRG 入组错误调整方案

项　目	原病历 DRG 入组	调整后 DRG 入组
主要诊断与编码	异常子宫出血 N93.901	子宫黏膜下平滑肌瘤 D25.000x001
其他诊断与编码	高血压 3 级 I10.x05 子宫平滑肌瘤 D25.900	异常子宫出血 N93.901 高血压 3 级 I10.x05
手术及操作与编码	宫腔镜检查 68.1200x001	宫腔镜检查 68.1200x001
DRG 组	NE19：外阴、阴道、宫颈手术	NE19：外阴、阴道、宫颈手术
参考权重	0.50	0.50

注："参考权重"根据中卫云 DRG 数据会诊云平台的大数据测算，仅供参考。

二、案例解读

（一）了解异常子宫出血

子宫肌瘤根据其生长部位又分为子宫黏膜下平滑肌瘤、子宫肌壁间平滑肌瘤、子宫浆膜下平滑肌瘤，而子宫黏膜下平滑肌瘤常引起子宫出血，子宫肌壁间平滑肌瘤较少引起子宫出血，而子宫浆膜下平滑肌瘤不会引起肌瘤。子宫平滑肌瘤是子宫异常出血最常见的病因之一。

异常子宫出血（AUB）是妇科常见的症状和体征，是指与正常月经的周期频率、规律性、经期长度、经期出血量任何一项不符的、源自子宫腔的异常出血。常见原因为子宫内膜癌、子宫平滑肌瘤、排卵障碍、子宫内膜息肉、子宫腺肌病、凝血功能障碍等。

（二）调整主要诊断依据

1. 医师思路：患者因异常子宫出血的诊疗目的住院，因此，医师根据临床习惯，将门诊诊断异常子宫出血作为主要诊断，实属不妥。

2. 编码员思路：本例经过宫腔镜检查确定病因诊断为子宫平滑肌瘤，异常子宫出血为子宫肌瘤引起。《住院病案首页数据填写质量规范（暂行）》（2016 版）针对主要诊断选择的原则中第十一条要求："病因诊断能包括疾病的临床表现，则选择病因诊断作为主要诊断。"参照以上原则，本例主要诊断调整为子宫黏膜下平滑肌瘤 D25.000x001。

（三）DRG 入组分析

本例系编码错误。通过查阅病历，修正原错误的主要诊断，调整主要诊断为子宫黏膜下平滑肌瘤 D25.000x001。主要诊断调整前后均进入 NE19 组（外阴、阴道、宫颈手术）。虽然主要诊断并未影响 DRG 分组，但调整后诊断更符合相关规则，故此类错误编码应加以规避。

三、 小结

《住院病案首页数据填写质量规范（暂行）》（2016 版），明确规定临床医师应当按照本规范要求填写诊断及手术操作等诊疗信息，并对填写内容负责。编码员在临床医师给出的疾病诊断及手术操作信息的基础上进行编码。因此，填好诊断及手术操作及编码，临床医师是关键，临床医师必须认真学习《住院病案首页数据填写质量规范（暂行）》（2016版）并理解其中的含义。

编码员需主动利用教科书、诊疗规范等，了解子宫平滑肌瘤的疾病及诊疗特点，以更好地理解医师的诊断及手术操作诊疗信息，通过 ICD 编码完整体现诊疗过程。子宫平滑肌瘤这个疾病诊断可无症状、仅在查体时发现，但也常表现为经期延长或月经过多。其中黏膜下肌瘤引起的异常子宫出血（AUB）较严重，通常可经盆腔 B 超、宫腔镜检查发现，确诊可通过术后病理检查。治疗方案决定于患者年龄，症状严重程度，肌瘤大小、数目、位置和有无生育要求等。AUB 合并黏膜下肌瘤的妇女，宫腔镜或联合腹腔镜肌瘤剔除术有明确的优势。对以月经过多为主、已完成生育的妇女，短效口服避孕药和 LNG-IUS 可缓解症状。对严重影响宫腔形态的子宫肌瘤可采用宫腔镜、腹腔镜或开腹肌瘤剔除术等。患者年龄 50 岁，且首页只显示行宫腔镜检查，我们可推断此案例选择了药物治疗，并无进行手术治疗，未漏手术操作。当然，实际工作中，应查阅完整病历加以调整修正。

（宁传英）

第二十一章　MDCO:妊娠分娩与产褥期

第一节　产后弥散性血管内凝血

一、疾病 DRG 组调整

患者女性,年龄 31 岁,住院 16 天,医嘱离院,住院总费用 37 873.87 元。原主要诊断妊娠合并呼吸衰竭 O99.509,入 OB21 组(剖宫产,伴重要并发症与合并症),参考权重 1.21。根据 DRG 分组原则并结合临床实际,对本病例诊断、手术/操作进行调整修正,见表 21-1-1。

表 21-1-1　产后弥散性血管内凝血 DRG 入组错误调整方案

项　目	原病历 DRG 入组	调整后 DRG 入组
主要诊断与编码	妊娠合并呼吸衰竭 O99.500x031	产后弥散性血管内凝血 O72.301
其他诊断与编码	产后即时出血 O72.101 产后弥散性血管内凝血 O72.301 胎膜早破 O42.900 急性胎儿宫内窘迫 O68.901 妊娠合并绒毛膜羊膜炎 O41.100x001 羊水污染Ⅲ度 O41.800x013 胎盘植入(穿透型) O73.000x007 脐带扭转 O69.803 剖宫产后腹壁切口感染 O86.000x003 脐带绕颈 O69.101 经急症剖宫术的分娩 O82.100 单一活产 Z37.000 孕 35 周 O26.900x502	妊娠合并绒毛膜羊膜炎 O41.100x001 产褥期呼吸系统疾病 O99.500x031 产后即时出血 O72.101 胎膜早破 O42.900 急性混合型胎儿宫内窘迫 O68.201 胎盘植入(穿透型) O73.000x007 早产经剖宫产 O60.300x001 妊娠合并轻度贫血 O99.005 脐带扭转 O69.803 剖宫产后腹壁切口感染 O86.000x003 脐带绕颈 O69.101 经急症剖宫术的分娩 O82.100 单一活产 Z37.000 孕 35 周 O26.900x502
手术名称与编码	剖宫产术,子宫下段横切口 74.1x01 超声引导下胸腔穿刺术 34.9103	剖宫产术,子宫下段横切口 74.1x01 超声引导下胸腔穿刺术 34.9103 血浆输入 99.0701 红细胞输入 99.0401 伤口、感染或烧伤的非切除性清创术 86.2800 吸氧 93.9601
DRG 分组	OB21:剖宫产,伴重要并发症与合并症	OB21:剖宫产,伴重要并发症与合并症
参考权重	1.21	1.21

注:"参考权重"根据中卫云 DRG 数据会诊云平台的大数据测算,仅供参考。

二、 案例解读

(一) 了解产后出血

产后出血为分娩期严重并发症,居我国产妇死亡原因首位。子宫收缩乏力、胎盘因素、软产道裂伤及凝血功能障碍是产后出血的主要原因。任何原发和继发的凝血功能异常均能发生产后出血。弥散性血管内凝血是在许多疾病基础上,以微血管体系损伤为病理基础,凝血及纤溶系统被激活,导致全身微血管血栓形成,凝血因子大量消耗并继发纤溶亢进,引起全身出血及微循环衰竭的临床综合征。

(二) 审核出院诊断与手术/操作是否遗漏

1. 遗漏贫血诊断:患者入院后完善相关检查,先行保胎治疗,血常规示患者轻度贫血,予多糖铁纠正贫血治疗,因此,病案首页遗漏贫血的诊断,应增补妊娠合并轻度贫血 O99.005。

2. 遗漏早产诊断:患者妊娠 36 周因高热行急症剖宫产,妊娠满 28 周但不足 37 周间分娩,因此,遗漏早产相关诊断。应增补早产经剖宫产 O60.300x001。

3. 遗漏血液制品输入操作:患者剖宫产术后阴道大量出血,多次输注红细胞、血浆,因此,遗漏相关操作。应酌情增补血浆输入 99.0701 和红细胞输入 99.0401。

4. 遗漏术后清创操作:患者术后切口红肿、渗液,遂拆除部分皮肤缝线,清除坏死组织,因此,遗漏相关操作。应增补伤口、感染或烧伤的非切除性清创术 86.2800。

5. 遗漏吸氧无创操作:患者出现呼吸衰竭,给予面罩吸氧治疗,因此,遗漏相关操作。应酌情增补吸氧 93.9601。

(三) 调整主要诊断依据

1. 医师思路:本例因考虑宫腔感染行急症剖宫产,术后患者出现高热且阴道大量出血、凝血障碍,次日出现双侧胸腔积液、呼吸衰竭,给予促进宫缩、输注血液制品、广谱抗生素应用以及利尿、吸氧等处理,并在彩超引导下行胸腔穿刺闭式引流,治疗好转出院。临床医师认为呼吸衰竭是本例最严重的临床综合征且权重高,部分医师为了迎合医保要求或绩效考核要求,选择呼吸衰竭为主要诊断。

2. 编码员思路:《住院病案首页数据填写质量规范(暂行)》(2016 版)针对主要诊断选择的原则中第十条规定为"主要诊断一般是患者住院的理由,原则上应选择本次住院对患者健康危害最大、消耗医疗资源最多、住院时间最长的疾病诊断",第十四条规定为"产科的主要诊断应当选择产科的主要并发症或合并症。没有并发症或合并症的,主要诊断应当由妊娠、分娩情况构成,包括宫内妊娠周数、胎数(G)、产次(P)、胎方位、胎儿和分娩情况等"。参照以上原则,本例主要诊断应调整为产后弥散性血管内凝血 O72.301。

(四) 修正其他诊断

其他诊断中,急性胎儿宫内窘迫 O68.901 和羊水污染Ⅲ度 O41.800x013 合并编码为急性混合型胎儿宫内窘迫 O68.201。胎儿窘迫是指胎儿在子宫内因急性或慢性缺氧危及其健康和生命的综合症状。急性胎儿窘迫多发生在分娩期,主要表现为胎心率异常和羊水胎粪污染。

查 ICD-10 第三卷:

分娩

一并发

——胎儿

———心率异常

————伴有羊水中的胎粪 O68.2

核对 ICD-10 第一卷,编码于 O68.2 产程和分娩并发胎儿心率异常并在羊水中伴有胎粪正确。

(五) DRG 入组分析

剖宫产可进入 4 组 DRG,分别为 OB19 组(剖宫产,伴子宫和/或附件手术)、OB21 组(剖宫产,伴 MCC)、OB23 组(剖宫产,伴 CC)和 OB25 组(剖宫产,不伴并发症与合并症)。本例主要诊断调整前后,均入 OB21 组,参考权重 1.21。虽然主要诊断选择失当,其他诊断、手术有遗漏,部分其他诊断编码欠准确,并未影响 DRG 分组,但调整后的编码更为准确、合理。

三、小结

剖宫产根据不同情况和伴随疾病、并发症可进入 4 个 DRG 组。主要诊断编码正确,其他诊断、手术操作不遗漏,是此类病例正确分组的基本原则,应尽可能避免错误编码。

（郭　静）

第二节　臀先露引起的梗阻性分娩

一、疾病 DRG 组调整

患者女性,年龄 33 岁,住院 4 天,非医嘱离院,住院总费用 10 780.06 元。原主要诊断臀位分娩 O83.101,入 OZ13 组(与妊娠相关的其他疾患,伴并发症与合并症),参考权重 0.43。根据 DRG 分组原则并结合临床实际,对本病例诊断、手术/操作进行调整修正,见表 21-2-1。

表 21-2-1　臀先露引起的梗阻性分娩 DRG 入组错误调整方案

项　目	原病历 DRG 入组	调整后 DRG 入组
主要诊断与编码	臀位分娩 O83.101	臀先露引起的梗阻性分娩 O64.100
其他诊断与编码	子宫平滑肌瘤 D25.900 妊娠期糖尿病 O24.900 经选择性剖宫产术的分娩 O82.000 孕 39 周 O26.900x506	孕 39 周 O26.900x506 单胎活产 Z37.000x001 妊娠合并子宫体肿瘤 O34.102 妊娠期发生的糖尿病 O24.400 经急症剖宫产术的分娩 O82.100

续表

项 目	原病历 DRG 入组	调整后 DRG 入组
手术名称与编码	子宫肌瘤切除术 68.2901 剖宫产术,子宫下段横切口 74.1x01	剖宫产术,子宫下段横切口 74.1x01 子宫肌瘤切除术 68.2901
DRG 分组	OZ13:与妊娠相关的其他疾患,伴并发症 与合并症	OB25:剖宫产,不伴并发症与合并症
参考权重	0.43	0.97

注:"参考权重"根据中卫云 DRG 数据会诊云平台的大数据测算,仅供参考。

二、 案例解读

(一)审核出院诊断与手术/操作是否遗漏

本例系妊娠分娩。在 ICD-10 中,妊娠、分娩和产褥期是强烈优先分类章,即不管产妇同时伴随有任何其他疾病,只要是到产科求医,就要分类到本章中。结合临床,患者经子宫下段横切口剖宫产术娩出一 3 100 g 成活男婴,且病案首页填写有新生儿出生体重,其他诊断应同时编码 Z37,表明分娩的结局。故增补其他诊断单胎活产 Z37.000x001。

(二)调整主要诊断依据

1. 医师思路:患者孕 39 周、臀位入院,入院后先告知经阴道分娩及剖宫产利弊,患者要求经阴道试产,试产失败后行子宫下段横切口急症剖宫产术。临床上该病例属于臀先露造成的异常分娩,属于臀位难产。臀先露是最常见的异常胎位,因胎头比胎臀大,分娩时后出胎头无明显变形,往往娩出困难,加之脐带脱垂较多见,使围生儿死亡率增高,是枕先露的 3—8 倍,故临床医师选择了臀先露为主要诊断。术中见子宫肌瘤较大、手术难度高,故临床医师选择子宫肌瘤切除术作为主要手术操作。

2. 编码员思路:该患者 39 周臀位入院后经阴试产,第一产程开始后因臀先露导致经阴试产失败急症剖宫产,属于 ICD-10 疾病分类中的梗阻性分娩,此外,第一产程开始时,还存在 O32、O33、O34 中影响分娩的情况。根据《住院病案首页数据填写质量规范(暂行)》(2016 版)主要诊断选择的原则中第十四条规定,"产科主要诊断应当选择产科的主要并发症或合并症",本例臀先露引起的梗阻性分娩为最严重的妊娠并发症,参照以上原则及结合患者病情,本例主要诊断调整为臀先露引起的梗阻性分娩 O64.100。

查 ICD-10 第三卷:

分娩

—梗阻性

——被或由于

———臀(位)先露 O64.1

核对 ICD-10 第一卷,编码于 O64.1 臀先露引起的梗阻性分娩正确。

相应的主要手术/操作为剖宫产术,子宫下段横切口 74.1x01,不应为子宫肌瘤切除术 68.2901。

（三）修正其他诊断或手术/操作

本例其他诊断均为妊娠期合并症，故均应编码于妊娠相关疾病编码，进行相应修正：子宫平滑肌瘤 D25.900 修正为妊娠合并子宫体肿瘤 O34.102；患者病程记录明确是妊娠期发生的糖尿病，故妊娠期糖尿病 O24.900 修正为妊娠期发生的糖尿病 O24.400；患者剖宫产是在原阴道分娩失败后选择的手术，经选择性剖宫产术的分娩 O82.000 适应择期手术，故应修正为经急症剖宫产术的分娩 O82.100。

（四）DRG 入组分析

本例主要诊断及主要手术选择错误，其他诊断漏填，导致入组错误，没有进入剖宫产相应组，而进入 OZ13 组（与妊娠相关的其他疾患，伴并发症与合并症），参考权重 0.43。经调整主要诊断和主要手术，则进入剖宫产系列 DRG 组 OB25 组（剖宫产，不伴并发症与合并症），参考权重 0.97。

三、小结

妊娠、分娩和产褥期是强烈优先分类章，主要诊断应当选择产科的主要并发症或合并症，编码员应认真判断妊娠并发症，选择最主要的并发症和合并症为主要诊断。其他诊断应编码于妊娠相关疾病编码。本例有妊娠期糖尿病等并发症，但仍没有识别并发症与合并症，提示 DRG 分组方案有待进一步优化。

（解淑叶）

第三节　胎盘早期剥离伴有凝血缺陷

一、疾病 DRG 组调整

患者女性，年龄 40 岁，住院 7 天，医嘱离院，住院总费用 27 463.07 元。原主要诊断妊娠合并凝血功能异常 O99.105，入 OB21 组（剖宫产，伴重要并发症与合并症），参考权重 1.21。根据 DRG 分组原则并结合临床实际，对本病例诊断、手术/操作进行调整修正，见表 21-3-1。

表 21-3-1　胎盘早期剥离伴有凝血缺陷 DRG 入组错误调整方案

项　　目	原病历 DRG 入组	调整后 DRG 入组
主要诊断与编码	妊娠合并凝血功能异常 O99.105	胎盘早期剥离伴有凝血缺陷 O45.000
其他诊断与编码	胎盘早期剥离 O45.900 胎膜早破，在 24 小时之内产程开始 O42.000 产后即时出血 O72.101	羊膜带综合征 O41.800x001 胎膜早破 O42.900 产后即时出血 O72.101 妊娠合并子宫瘢痕 O34.201

续表

项　目	原病历 DRG 入组	调整后 DRG 入组
	妊娠合并子宫瘢痕 O34.201 产后贫血 O99.001 提前自然临产伴有早产 O60.100 经选择性剖宫产术的分娩 O82.000	产后贫血 O99.001 早产不伴有自然临产 O60.300 消化系统疾病并发于妊娠、分娩和产褥期 O99.600 经急症剖宫产术的分娩 O82.100 单一活产 Z37.000
手术名称与编码	剖宫产术,子宫下段横切口 74.1x01	剖宫产术,子宫下段横切口 74.1x01 输入凝血因子 99.0600
DRG 分组	OB21:剖宫产,伴重要并发症与合并症	OB23:剖宫产,伴并发症与合并症
参考权重	1.21	1.06

注:"参考权重"根据中卫云 DRG 数据会诊云平台的大数据测算,仅供参考。

二、 案例解读

(一)审核出院诊断与手术/操作是否遗漏

1. 遗漏羊膜带综合征诊断:病程记录显示,入院次日查房示患者未再出现腹痛,胎心监测未见宫缩,彩超提示羊膜剥离并撕裂,查阅病史了解患者既往在产前诊断中心咨询,了解羊膜带综合征存在胎儿缺陷的可能,愿承担风险。因此考虑此病例其他诊断遗漏羊膜带综合征 O41.800x001。

2. 遗漏妊娠合并口腔溃疡诊断:病程记录显示,患者入院第三天查凝血功能异常,纤维蛋白 1.37 g/L,血浆鱼精蛋白副凝集试验阳性,请血液内科会诊,追问患者有妊娠期间长期口腔溃疡病史。因此考虑遗漏诊断妊娠合并口腔溃疡,编码 O99.600 消化系统疾病并发于妊娠、分娩和产褥期。

3. 遗漏分娩结局诊断:该产妇为单胎活产一男婴,病案首页有分娩方式但未编码分娩结局,考虑编码员疏忽遗漏,故应增补单一活产 Z37.000。

4. 遗漏血液制品输注操作:患者入院后纤维蛋白原明显减低,术中和术后均因凝血功能予输注冷沉淀 10 单位,静脉输注,因此判断遗漏操作输入凝血因子 99.0600。

(二)调整主要诊断依据

1. 医师思路:本例系停经 33 周,先兆早产、凝血功能障碍经外院转入患者。入院后完善相关检查,予抑制宫缩、促胎肺成熟、纠正凝血功能等对症治疗,病情稳定。患者入院第四日清晨突然出现阴道流血,伴不规律宫缩及阴道流液,考虑胎盘早剥、胎膜早破可能,且当时患者凝血功能未纠正,备血备冷沉淀,经患者同意后行急症剖宫产,手术顺利。术中出血 1 000 ml,予输注红细胞悬液 2 单位、冷沉淀 10 单位、血浆 400 ml。术后 3 天患者病情平稳出院。临床医师认为患者入院时即存在凝血功能异常,且手术前仍未纠正,患者手术风险大,妊娠合并凝血功能异常为本次医疗最严重的并发症,故选择妊娠合并凝血功能异常作为主要诊断。

2. 编码员思路:根据《住院病案首页数据填写质量规范(暂行)》(2016 版)针对主要

诊断选择的原则中第十四条的要求"产科的主要诊断应当选择产科的主要并发症或合并症",同时国际疾病分类主要诊断选择原则规定,当两个疾病或一个疾病伴有相关的并发症,而此时有合并类目的编码可以表示时,就要选择合并编码作为主要编码,不能将其分开编码。参照以上原则,本例主要诊断应调整为胎盘早期剥离伴有凝血缺陷 O45.000。

查 ICD-10 第三卷:

妊娠

—并发

——胎盘

———剥离,过早(另见 胎盘早剥)O45.9

核对 ICD-10 第一卷:O45.9 未特指的胎盘早期剥离,经核对应为 O45.0 胎盘早期剥离伴有凝血缺陷,编码正确。

(三)修正其他诊断

1. 提前自然临产伴有早产 O60.100:在我国,早产的定义为妊娠满 28 周至不满 37 周的分娩。ICD-10 根据是否伴有临产将早产分为四个亚目,即 O60.0 早产不伴有分娩、O60.1 提前自然临产伴有早产、O60.2 提前自然临产伴有足月产、O60.3 早产不伴有自然临产。妇产科学对临产的定义为:规律且逐渐增强的子宫收缩,持续 30 s 或以上,间歇 5—6 min,同时伴随进行性宫颈管消失、宫口扩张和胎先露部下降。结合本例术前小结介绍仅有不规律宫缩,判断患者没有进入产程。故修正早产诊断编码为 O60.300 早产不伴有自然临产。

查 ICD-10 第三卷:

分娩

—早发[早产]NEC O60.1

——不伴有自然临产(剖宫产)(引产) O60.3

核对 ICD-10 第一卷,编码于 O60.3 早产不伴有自然临产正确。

2. 胎膜早破:ICD-10 是按产程开始的时间对胎膜早破进行分类的,本例术前仅存在不规律宫缩,没有进入产程,因此建议将胎膜早破分类至 O42.9 未特指的胎膜早破。

(四)DRG 入组分析

本例主要诊断选择错误,操作漏填写,导致 DRG 入组错误。原主要诊断妊娠合并凝血功能异常 O99.105,主要手术为剖宫产术,子宫下段横切口 74.1x01,进入 OB21 组(剖宫产,伴重要并发症与合并症),参考权重 1.21。调整主要诊断为胎盘早期剥离伴有凝血缺陷 O45.000 后,则进入 OB23 组(剖宫产,伴并发症与合并症)。本例属低码高编错误,应加以防范。主要编码调整后权重降到 1.06,由于主要编码涉及合并编码规则的使用,权重反而降低了。由此推断分组器有一些缺陷,只考虑到并发症的数量,当分组器涉及合并编码规则时,即次要诊断的一个重要并发症被合并到主要编码时,就体现不出病案的实际情况,导致权重降低。

三、 小结

在 ICD-10 中,妊娠、分娩和产褥期是强烈优先分类章,患者即使伴随其他系统疾病,只要到产科求医,就要优先分类到 O 码,否则会导致入组错误。DRG 入组首先受主要诊断的影响,产科的主要诊断较难选择,特别是同时伴随几个严重的并发症或者手术指征,此时编码员要及时和临床沟通,选择对产妇和胎儿危害最严重的并发症。临床医师书写其他诊断时,难免会遗漏诊断,甚至受科室或自身水平限制,导致遗漏一些重要的其他诊断。但是,遗漏一些重要的其他诊断,往往会使该病例被分组器分入不伴有并发症或伴有一般并发症的组内,从而降低了权重。因此,编码员要注意产科疾病合并编码的使用规则,熟练掌握早产的定义与编码的应用规则,日常工作中要养成仔细阅读整份病历的习惯,尽可能减少因编码的遗漏造成入组和编码错误。

(郭　静)

第四节　子宫瘢痕引起的梗阻性分娩

一、 疾病 DRG 组调整

患者女性,年龄 32 岁,住院 5 天,医嘱离院,住院总费用 16 301.65 元。原主要诊断瘢痕子宫 N85.801,入 NJ19 组(女性生殖系统其他手术)。根据 DRG 分组原则并结合临床实际,对本病例手术/操作进行调整修正,见表 21-4-1。

表 21-4-1　子宫瘢痕引起的梗阻性分娩 DRG 入组错误调整方案

项　目	原病历 DRG 入组	调整后 DRG 入组
主要诊断与编码	瘢痕子宫 N85.801	子宫瘢痕引起的梗阻性分娩 O65.500x002
其他诊断与编码	梗阻性分娩 O66.900 妊娠合并羊水过少 O41.000x001 胎盘粘连伴出血 O72.001 女性盆腔炎 N73.902 轻度贫血 D64.901 低钾血症 E87.600 真菌性阴道炎 B37.300x004+N77.1* 单胎活产 Z37.000x001	胎盘粘连伴出血 O72.001 妊娠合并盆腔炎 O23.501 妊娠合并真菌性阴道炎 O98.800x002 妊娠合并盆腔粘连 O23.502 妊娠合并羊水过少 O41.000x001 妊娠合并轻度贫血 O99.005 妊娠合并低钾血症 O99.205 单胎活产 Z37.000x001
手术名称与编码	剖宫产术,子宫下段横切口 74.1x01 盆腔粘连松解术 54.5904 手取胎盘 75.4x00x002	剖宫产术,子宫下段横切口 74.1x01 盆腔粘连松解术 54.5904 手取胎盘 75.4x00x002
DRG 分组	NJ19:女性生殖系统其他手术	OB23:剖宫产,伴并发症与合并症
参考权重	暂未知	1.06

注:"参考权重"根据中卫云 DRG 数据会诊云平台的大数据测算,仅供参考。

二、案例解读

（一）审核出院诊断和手术/操作是否漏填

本例其他诊断有妊娠合并盆腔炎。盆腔炎是指女性生殖器官、子宫周围结缔组织及盆腔腹膜的炎症。慢性盆腔炎症往往是急性期治疗不彻底迁延而来，其发病时间长，病情较顽固。如未及时行正规系统治疗，就可能导致细菌或病毒进一步感染，从而引起子宫粘连、输卵管粘连、卵巢与输卵管粘连，这些统称为盆腔粘连。盆腔炎常引起盆腔粘连，查看案例首页手术操作记录发现有盆腔粘连松解术，因此判断病案首页漏填盆腔粘连诊断，结合妊娠并发症编码原则，应增补妊娠合并盆腔粘连 O23.502。

（二）调整主要诊断依据

1. 医师思路：瘢痕子宫主要发生于剖宫产术、子宫肌瘤剔除术、子宫穿孔或破裂修复术、子宫成形术等妇产科手术之后，其中剖宫产术是瘢痕子宫产生的最主要原因。瘢痕子宫是导致本例梗阻性分娩的原因，也是选择剖宫产手术操作的适应证，因此医师原选择瘢痕子宫作为主要诊断。

2. 编码员思路：梗阻性分娩是产科常见的并发症，是指国际疾病分类 ICD 类目 O32（为已知或可疑胎儿先露异常给予的孕产妇医疗）、O33（为已知或可疑头盆不称给予的孕产妇医疗）、O34（已知或可疑盆腔器官给予的孕产妇医疗）中的情况在临产时所造成的梗阻性分娩。梗阻性分娩定义关键点有两点：一是发生的时间，即在第一产程开始时存在 O32、O33、O34 中的情况；二是临床出现梗阻性分娩并采取剖宫产手术或其他方式助产辅助胎儿娩出。

根据梗阻性分娩的原因，应将其分类于 O64、O65、O66 类目对应的适当亚目中。由于胎儿胎位不正和先露异常导致的梗阻性分娩，归类于 064（胎儿的胎位不正和先露异常引起的梗阻性分娩）亚目中；由于母体骨盆解剖结构异常引起的梗阻性分娩，如骨盆狭窄、头盆不正、子宫阴道畸形、妊娠合并子宫肌瘤、子宫肿瘤、阴道异常或盆腔器官异常等，归类于 O65（母体骨盆异常引起的梗阻性分娩）亚目中；其他原因导致的梗阻性分娩且不能归类于 O64、O65 时，如肩难产、肩嵌顿、特大胎儿、联体双胎、胎儿水肿等情况，应归类于 O66（其他梗阻性分娩）亚目中。

本例系子宫瘢痕引起梗阻性分娩。因此应合并诊断为"子宫瘢痕引起的梗阻性分娩"，同时依据《住院病案首页数据填写质量规范（暂行）》（2016 版）针对主要诊断选择的原则中"产科的主要诊断应选择产科的主要并发症或合并症""以手术治疗为住院目的的，则选择与手术治疗相一致的疾病作为主要诊断"，本例主要诊断调整为子宫瘢痕引起的梗阻性分娩 O65.500x002。

（三）修正其他诊断

国际疾病分类 ICD-10"第十五章　妊娠、分娩和产褥期"是优先分类章，其他诊断发生于妊娠期，故应编码于妊娠并发症或合并症。根据《住院病案首页数据填写质量规范（暂行）》（2016 版）的要求"填写其他诊断时，先填写主要疾病并发症，后填写合并症；先填写病情较重的疾病,后填写病情较轻的疾病;先填写已治疗的疾病,后填写未治疗的疾病",本例其他诊断应相应修正,女性盆腔炎 N73.902 应修正为妊娠合并盆腔炎 O23.501;真菌性阴道炎 B37.300x004 ＋ N77.1* 修正为妊娠合并真菌性阴道炎 O98.800x002;轻度贫血 D64.901 修正为妊娠合并轻度贫血 O99.005 或妊娠期轻度贫血 O99.000x042;低钾血症 E87.600 修正为 O99.205 妊娠合并低钾血症。

(四) DRG 入组分析

本例主要诊断选择错误,同时,漏写了其他诊断"盆腔粘连"以及宫内妊娠周数、胎数(G)、产次(P)、胎方位,导致入组错误。笔者根据病案首页信息进行分析,按照主要诊断选择原则,重新进行主要诊断的选择,同时补充漏填的其他诊断,并将其他诊断按要求进行排序。此案例在经过诊断信息调整后,重新进行 DRG 分组,结果由 NJ19 组(女性生殖系统其他手术)调整到 OB23 组(剖宫产,伴并发症与合并症),显然,入剖宫产组更为合理。

三、 小结

妊娠、分娩和产褥期是强烈优先分类章,编码时要注意。关于梗阻性分娩,根据临床习惯,医师一般不会在出院诊断中书写此诊断,如患者存在可能导致梗阻性分娩的高危因素,包括巨大儿、母体骨盆异常、胎儿的胎位不正、先露异常和胎位头盆不称。编码人员应认真阅读病案,特别是关于分娩过程的病案信息,如产程进展图、待产观察单、分娩记录,了解住院原因、产程进展,关键是要明确判断患者高危因素是否进入产程,避免梗阻性分娩诊断的遗漏或错编。因此,临床医师在书写诊断时,一定要遵循《住院病案首页数据填写质量规范(暂行)》(2016 版)中主要诊断选择的原则,特别是产科的主要诊断选择原则,应选择产科的主要并发症或合并症,选择患者入院治疗的主要问题;其次要强化"妊娠分娩产褥期"优先分类的理念,诊断发生于妊娠分娩产褥期,应书写妊娠分娩产褥期的疾病诊断,体现患者的病情。

(宁传英)

第五节　妊娠合并传染病

一、 疾病 DRG 组调整

患者女性,年龄 33 岁,住院 7 天,医嘱离院,住院总费用 9 489.00 元。原主要诊断霍乱,由于 O1 群霍乱弧菌,霍乱生物型所致 A00.000,入 SB15 组(全身性感染及寄生虫病手术,不伴重要并发症与合并症),参考权重 1.70。根据 DRG 分组原则并结合临床实际,对本病例诊断、手术/操作进行调整修正,见表 21 - 5 - 1。

表 21-5-1 妊娠合并传染病 DRG 入组错误调整方案

项 目	原病历 DRG 入组	调整后 DRG 入组
主要诊断与编码	霍乱,由于 O1 群霍乱弧菌,霍乱生物型所致 A00.000	妊娠合并传染病 O98.800x011
其他诊断与编码	经急症剖宫产术的分娩 O82.100 过期妊娠 O48.x00 单胎活产 Z37.000x001	霍乱,由于 O1 群霍乱弧菌,霍乱生物型所致 A00.000 经急症剖宫产术的分娩 O82.100 过期妊娠 O48.x00 单胎活产 Z37.000x001
手术名称与编码	剖宫产术,子宫下段横切口 74.1x01	剖宫产术,子宫下段横切口 74.1x01
DRG 分组	SB15:全身性感染及寄生虫病手术,不伴重要并发症与合并症	OB25:剖宫产,不伴并发症与合并症
参考权重	1.70	0.97

注:"参考权重"根据中卫云 DRG 数据会诊云平台的大数据测算,仅供参考。

二、案例解读

(一)了解霍乱的分类

WHO 腹泻控制中心根据霍乱弧菌的 O 抗原特异性、生化性状、致病性等不同,将霍乱弧菌分为三群:O1 群霍乱弧菌、非 O1 群霍乱弧菌、不典型 O1 群霍乱弧菌。O1 群霍乱弧菌是霍乱的主要致病菌,根据表现型的不同可进一步分为古典生物型和埃尔托生物型,本例为妊娠期发生的古典生物型霍乱。

(二)调整主要诊断依据

1. 医师思路:本例因停经 42 周,排水样便半天,呕吐 1 次入院。入院后粪便培养示霍乱弧菌阳性。予补液、抗感染治疗,并急诊行剖宫产术分娩一活女婴。在我国,霍乱属于甲类传染病。临床医师认为霍乱是烈性肠道传染病,发病急,传播快,严重者可导致循环衰竭和急性肾衰竭。故主要诊断选择为霍乱,由于 O1 群霍乱弧菌,霍乱生物型所致 A00.000。

2. 编码员思路:根据《病案信息学》第 2 版中国际疾病分类的基本编码规则,ICD-10 第十五章"妊娠、分娩和产褥期"为强烈优先分类章。不管同时伴随有任何其他疾病,只要是向产科求医,就要分到本章中。必要时,其他章的编码只能作为附加编码。即使向他科求医,当由于妊娠加重了分类于他章的疾病,或孕产妇此次就诊主要医疗操作有产科医师参与时,疾病也要优先编码于第十五章。明确本例应该编码于第十五章后,再根据《住院病案首页数据填写质量规范(暂行)》(2016 版)针对主要诊断选择的原则中第十四条的要求"产科的主要诊断应当选择产科的主要并发症或合并症。没有并发症或合并症的,主要诊断应当由妊娠、分娩情况构成,包括宫内妊娠周数、胎数(G)、产次(P)、胎方位、胎儿和分娩情况等",本例主要诊断调整为妊娠合并传染病 O98.800x011。编码过程如下:

查 ICD-10 第三卷：

妊娠

——并发

————在下列类目中的情况

——————A 00～A 07 O98.8

因此,主要编码应为 O98.8 孕产妇其他的传染病和寄生虫病并发于妊娠、分娩和产褥期。根据《疾病分类与代码国家临床版 2.0》予精确主要编码为 O98.800x011 妊娠合并传染病。霍乱,由于 O1 群霍乱弧菌,霍乱生物型所致 A00.000 作为附加编码以明确传染病种类。患者入院后急诊行剖宫产术,需附加 O82.100 经急症剖宫产术的分娩以描述分娩方式。妊娠合并症过期妊娠 O48.x00、分娩结局单胎活产 Z37.000x001 也是必需的附加编码。

(三) DRG 入组分析

本例主要诊断编码错误,违背了基本编码规则,将妊娠期间发生并向产科求医的霍乱杆菌感染这一并发症作为主要诊断,编码于"霍乱,由于 O1 群霍乱弧菌,霍乱生物型所致 A00.000",以致误入 MDCS 诊断大类中的 SB15 组(全身性感染及寄生虫病手术,不伴重要并发症与合并症),参考权重 1.70。经按照基本编码规则调整主要诊断为妊娠合并传染病 O98.800x011,结合剖宫产手术,进入 OB25 组(剖宫产,不伴并发症与合并症),参考权重 0.97。本例属于低码高编错误,此类错误将是医保管理机构严格审查的内容,过度编码将给予一定经济处罚,故应加以规避。

三、小结

DRG 付费改革对 ICD 编码水平的要求将越来越高,病案编码员不能再依从传统的工作模式,仅根据医生填写的诊断来编码。要求编码员既要熟练掌握疾病分类的知识技能和编码规则,又要能够理解 ICD-10 中的疾病名称和临床术语,才能保证疾病编码的准确性。产科编码有其特殊性,临床医生选择主要诊断原则与编码员不尽一致、医生填写错漏增加了产科疾病的编码难度。因此,编码员要与临床医生多沟通、多交流,遇疑难病历务必与临床医生沟通,以确保准确编码,避免 DRG 错误入组导致的高编码或低编码。

（丁　莹　张红艳）

第六节　胎盘粘连伴出血

一、疾病 DRG 组调整

患者女性,年龄 26 岁,住院 4 天,医嘱离院,住院总费用 4 812.73 元。原主要诊断产后即时出血 O72.101,入 OC13 组(经阴道分娩伴手术,伴并发症与合并症),参考权重 0.61。根据 DRG 分组原则并结合临床实际,对本病例诊断、手术/操作进行调整修正,见表 21 - 6 - 1。

表 21 - 6 - 1　胎盘粘连伴出血 DRG 入组错误调整方案

项　　目	原病历 DRG 入组	调整后 DRG 入组
主要诊断与编码	产后即时出血 O72.101	胎盘粘连伴出血 O72.001
其他诊断与编码	头位顺产 O80.000 胎膜早破 O42.900 胎盘滞留不伴有出血 O73.000 早产婴儿,其他的 P07.300 单一活产 Z37.000	早产胎膜早破(在 24 小时之内产程开始)O42.000x002 早产伴分娩 O60.100x001 头位顺产 O80.000 单一活产 Z37.000
手术名称与编码	会阴侧切缝合术 73.6x01	会阴侧切缝合术 73.6x01 分娩后电吸刮宫术 69.5201
DRG 分组	OC13:经阴道分娩伴手术,伴并发症与合并症	OC13:经阴道分娩伴手术,伴并发症与合并症
参考权重	0.61	0.61

注:"参考权重"根据中卫云 DRG 数据会诊云平台的大数据测算,仅供参考。

二、案例解读

(一)了解胎盘滞留及产后出血

产后出血是指胎儿经阴道分娩后 24 小时内出血量超过 500 ml,或剖宫产后 24 小时内出血量超过 1 000 ml,是分娩期严重并发症,也是导致孕产妇死亡的主要原因之一。引起产后出血的主要原因有子宫收缩乏力、胎盘因素、软产道裂伤及凝血功能障碍。胎盘滞留是产后出血和感染的重要原因。

胎盘滞留是指胎儿娩出后 30 min 胎盘尚未娩出。正常情况下胎儿娩出约 5 min 后,子宫会再次收缩,此时由于胎盘体积不变,在子宫收缩的作用下,胎盘会被排出体外,这个过程也被称为第三产程。胎盘滞留可分为胎盘剥离不全、胎盘全部剥离而滞留、胎盘嵌顿、胎盘粘连、植入性胎盘和胎盘部分残留。

胎盘滞留的临床表现:① 第三产程延长:胎儿娩出 30 min 以上胎盘仍未娩出。② 阴道流血:流血量可因胎盘滞留类型不同而异。胎盘完全粘连或完全植入者无出血;胎盘部分剥离或部分粘连、部分植入性胎盘则出血量多。胎盘嵌顿为隐性出血,血液潴留在宫腔内。

③ 子宫收缩及缩复不良:由于胎盘滞留宫腔,宫腔内积血致使子宫收缩无力,缩复不良。

对胎盘滞留的处理应根据胎盘分离的情况进行:① 若胎盘已经剥离,应立即取出胎盘。② 若胎盘有粘连或排出的胎盘有缺损,应做手取胎盘术,若人工剥离胎盘有困难,可行钳刮术或刮宫术。③ 若为植入性胎盘,切忌强行剥离,以手术切除子宫为宜。

(二)审核出院诊断与手术/操作是否遗漏

对胎盘滞留疾病的处理往往会涉及相应的手术/操作,编码员要在遇到胎盘滞留诊断时保持敏感性,以免遗漏相应的手术/操作。通过阅读分娩记录,本例胎盘滞留的类型为胎盘粘连,则可能存在的手术/操作有"手取胎盘术"或"刮宫术",查看分娩记录,本例胎盘粘连行清宫术,故遗漏清宫术,手术/操作应增补分娩后电吸刮宫术 69.5201。

(三)调整主要诊断依据

1. 医师思路:本例产后出血诊断相比于其他的合并症或并发症,出血量过多会危及母婴生命安全,是最严重的并发症,因此医师根据临床思维习惯,选择产后出血作为主要诊断。

2. 编码员思路:产科的主要诊断应选择产科的主要并发症或合并症,本例产后出血是由于胎盘滞留(具体类型为胎盘粘连)所致,产后出血不是自然分娩的常见表现,而是自然分娩过程中出现的一种严重并发症。产后出血是胎盘滞留后的临床表现。在治疗过程中,胎盘滞留也是关键。《住院病案首页数据填写质量规范(暂行)》(2016 版)针对主要诊断选择的原则有"病因诊断能包括疾病的临床表现,则选择病因诊断作为主要诊断",参照以上原则,本例主要诊断调整为胎盘粘连伴出血 O72.001。

查 ICD-10 第三卷:

出血

  一并发

    一一分娩

      一一一由于

        一一一一滞留的

          一一一一一胎盘 O72.0

核对 ICD-10 第一卷:

O72 产后出血

  包括:胎儿或婴儿分娩后的出血

O72.0 第三产程出血

  与胎盘滞留、嵌顿或粘连有关的出血

  胎盘滞留 NOS

O72.1 其他的即刻产后出血

  胎盘娩出后的出血

产后出血(无张力的)NOS

O72.2 延迟性和继发性产后出血

与部分胎盘或胎膜滞留有关的出血

分娩后妊娠产物的滞留 NOS

产后出血在 ICD 中有严格的时间性规则。产后即时出血编码 O72.1,产后延迟性出血编码 O72.2,若是胎盘滞留或粘连出血编码 O72.0。本例产后出血是胎盘粘连所致,所以主要诊断胎盘粘连伴出血 O72.001 编码正确。

(四) 修正其他诊断

1. 修正胎膜早破 O42.900:胎膜早破指孕产妇临产前发生的胎膜破裂。根据发生的时间可分为未足月胎膜早破和足月胎膜早破。胎膜早破作为产科发生率较高的并发症之一,可引起羊水过少、胎盘早剥、脐带脱垂、胎儿窘迫、早产、新生儿呼吸窘迫综合征等妊娠不良结局。编码员在编码时,要注意产科编码的时间性、阶段性特点。相同的诊断在不同的时间阶段可能有不同的编码。胎膜早破因破水后进入产程的时间不同而编码不同,其编码方法如下。

查 ICD-10 第三卷:

破裂

—胎膜(自发性)

——过早[早破] O42.9

———产程开始

————由于治疗而延迟 O42.2

————在 24 小时以后 O42.1

————在 24 小时之内 O42.0

核对 ICD-10 第一卷:

O42 胎膜早破

O42.0 胎膜早破,在 24 小时之内产程开始

O42.1 胎膜早破,在 24 小时以后产程开始

O42.2 胎膜早破,由于治疗而使产程延迟

O42.9 未特指的胎膜早破

可见,O42.9 是未特指的胎膜早破,根据其分类轴心可知当未指明进入产程的时间时使用此编码。当明确产程是在 24 小时之内开始时,编码于 O42.0;产程是在 24 小时以后开始时,编码于 O42.1。

通过仔细阅读分娩记录和病程记录,得知本例规律宫缩起始时间是 6 月 30 日 4 时 45 分,胎膜破裂时间是 6 月 29 日 21 时 00 分,产程是在胎膜破裂 24 小时之内开始,因此胎膜早破应编码于 O42.0。在《疾病分类与代码国家临床版 2.0》中,把 O42.0 又细扩出 "足月胎膜早破(在 24 小时之内产程开始)O42.000x001"和"早产胎膜早破(在 24 小时

之内产程开始）O42.000x002"，因本例早产，故胎膜早破诊断应编码于"早产胎膜早破（在 24 小时之内产程开始）O42.000x002"。

2. 修正早产婴儿，其他的 P07.300：早产在编码时要注意编码对象，即针对母亲还是针对新生儿编码。P07.3 是针对新生儿的编码，而本例是早产对产妇的影响，应编码到 O 码中。早产的主要临床表现是子宫收缩，最初为不规则宫缩，以后可发展为规律宫缩，其过程与足月临产相似，胎膜早破较足月临产多（临产：临产开始的标志为规律且逐渐增强的子宫收缩，持续 30 s 或 30 s 以上，间歇 5—6 min，并伴随进行性宫颈管消失、宫口扩张和胎先露部下降）。妊娠满 28 周至不足 37 周出现至少 10 min 一次的规则宫缩，伴宫颈管缩短，可诊断为先兆早产。妊娠满 28 周至不足 37 周出现规则宫缩（20 min≥4 次，持续≥30 s），伴宫颈缩短≥75%，宫颈扩张 2 cm 以上，诊断为早产临产。

在 ICD 中，"O60 早产"类目是按照临产的情况进行分类，即按照未分娩、分娩、剖宫产的情况分类，其编码方法如下：

查 ICD-10 第三卷：

分娩

—早发［早产］NEC O60.1

——伴有

———早产分娩 O60.1

———足月分娩 O60.2

——伴有自然临产 O60.1

——不伴有自然临产（剖宫产）（引产）O60.3

本例为伴有早产临产的早产分娩，故早产诊断应编码于 O60.1。

（五）DRG 入组分析

本例原主要诊断为产后即时出血 O72.101 时，DRG 分组进入 OC13 组（OC13：经阴道分娩伴手术，伴并发症与合并症），调整主要诊断为早产伴分娩 O60.100x001，是经阴道分娩手术的一般并发症和伴随病。虽然入组没有变化，但调整后编码与病情及诊疗情况更为吻合，更为合理。

三、小结

对早产诊断进行编码时，要注意编码的对象。胎盘滞留的诊断有一定规则，注意避免遗漏相应的手术/操作。产后出血和早产的编码，对时间性要求颇高，即时出血编码 O72.1、产后延迟性出血编码 O72.2，若是胎盘滞留或粘连出血编码 O72.0。O42.9 是未特指的胎膜早破，当明确产程是在 24 小时之内开始时，编码于 O42.0；产程是在 24 小时以后开始时，编码于 O42.1。编码员要熟悉掌握国际分类编码第十五章相关内容，仔细分析病历，避免错误编码。

（郭　静）

第七节　中期人工流产

一、疾病 DRG 组调整

患者女性,年龄 26 岁,住院 13 天,医嘱离院,住院总费用 4 359.88 元。原主要诊断 N85.801 瘢痕子宫,入 NZ15 组(女性生殖系统其他疾患,不伴并发症与合并症),参考权重 0.36。根据 DRG 分组原则并结合临床实际,对本病例诊断、手术/操作进行调整修正。根据终止妊娠方式不同,可有数种参考方案,见表 21‐7‐1—表 21‐7‐4。

表 21‐7‐1　中期人工流产 DRG 入组错误调整方案一

项　　目	原病历 DRG 入组	调整后 DRG 入组
主要诊断与编码	瘢痕子宫 N85.801	中期人工流产 O04.901
其他诊断与编码	中期人工流产 O04.901 前置胎盘特指为不伴有出血 O44.000	前置胎盘 O44.000x003 妊娠合并子宫瘢痕 O34.201
手术及操作与编码		利凡诺羊膜腔内注射终止妊娠 75.0x02
DRG 分组	NZ15:女性生殖系统其他疾患,不伴并发症与合并症	OD33:流产伴宫颈扩张及刮宫、清宫或子宫切开术,伴并发症与合并症
参考权重	0.36	0.36

注:"参考权重"根据中卫云 DRG 数据会诊云平台的大数据测算,仅供参考。

表 21‐7‐2　中期人工流产 DRG 入组错误调整方案二

项　　目	原病历 DRG 入组	调整后 DRG 入组
主要诊断与编码	瘢痕子宫 N85.801	中期人工流产 O04.901
其他诊断与编码	中期人工流产 O04.901 前置胎盘特指为不伴有出血 O44.000	前置胎盘 O44.000x003 妊娠合并子宫瘢痕 O34.201
手术及操作与编码		前列腺素羊膜腔内注射终止妊娠 75.0x01
DRG 分组	NZ15:女性生殖系统其他疾患,不伴并发症与合并症	OJ13:与妊娠、分娩有关的其他手术操作,伴并发症与合并症
参考权重	0.36	0.72

注:"参考权重"根据中卫云 DRG 数据会诊云平台的大数据测算,仅供参考。

表 21-7-3　中期人工流产 DRG 入组错误调整方案三

项　　目	原病历 DRG 入组	调整后 DRG 入组
主要诊断与编码	瘢痕子宫 N85.801	中期人工流产 O04.901
其他诊断与编码	中期人工流产 O04.901 前置胎盘特指为不伴有出血 O44.000	前置胎盘 O44.000x003 妊娠合并子宫瘢痕 O34.201
手术及操作与编码		水囊引产 73.1x01
DRG 分组	NZ15:女性生殖系统其他疾患,不伴并发症与合并症	OD33:流产伴宫颈扩张及刮宫、清宫或子宫切开术,伴并发症与合并症
参考权重	0.36	0.36

注:"参考权重"根据中卫云 DRG 数据会诊云平台的大数据测算,仅供参考。

表 21-7-4　中期人工流产 DRG 入组错误调整方案四

项　　目	原病历 DRG 入组	调整后 DRG 入组
主要诊断与编码	瘢痕子宫 N85.801	中期人工流产 O04.901
其他诊断与编码	中期人工流产 O04.901 前置胎盘特指为不伴有出血 O44.000	前置胎盘 O44.000x003 妊娠合并子宫瘢痕 O34.201
手术及操作与编码		子宫切开终止妊娠 74.9100
DRG 分组	NZ15:女性生殖系统其他疾患,不伴并发症与合并症	OD19:产后/流产后伴除绝育、宫颈扩张和刮宫以外的子宫及附件手术
参考权重	0.36	0.96

注:"参考权重"根据中卫云 DRG 数据会诊云平台的大数据测算,仅供参考。

二、案例解读

(一)了解中期人工流产

中期妊娠人工流产是指在妊娠 12—24 周,孕妇因全身性疾病不适于继续妊娠或因胎儿先天性畸形、遗传性疾病等原因而进行的引产术。常用的有水囊引产、药物引产和剖宫取胎术。羊膜腔内注射常用的药物有利凡诺、前列腺素。依沙吖啶效果可靠,不良反应小,注药后孕妇无明显不适,是当前中期妊娠羊膜腔内注射药物引产最常用的药物。

(二)审核出院诊断和手术/操作是否漏填

根据住院病案首页显示,患者做了中期妊娠人工流产,因此,在手术操作栏应填写中期妊娠人工流产的具体的手术操作方式。本案例漏填了手术操作,根据中期妊娠引产的不同术式,可相应编码为:利凡诺羊膜腔内注射终止妊娠 75.0x02;前列腺素羊膜腔内注射终止妊娠 75.0x01;水囊引产 73.1x01;子宫切开终止妊娠 74.9100。

(三)调整主要诊断依据

1. 医师思路:本例门诊诊断为附带妊娠状态,入院后明确瘢痕子宫并确诊中期妊娠,前置胎盘不伴出血。因瘢痕子宫再次妊娠具有较大的子宫破裂风险，极易给母婴安全造成威胁，因此，瘢痕子宫再次妊娠的分娩方式备受产科关注。临床医师选择瘢痕子宫为主要诊断。

2. 编码员思路：本例主要住院诊疗目的是中期妊娠引产，《住院病案首页数据填写质量规范（暂行）》（2016 版）针对主要诊断选择的原则中规定"主要诊断一般是患者住院的理由，原则上应选择本次住院对患者健康危害最大、消耗医疗资源最多、住院时间最长的疾病诊断；以手术治疗为住院目的的，则选择与手术治疗相一致的疾病作为主要诊断"。本例主要诊断应调整为中期人工流产 O04.901。

（四）修正其他诊断

国际疾病分类编码第十五章"妊娠、分娩和产褥期"是优先分类章，其他诊断发生于妊娠期，故应编码于妊娠并发症或合并症。前置胎盘特指为不伴有出血 O44.000 修正为前置胎盘 O44.000x003；瘢痕子宫 N85.801 修正为妊娠合并子宫瘢痕 O34.201。

（五）DRG 入组分析

本例主要疾病诊断为瘢痕子宫时，进入 NZ15 组（女性生殖系统其他疾患，不伴并发症与合并症），参考权重 0.36。根据相关原则调整主要诊断为中期妊娠人工流产，并补充手术操作编码，重新进行 DRG 分组。根据手术操作不同，DRG 入组也有一定差异。当手术操作为利凡诺羊膜腔内注射终止妊娠 75.0x02 和水囊引产 73.1x01 时，入 OD33 组（流产伴宫颈扩张及刮宫、清宫或子宫切开术，伴并发症与合并症组），参考权重也是 0.36。当手术为前列腺素羊膜腔内注射终止妊娠 75.0x01，入 OJ13 组（与妊娠、分娩有关的其他手术操作，伴并发症与合并症），参考权重 0.72。当手术操作为子宫切开终止妊娠 74.9100 时，入 OD19 组（产后/流产后伴除绝育、宫颈扩张和刮宫以外的子宫及附件手术），参考权重 0.96。本案例主要诊断选择错误，手术/操作漏填导致入组错误；而治疗方式不同，入组也会不同。

三、小结

妇产科医师在书写疾病诊断时，应严格掌握妊娠、分娩、产褥期疾病优先选择作为主要诊断的原则。编码员应主动利用教科书、诊疗规范等了解产科疾病及不同诊疗方式，准确编码，更好地体现医师的诊断及手术操作诊疗信息。

（宁传英）

第二十二章　MDCP:新生儿及其他
围产期新生儿疾病

第一节　新生儿呼吸窘迫综合征

一、疾病 DRG 组调整

患儿男性,日龄 1 天,新生儿出生体重 755 g,住院 21 天,医嘱离院,住院总费用 165 343.957 元。原主要诊断早产婴儿,其他的 P07.300,入 PR29 组(新生儿伴呼吸窘迫综合征),参考权重 4.56。根据 DRG 分组原则并结合临床实际,对本病例诊断、手术/操作进行调整修正,见表 22-1-1 和表 22-1-2。

表 22-1-1　新生儿呼吸窘迫综合征 DRG 入组错误调整方案一

项　目	原病历 DRG 入组	调整后 DRG 入组
主要诊断与编码	早产婴儿,其他的 P07.300	新生儿呼吸窘迫综合征 P22.000
其他诊断与编码	新生儿呼吸窘迫综合征 P22.000 新生儿坏死性小肠结肠炎 P77.x01 新生儿硬化病(硬肿症)P83.000 新生儿高胆红素血症 P59.901 电解质代谢紊乱 E87.801 新生儿肺炎 P23.900x001 早产性贫血 P61.200 血小板减少 D69.600 新生儿低血糖症 P70.400x001 中性粒细胞减少症 D70.x05 胎儿和新生儿的颅内(非创伤性)出血 P52.900 早产儿视网膜病 H35.100	新生儿肺炎 P23.900x001 新生儿坏死性小肠结肠炎 P77.x01 短暂性新生儿血小板减少 P61.000 胎儿和新生儿的颅内(非创伤性)出血 P52.900 短暂性新生儿中性粒细胞减少 P61.500 新生儿短暂性低血糖症 P70.400x002 新生儿硬化病(硬肿症)P83.000 新生儿其他的暂时性电解质失调　　　　　　　　　　　　　　P74.400 早产性贫血 P61.200 早产儿视网膜病 H35.100 新生儿高胆红素血症 P59.901 超低出生体重儿(750—999 g)　　　　　　　　　　　　　P07.000x001 未成熟儿(孕期≥24 整周以上,但小于 28 整周)P07.200x001
手术名称与编码		无创呼吸机辅助通气(双水平气道正压[BiPAP])93.9000x002 动脉血气分析 89.6500x002

项　目	原病历 DRG 入组	调整后 DRG 入组
DRG 分组	PR29:新生儿伴呼吸窘迫综合征	PR29:新生儿伴呼吸窘迫综合征
参考权重	4.56	4.56

注:"参考权重"根据中卫云 DRG 数据会诊云平台的大数据测算,仅供参考。

表 22-1-2　新生儿呼吸窘迫综合征 DRG 入组错误调整方案二

项　目	原病历 DRG 入组	调整后 DRG 入组
主要诊断与编码	早产婴儿,其他的 P07.300	新生儿呼吸窘迫综合征 P22.000
其他诊断与编码	新生儿呼吸窘迫综合征 P22.000 新生儿坏死性小肠结肠炎 P77.x01 新生儿硬化病(硬肿症)P83.000 新生儿高胆红素血症 P59.901 电解质代谢紊乱 E87.801 新生儿肺炎 P23.900x001 早产性贫血 P61.200 血小板减少 D69.600 新生儿低血糖症 P70.400x001 中性粒细胞减少症 D70.x05 胎儿和新生儿的颅内(非创伤性)出血 P52.900 早产儿视网膜病 H35.100	新生儿肺炎 P23.900x001 新生儿坏死性小肠结肠炎 P77.x01 短暂性新生儿血小板减少 P61.000 胎儿和新生儿的颅内(非创伤性)出血 P52.900 短暂性新生儿中性粒细胞减少 P61.500 新生儿短暂性低血糖症 P70.400x002 新生儿硬化病(硬肿症)P83.000 新生儿其他的暂时性电解质失调 P74.400 早产性贫血 P61.200 早产儿视网膜病 H35.100 新生儿高胆红素血症 P59.901 超低出生体重儿(750—999 g)　　　　　　　　　　　P07.000x001 未成熟儿(孕期≥24 整周以上,但小于28 整周)P07.200x001
手术名称与编码		呼吸机治疗[<96 小时]96.7101 动脉血气分析 89.6500x002
DRG 分组	PR29:新生儿伴呼吸窘迫综合征	PK19:新生儿伴呼吸机支持
参考权重	4.56	待定

注:"参考权重"根据中卫云 DRG 数据会诊云平台的大数据测算,仅供参考。

二、案例解读

(一)了解新生儿急性呼吸窘迫综合征

新生儿呼吸窘迫综合征是临床上常见的新生儿疾病,多见于早产儿,其发生主要与患者肺泡表面的活性物质缺乏有较为密切的关系,这种现象会导致患儿肺泡出现进行性萎缩。主要表现为胎儿在出生后 4—12 h 内存在进行性的呼吸困难,严重时甚至可能出现发绀和呻吟等症状,如果不及时治疗,有可能导致呼吸衰竭的发生,危及生命。

(二)审核出院诊断与手术/操作是否遗漏

根据本病案首页提供的信息,疾病诊断较为全面。患儿早产,超低体重儿,以呼吸窘迫为主要临床表现,同时存在肺炎、脏器损害及代谢障碍等并发症和合并症。针对呼吸窘迫采取表面活性物质替代治疗和辅助通气为主的综合治疗措施。进一步查询病案首页费用,住院总费用 165 343.96 元,非手术治疗项目费 35 097.80 元,治疗用一次性医用材料费 17 453.46 元。根据主要诊断及其治疗措施还有治疗费用推理,应有相应的治疗性操作处理。如患儿接受的无创呼吸支持治疗,则手术操作应增补无创机械性通气 93.9000 或无创呼吸机辅助通气(双水平气道正压[BiPAP])93.9000x002 或无创呼吸机辅助通气(高频通气[HFPPV])93.9000x003。如患儿接受的有创呼吸支持治疗,则手术操作应增补呼吸机治疗[<96 小时]96.7101,另编码:气管内插管 96.0400 或气管造口术(31.1—31.29)。因患儿有代谢障碍疾病,也可增加诊断性操作动脉血气分析 89.6500x002。

(三)调整主要诊断依据

1. 医师思路:本例系为早产超低体重儿急性呼吸窘迫综合征的案例。查阅病历发现:早产,胎龄 27 周,出生体重 755 g。新生儿虽只有 28 天,但解剖生理特点最为突出,生理功能特异性强且较脆弱,易出现功能不全,甚至导致严重疾病和死亡,尤其是早产儿。该患儿入院后明确为早产超低体重儿,这引起一系列的疾病,故以早产超低体重儿为主要诊断。

2. 编码员思路:《住院病案首页数据填写质量规范(暂行)》(2016 版)针对主要诊断选择的原则中第十条规定:"主要诊断一般是患者住院的理由,原则上应选择本次住院对患者健康危害最大、消耗医疗资源最多、住院时间最长的疾病诊断"。第十一条指出:"疾病在发生发展过程中出现不同危害程度的临床表现,且本次住院以某种临床表现为诊治目的,则选择该临床表现作为主要诊断"。参照以上原则,本例主要诊断调整为新生儿呼吸窘迫综合征 P22.000。

(四)修正其他诊断或手术/操作

1. 修正早产婴儿,其他的 P07.300:本例患儿胎龄和体重均明确,根据 WHO 建议,早产儿的概念应为胎龄<37 周(≤259 天)出生的新生儿,而出生体重<2 500 g 的婴儿应统称为低出生体重(LBW)儿。此外,将出生体重在 1 000—1 499 g 的早产儿称为极低出生体重儿(VLBW),出生体重<1 000 g 者称为超低出生体重儿(ELBW)。若综合考虑胎龄和出生体重因素,则早产儿出生体重在相同胎龄平均体重的第 10 至第 90 百分位之间称为适于胎龄(AGA)早产儿。大于第 90 百分位或小于第 10 百分位则分别称为大于胎龄(LGA)早产儿和小于胎龄(SGA)早产儿。可见胎龄及新生儿出生体重是反映新生儿成熟程度的重要指标,两者密切相关但又不可等同。然而在实际工作中,临床医师和编码人员在对早产儿及体重异常新生儿进行临床诊断及病案编码时,常常容易疏漏,或对二者的认识有着不同程度的偏颇。根据《疾病和有关健康问题的国际统计分类》(ICD-10)第一卷类目表中的 P07 这个亚目下的注解:当出生体重和胎龄均可获得时,应优先使用出生体重。所以早产小于胎龄儿的诊断编码应为 P07.000,结合本例出生体重,应编码为:超低出生体重儿(750—999 g)P07.000x001,未成熟儿(孕期等于或大于 24 整周以

上,但小于28整周)P07.200x001。

2. 修正电解质代谢紊乱E87.801:在编码中,对于特殊组合章,有不同的分类顺序,其中第十六章"起源于围产期的某些情况"属于强烈优先分类章。所以电解质代谢紊乱E87.801应修正为P码。

查ICD-10第三卷:

失调
—电解质(另见失衡,电解质)E87.8
——新生儿,暂时性 P74.4
———特指的 NEC P74.4

核对ICD-10第一卷,编码于P74.400新生儿其他的暂时性电解质失调,正确。

或起源于围产期的情况
—失衡,电解质
——新生儿,暂时性 NEC P74.4

核对ICD-10第一卷,编码于P74.400x002新生儿其他的暂时性电解质失调,正确。

3. 修正血小板减少D69.600:同上述原理,起源于围产期的某些情况属于强烈优先分类章,血小板减少也应修正为P码。编码过程如下:

查ICD-10第三卷:

血小板减少(性)
—新生儿,暂时性 P61.0

核对ICD-10第一卷,编码于P61.0短暂性新生儿血小板减少,正确。

或起源于围产期的情况
—血小板减少(性)
——新生儿,暂时性 P61.0

核对ICD-10第一卷,编码于P61.0短暂性新生儿血小板减少,正确。

4. 修正中性粒细胞减少症D70、X05:同上述原理,起源于围产期的某些情况属于强烈优先分类章,应修正为P码。

查ICD-10第三卷:

起源于围产期的情况
—中性粒细胞减少症(先天性)(药物性)(周期性)(原发性)(脾)(毒性)
——新生儿,暂时性(同种免疫性)(母体转移)P61.5

核对ICD-10第一卷,编码于P61.5短暂性新生儿中性粒细胞减少,正确。

(五)DRG入组分析

MDCP分组较为特殊,在CHS-DRG分组方案中,MDCP中共分为10个ADRG,手术组3个,操作组1个,其余为内科组。本例主要诊断选择错误,主要手术/操作漏填写,导致入组错误。本例为极低体重出生儿,以呼吸窘迫为主,并有一系列脏器损害和代谢障碍的并存疾病。根据患儿接受呼吸支持治疗的方式不同,进入两组 DRG。如无创呼吸支持治疗,则主要诊断修正不影响 DRG 组,入 PR29 组(新生儿呼吸窘迫综合征),属于内科组,但有手术/操作,参考权重 4.56。如患儿接受有创呼吸机支持治疗,主要手术/操作为 96.7101 呼吸机治疗[< 96 小时]的情况下,在 CN-DRG2.0 分组器暂判断为歧义组。但在 CHS-DRG 分组方案中,理论上应该进入 PK1 组(新生儿伴呼吸机支持),鉴于各地区 DRG 权重尚未明,尽管暂时不能了解 PK1 权重,但本组权重应明显高于内科组的PR29 组。

三、 小结

本例主要诊断选择错误,主要手术/操作漏填写,虽然没有影响 DRG 入组,但存在诸多编码错误,应予以修正。同时,由于遗漏手术操作,可能导致操作组误入内科组的错误而造成低码高编。DRG 分组是一个逐步完善的过程,新生儿呼吸窘迫综合征是临床常见病,并存诸多疾病与并发症,因此新生儿疾病的编码也非常特殊且复杂,需全面了解病情,尽可能准确、完整地编码,达到合理入组。

(季珊珊)

第二节 新生儿坏死性小肠结肠炎

一、 疾病 DRG 组调整

患者女性,日龄 1 天,新生儿出生体重 2 200 g,新生儿入院体重 2 200 g,住院 28 天,医嘱离院,住院总费用 39 801.41 元。原主要诊断低体重儿 P05.001,入 PT11 组,即早产儿(出生体重 1 500—2 499 g)伴显著问题,参考权重 2.38。根据 DRG 分组原则并结合临床实际,对本病例手术/操作进行调整修正,见表 22 - 2 - 1。

表 22 - 2 - 1 新生儿坏死性小肠结肠炎 DRG 入组错误调整方案

项 目	原病历 DRG 入组	调整后 DRG 入组
主要诊断与编码	低体重儿 P05.001	新生儿坏死性小肠结肠炎 P77.x01
其他诊断与编码	新生儿坏死性小肠结肠炎 P77.x01 先天性肺炎 P23.900 贫血 D64.900	先天性肺炎 P23.900 胎儿失血所致的先天性贫血 P61.300 低出生体重儿(1 500—2 499 g) 　　　　　　　P07.100x004 早产儿(孕期≥28 整周,但<32 整周) P07.300x001/早产儿(孕期≥32 整周,但<37 整周)P07.300x002

续表

项 目	原病历 DRG 入组	调整后 DRG 入组
手术及操作与编码		
DRG 分组	PT11:早产儿(出生体重 1 500—2 499 g)伴显著问题	PT11:早产儿(出生体重 1 500—2 499 g)伴显著问题
参考权重	2.38	2.38

注:"参考权重"根据中卫云 DRG 数据会诊云平台的大数据测算,仅供参考。

二、 案例解读

(一)了解新生儿坏死性小肠结肠炎

新生儿坏死性小肠结肠炎(NEC)是新生儿期常见的严重胃肠道疾病,多见于早产儿,以腹胀、呕吐、便血为主要表现,腹部 X 线检查以肠壁囊样积气为特征,NEC 的总体发病率为(0.5—5)/1 000 活产婴儿,90%—95%发生于胎龄<36 周的早产儿。本症是新生儿消化系统极为严重的疾病,为一种获得性疾病,是多种原因引起的肠黏膜损害,使之缺血、缺氧,导致小肠、结肠发生弥漫性或局部坏死的一种疾病。其特征为肠黏膜甚至为肠深层的坏死,最常发生在回肠远端和结肠近端,小肠很少受累。本病预后差,死亡率 10%—30%。

新生儿坏死性小肠结肠炎的治疗以禁食、维持水电解质和酸碱平衡、营养支持、抗感染及对症治疗为主。肠穿孔、腹膜炎症状体征明显,腹壁明显红肿或经内科治疗无效者应行手术治疗。近年来,由于广泛应用全静脉营养,加强支持疗法,使本病的预后大大改善。

(二)了解低体重儿

新生儿出生体重低于 2 500 g 时称为低体重儿。如孕期不到 37 周,出生体重低于 2 500 g、身长不到 45 cm,称早产婴或未成熟儿。孕期在 37—42 周,出生体重低于 2 500 g,称小样儿。孕期在 42 周以上,出生体重低于 2 500 g,称成熟不良儿。以上三者统称低出生体重儿。出生体重低于 1 500 g 称极低出生体重儿,低于 1 000 g 称超低出生体重儿。

(三)审核出院诊断与手术/操作是否遗漏

本例出生体重 2 200 g,为低出生体重儿案例,根据低出生体重儿定义,包括早产儿、足月小样儿、成熟不良儿,病案首页中未描述胎龄信息,但查看病案首页门诊诊断为"早产儿",本例其他诊断遗漏早产儿。在 ICD-10 中,"早产儿"诊断的 ICD 编码根据孕期不同,编码也不同。早产儿(孕期≥28 整周,但<32 整周)分类于 P07.300x001,早产儿(孕期≥32 整周,但<37 整周)分类于 P07.300x002。本例病案首页中未能体现孕期,结合患儿病史,具体编码应选择 P07.300x001 或 P07.300x002。

(四)调整主要诊断依据

1. 医师思路:本例出生 1 天即以低体重儿入院,住院期间患儿又诊断出新生儿坏死性小肠结肠炎。低体重儿,在胎儿阶段,母亲营养不良或疾病因素导致胎儿发育迟缓,在出生时体重过低。这样的新生儿皮下脂肪少,保温能力差,呼吸功能和代谢功能都比较弱,特别容易发生感染性疾病,死亡率比体重正常的新生儿要高得多。因此,选择低体重儿作为主要诊断。

2. 编码员思路:患儿出生体重符合低体重儿标准,综合患儿出生 1 天入院及入院病情为"2"的信息推定,患儿住院后确定诊断新生儿坏死性小肠结肠炎。本病是新生儿消化系统极为严重的疾病。依据《住院病案首页数据填写质量规范(暂行)》(2016 版)第十条主要诊断选择总则,应选择本次住院对患者健康危害最大、消耗医疗资源最多、住院时间最长的疾病诊断,第十二条规定住院过程中出现比入院诊断更为严重的并发症或疾病时,非手术治疗或出现与手术无直接相关性的疾病,按第十条选择主要诊断的原则。本例主要诊断应修正为新生儿坏死性小肠结肠炎 P77. x01。

(五) 修正其他诊断或手术/操作

1. **修正贫血 D64.900:**患儿为新生儿,出生 1 天入院,按照 ICD-10 编码原则,第十六章"起源于围产期的某些情况"为强烈优先分类章。同时,新生儿坏死性小肠结肠炎以腹胀、便血为主要症状,患儿有失血情况存在。

查 ICD-10 第三卷:

起源于围产期的情况

— 贫血

—— 胎儿或新生儿

——— 出血后 P61.3

核对第一卷:P61.3 胎儿失血所致的先天性贫血。由上述分析可知,贫血编码于D64.900,胎儿失血所致的先天性贫血编码于 P61.3。本例为新生儿,并患有以腹胀、便血为主要症状的新生儿坏死性小肠结肠炎,故贫血诊断应编码为 P61.3 胎儿失血所致的先天性贫血。

2. **修正低体重儿 P05.001:**本例患儿体重 2 200 g,编码也应予以修正。

查 ICD-10 第三卷:

起源于围产期的情况

— 低

—— 出生体重(2 499 g 及以下)(另见 起源于围产期的情况,体重)P07.1

核对 ICD-10 第一卷:P07.1 其他低出生体重,出生体重在 1 000—2 499 g 之间。由上述分析可知,轻于胎龄编码于 P05.0。低出生体重儿(1 000—2 499 g)编码于 P07.1,本例应编码为低出生体重儿(1 000—2 499 g)P07.1。

(六) DRG 入组分析

本例调整编码前后,DRG 入组并未改变,不管是否增加了漏掉的其他诊断"早产儿",均入组 PT11 早产儿(出生体重 1 500—2 499 g)伴显著问题。从以上可以看出,早产儿、足月小样儿被分入同一 DRG 组。

三、小结

新生儿各系统脏器功能发育尚未成熟,免疫功能低下,体温调节功能较差,易感染,需要经历"新生儿期"一系列重要的调整和复杂变化,才能适应从母体到外界的生活环境。即使是同种疾病,发生在新生期,其疾病特征及危重程度也不同。因此,在书写诊断及 ICD 编码时,应体现其新生儿的特征。早产儿应注意区分孕期,早产儿(孕期等于或大于 28 整周,但小于 32 整周)分类于 P07.300x001,早产儿(孕期等于或大于 32 整周,但小于 37 整周)分类于 P07.300x002,低体重儿也要注意新生儿的具体体重。

（宁传英）

第二十三章 MDCR:骨髓增生疾病和功能障碍,低分化肿瘤

第一节 多部位原发恶性肿瘤

一、疾病 DRG 组调整

患者年龄男性,82 岁,住院 23 天,医嘱离院,住院总费用 54 032.46 元。原主要诊断前列腺增生 N40.x00,入 MC13 组(前列腺手术,伴并发症与合并症),参考权重 1.87。根据 DRG 分组原则并结合临床实际,对本病例诊断、手术/操作进行调整修正,见表 23-1-1。

表 23-1-1 多部位原发恶性肿瘤 DRG 入组错误调整方案

项 目	原病历 DRG 入组	调整后 DRG 入组
主要诊断与编码	前列腺增生 N40.x00	多部位原发恶性肿瘤 C97.x00x001
其他诊断与编码	左肺恶性肿瘤 C34.900x004 前列腺恶性肿瘤 C61.x00 膀胱结石 N21.000 高血压病 3 级(极高危)I10.x00x032 2 型糖尿病 E11.900 脑血栓形成 I66.903 泌尿道感染 N39.000	前列腺恶性肿瘤 C61.x00 左肺上叶恶性肿瘤 C34.100x003 肿瘤术后内分泌治疗 Z51.809 前列腺增生 N40.x00 膀胱结石 N21.000 高血压病 3 级(极高危)I10.x00x032 2 型糖尿病 E11.900 脑血栓形成 I66.903 泌尿道感染 N39.000
手术名称与编码	前列腺切除术 60.6900x001 经尿道膀胱激光碎石术 57.0x06 胸腔镜下肺楔形切除术 32.2001	经尿道前列腺激光切除术(TULIP 手术)60.2100x001 胸腔镜下肺楔形切除术 32.2001 经尿道膀胱激光碎石术 57.0x06
DRG 分组	MC13:前列腺手术,伴并发症与合并症	RA39:骨髓增生性疾病或低分化肿瘤等伴重大手术
参考权重	1.87	5.42

二、 案例解读

(一)审核出院诊断与手术/操作是否遗漏

"多部位原发恶性肿瘤"是恶性肿瘤漏填写诊断最多见的情况之一,内分泌治疗是其中常见遗漏的情况。根据医嘱单与出院记录诊疗经过,患者在前列腺手术后曾行"醋酸亮丙瑞林微球 3.75 mg 皮下注射",判断首页漏填写诊断"Z51.809 肿瘤术后内分泌治疗"。

(二)调整主要诊断依据

1. 医师思路:患者主因排尿困难半个月入院,泌尿系统彩超提示"前列腺增生,膀胱结石",入院诊断为前列腺增生。术后恢复顺利,查无手术禁忌,行经尿道前列腺激光切除术＋经尿道膀胱激光碎石术,术后病理"前列腺增生,局部前列腺腺泡腺癌",给予醋酸亮丙瑞林内分泌治疗。住院期间因胸部 CT 提示"左上肺结节,恶性病变不除外"行胸腔镜下左肺上叶楔形切除术,术后病理"左肺上叶浸润性腺癌"。患者主因排尿困难入院,手术病理明确诊断前列腺增生、局部前列腺癌及左肺上叶腺癌。因术前考虑前列腺增生诊断明确,手术目的是针对前列腺增生进行治疗,肺癌、前列腺癌是术前检查与术中偶然发现的,综合考虑,认为住院期间医疗资源与精力主要集中在前列腺增生上,故医师将入院门诊诊断当作出院主要诊断,选择"前列腺增生"作为主要诊断。

2. 编码员思路:《住院病案首页数据填写质量规范(暂行)》(2016 版)针对主要诊断选择的原则中第十条规定,"主要诊断一般是患者住院的理由,原则上应选择本次住院期间对患者健康危害最大、消耗医疗资源最多、住院时间最长的疾病诊断"。第十三条第一项要求"本次住院针对肿瘤进行手术治疗或进行确诊的,选择肿瘤为主要诊断"。《病案信息学》指出根据国际疾病分类编码原则,当同时对多处原发肿瘤进行诊断或治疗时,C97 作为主要编码。ICD-10 中采用综合编码 C97 表示复合恶性肿瘤,其含义是指人体内在多个部位发生了两个或两个以上独立的原发恶性肿瘤。根据国际疾病分类编码原则,当同时对多处原发肿瘤进行诊断或治疗时,C97 作为主要编码;如果只治疗了其中某一个肿瘤,则以该肿瘤为主,C97 作为附加编码。阅读出院记录可知诊疗经过,此次住院期间发现患者同时存在左肺上叶腺癌与前列腺腺泡腺癌,应以"C97.x00x001 多部位原发恶性肿瘤"作为主要诊断编码。

(三)修正其他诊断与手术/操作

1. 修正左肺恶性肿瘤 C34.900x004:疾病分类轴心包括病因、病理、解剖部位、临床表现,构成疾病诊断名称的各个部分都影响到疾病编码的结果,因此在编码时要仔细阅读病历资料,了解疾病诊断的实际内涵,尽量避免广泛使用残余类目。有学者对某三甲医院恶性肿瘤患者编码质量进行分析,发现 2 150 例病案中存在编码错误病案 230 例,编码错误率比例为 10.70%,其中部位编码错误 126 例,占错误病案比例为 54.78%。对肿瘤部位编码错误发生原因进行分析:首要原因是临床医师诊断错误,其次编码员在编码过程中直接按照临床医师在住院病案首页中填写的诊断名称编码,而未仔细核对手术记录或出院小结中的肿瘤的具体部位。本例根据手术记录"探及左肺上叶尖后段病变,以腔镜吻合器闭合并离断完整尖后段病变组织,移出标本送术中冰冻病理检查",能够明确恶性肿瘤的发生部位,编码应为"C34.100x003 左肺上叶恶性肿瘤",不应笼统编码于"C34.900x004 左肺恶性肿瘤"。

查 ICD-10 第三卷:

腺癌(M8140/3)—另见,肿瘤,恶性

肿瘤

—肺 C34.9

——上叶 C34.1

核对 ICD-10 第一卷,编码于 C34.1 上叶,支气管或肺的恶性肿瘤,正确。

2. 修正前列腺切除术 60.6900x001:阅读手术记录,前列腺手术实为经尿道前列腺钬激光切除术。根据 ICD-9-CM-3,60.6 为其他前列腺切除术,而 60.2 为经尿道前列腺切除术,更符合实际手术过程。

查 ICD-9-CM-3 索引:

前列腺切除术(完全的)(部分的)NEC 60.69

—经尿道 60.29

——超声引导激光诱发的(TULIP)60.21

核对 ICD-9-CM-3 类目表,编码于 60.21 经尿道(超声)激光诱导前列腺切除术(TULIP),正确。

(四) DRG 入组分析

原国家卫计委于 2016 年印发《住院病案首页数据填写质量规范(暂行)》(2016 版),对疾病诊断书写和 ICD 编码等提出进一步规范化的要求,包括主要诊断的选择和疾病分类的规则等。笔者分别从医师角度、编码员角度出发对比 DRG 入组情况,就主要诊断选择与主要手术选择改变等问题对 DRG 入组的可能影响进行初步分析。

1. 主要诊断选择前列腺增生 N40.x00:如果按照医师思路,主要诊断选择前列腺增生,在其他诊断不变的情况下,主要手术/操作为前列腺切除术 60.6900x001 时,本例会进入 MC13 组(前列腺手术,伴并发症与合并症),参考权重 1.87。

2. 主要诊断选择多部位原发恶性肿瘤 C97.x00x001:如果根据编码员思路,主要诊断选择多部位原发恶性肿瘤 C97.x00x001,其他诊断为前列腺恶性肿瘤 C61.x00、肿瘤术后内分泌治疗 Z51.809、左肺上叶恶性肿瘤 C34.100x003、前列腺增生 N40.x00 等,主要手术/操作为经尿道前列腺激光切除术(TULIP 手术) 60.2100x001,将入 RA39 组(骨髓增生性疾病或低分化肿瘤等伴重大手术),参考权重 5.42。

3. 主要诊断选择左肺上叶恶性肿瘤 C34.100x003:如果主要诊断选择肺癌,主要手术为胸腔镜下肺楔形切除术 32.2001 时,其他诊断、其他手术同前,则进入 EB15 组(胸部重大手术,不伴重要并发症与合并症),参考权重 4.98。

4. 主要诊断选择前列腺恶性肿瘤 C61.x00y001:如果主要诊断选择前列腺癌,主要

手术为 TULIP 手术，其他诊断、其他手术同前，则进入 MA19 组（男性生殖器官恶性肿瘤手术），参考权重 2.83。

三、小结

在补充诊断、修正诊断与手术操作，并调整主要诊断与主要手术操作一致性后，主要诊断、主要手术选择改变严重影响权重，这无疑可能违背国际疾病分类编码原则，将直接损害医院经济利益。即使补充了肿瘤术后内分泌治疗、多部位原发恶性肿瘤等诊断，修正了左肺上叶恶性肿瘤与手术操作 TULIP 手术，在不调整诊断与手术操作顺序的前提下，再对主要诊断选择"N40.x00 前列腺增生"进行 DRG 入组情况比较，发现遗漏其他诊断、其他诊断与手术操作错误，虽然不改变权重，但改变 DRG 组别。学者对 699 份主要诊断或主要手术操作问题病例进行分析，发现主要诊断编码错误中有 61.3% 是医师书写不规范的原因，其中 24.7% 是主要诊断选择错误而编码员未予以纠正。因此，编码员对临床医师书写的疾病诊断与手术操作名称要先核实和纠正后再进行编码。

在推行 DRG 评价时，住院病案首页质量的优劣直接关系到能否成功入组，合理分组。在实际编码工作中，应综合考虑国际疾病分类编码原则、主要诊断选择原则、主要手术选择原则、DRG 分组等情况，不能过度依赖计算机，机械性地按照临床医师的诊断顺序给予编码。编码员与临床医师之间应保持及时有效的沟通，避免漏编、错编，从而保证首页数据真实、完整，能够客观反映住院期间的诊疗经过。

（王晶晶）

第二节　腹腔继发恶性肿瘤

一、疾病 DRG 组调整

患者女性，年龄 62 岁，住院 34 天，非医嘱离院，住院总费用 77 444.40 元。原主要诊断食管中三分之一的恶性肿瘤 C15.400，入 GQY 组。根据 DRG 分组原则并结合临床实际，对本病例诊断进行调整修正，见表 23-2-1。

表 23-2-1　腹腔继发恶性肿瘤 DRG 入组错误调整方案

项　目	原病历 DRG 入组	调整后 DRG 入组
主要诊断与编码	食管中三分之一的恶性肿瘤 C15.400	腹腔继发恶性肿瘤 C79.809
其他诊断与编码	腹腔继发恶性肿瘤 C79.809 Ⅱ型呼吸衰竭 J96.900x003 低蛋白血症 E77.801	食管中三分之一的恶性肿瘤 C15.400 Ⅱ型呼吸衰竭 J96.900x003 低蛋白血症 E77.801 梗阻性黄疸 K83.109

续表

项　目	原病历 DRG 入组	调整后 DRG 入组
手术名称与编码	经皮经肝胆管引流术 51.9804 内镜下胆管支架置入术 51.8700x003	经皮经肝胆管引流术 51.9804 内镜下胆管支架置入术 51.8700x003
DRG 分组	GQY:消化系统疾病歧义组	RK19:恶性增生性疾病治疗后的内镜操作
参考权重	—	1.69

注:"参考权重"根据中卫云 DRG 数据会诊云平台的大数据测算,仅供参考。

二、案例解读

(一)审核出院诊断是否遗漏

患者因食管癌次全切除术后 6 月余腹痛、腹胀 1 个月入院。腹部 CT 检查提示:肿瘤腹腔广泛转移。入院后因梗阻性黄疸行经皮经肝胆管引流术、内镜下胆管支架置入术,出院诊断遗漏梗阻性黄疸 K83.109。

(二)调整主要诊断依据

1. 医师思路:食管癌的扩散和转移方式包括食管壁内扩散、直接浸润、淋巴转移、血行转移等。梗阻性黄疸是一种由胆管梗阻引起的病理状态,明确病因才能解除梗阻,减轻黄疸。本例因食管癌术后腹腔广泛转移,压迫胆管导致梗阻性黄疸,实施经皮经肝胆管引流术、内镜下胆管支架置入术解除梗阻。临床医师认为腹腔继发恶性肿瘤、梗阻性黄疸等均因食管癌所致,食管癌是患者本次住院治疗的病因,故选择"食管中三分之一的恶性肿瘤 C15.400"作为主要诊断。

2. 编码员思路:《住院病案首页数据填写质量规范(暂行)》(2016 版)第十条规定:"主要诊断一般是患者住院的理由,原则上应选择本次住院期间对患者健康危害最大、消耗医疗资源最多、住院时间最长的疾病诊断。"第十三条规定:"肿瘤类疾病按以下原则选择主要诊断:① 本次住院针对肿瘤进行手术治疗或进行确诊的,选择肿瘤为主要诊断。② 本次住院针对继发肿瘤进行手术治疗或进行确诊的,即使原发肿瘤依然存在,选择继发肿瘤为主要诊断。③ 本次住院仅对恶性肿瘤进行放疗或化疗时,选择恶性肿瘤放疗或化疗为主要诊断。④ 本次住院针对肿瘤并发症或肿瘤以外的疾病进行治疗的,选择并发症或该疾病为主要诊断。"本例因食管癌术后腹腔广泛转移压迫胆管导致梗阻性黄疸,经手术治疗解除梗阻。根据以上主要诊断选择原则,主要诊断应调整为腹腔继发恶性肿瘤 C79.809。

(三)DRG 入组分析

歧义病案根据拼音缩写一般简称 QY 病案,是指因主要诊断和主要手术操作不对应或不相关导致不能分类到主要诊断相关分组中的病案。本例临床医师错误选择消化系统疾病及功能障碍组(MDCG)主要诊断(食管中三分之一的恶性肿瘤),与肝、胆、胰疾病及功能障碍组(MDCH)的手术操作经皮经肝胆管引流术、内镜下胆管支架置入术不匹配,导致进入 GQY 组。根据肿瘤类疾病主要诊断选择原则,结合患者诊疗过程,调整主要诊断为"腹腔继发恶性肿瘤 C79.809"后，DRG 入组结果为"RK19 恶性增生性疾病治疗后的内镜操作"，与患者实际诊疗过程相符。

三、小结

近 10 年来，我国恶性肿瘤发病率每年保持约 3.9% 的增幅，死亡率每年保持 2.5% 的增幅。恶性肿瘤患者病情复杂、治疗周期长、治疗难度大，常需要多次住院，接受不同的治疗。有研究显示，肿瘤类病案主要诊断选择缺陷发生率高达 24.97%，临床医师未掌握恶性肿瘤主要诊断选择原则是主要缺陷原因。笔者所在团队针对肿瘤类病案的专项研究显示，肿瘤类缺陷病案发生率居首位的原因为临床医师未曾系统学习主要诊断选择原则或未掌握主要诊断选择原则内涵，将应选择肿瘤相关治疗方式为主要诊断的病案，误选择肿瘤为主要诊断；其次为临床医师因未掌握广义手术操作的概念，容易遗漏肿瘤治疗方式对应诊断及手术操作，如恶性肿瘤维持性化疗、恶性肿瘤放射治疗、恶性肿瘤术后免疫治疗、静脉注射化疗药物、抗肿瘤免疫治疗、分子靶向治疗等。

由于肿瘤患者诊疗过程复杂，此类病案主要诊断选择原则干扰因素颇多，编码规则较多，容易发生高码低编及低码高编，这类高风险病案值得临床医师和病案编码人员重点关注。应正确理解肿瘤类疾病主要诊断选择原则，按照诊疗情况充分表达住院目的，避免因主要诊断选择错误或主要诊断与主要手术操作不匹配而造成病案无法入组，使医院在绩效评价、医保支付方面遭受损失。

（姚佳欣　陈丹霞　王晶晶　赵慧智）

第三节　恶性肿瘤支持治疗

一、疾病 DRG 组调整

患者女性，年龄 53 岁，住院 5 天，医嘱离院，住院总费用 5 161.65 元。原主要诊断肺继发恶性肿瘤 C78.000x001，入 ER13 组（呼吸系统肿瘤，伴并发症与合并症），参考权重 1.35。根据 DRG 分组原则并结合临床实际，对本病例手术/操作进行调整修正，见表 23-3-1。

表 23-3-1　恶性肿瘤支持治疗 DRG 入组错误调整方案

项　目	原病历 DRG 入组	调整后 DRG 入组
主要诊断与编码	肺继发恶性肿瘤 C78.000x011	恶性肿瘤支持治疗 Z51.500x002
其他诊断与编码	乳房恶性肿瘤 C50.900 纵隔淋巴结继发恶性肿瘤 C77.103 骨继发恶性肿瘤 C79.500x001 胸腔积液 J94.804	肺继发恶性肿瘤 C78.000x011 骨继发恶性肿瘤 C79.500x001 纵隔淋巴结继发恶性肿瘤 C77.103 胸腔积液 J94.804 胸痛 R07.400

续表

项　目	原病历 DRG 入组	调整后 DRG 入组
		肝功能异常 R94.500x001 乳房恶性肿瘤个人史 Z85.300 乳房后天性缺失 Z90.100 乳腺术后 Z98.800x612
手术名称与编码		
DRG 分组	ER13:呼吸系统肿瘤,伴并发症与合并症	RU14:恶性增生性疾病的支持性治疗(住院时间<7 天)
参考权重	1.35	0.69

注:"参考权重"根据中卫云 DRG 数据会诊云平台的大数据测算,仅供参考。

二、案例解读

(一)审核出院诊断与手术/操作是否遗漏

本例系呼吸内科案例,曾有报道指出某院呼吸内科的诊断漏填率高达 19%,其研究发现漏填的诊断中 82.08% 来源于检查检验结果的异常所见,包括住院期间 B 超、CT/MRI、特殊检查、X 线、检验。对于一般单纯的检查结果异常,病程中分析考虑为化验结果异常或极轻微数值异常,未引起临床医师关注及治疗精力的,也可不算作漏填诊断。在书写时,临床医师往往只注意主要诊断的填写和本次着重治疗的个别疾病,而忽视了患者的其他疾病情况的填写。按照《住院病案首页数据填写质量规范(暂行)》(2016 版)对于其他诊断的填写要求,可将漏诊的情形分为 4 种:① 入院前及住院期间与主要疾病相关的并发症;② 现病史中涉及的疾病和临床表现;③ 住院期间新发生或新发现的疾病和异常所见;④ 对本次住院诊治及预后有影响的既往疾病。通过阅读该病历的现病史、既往史、病程记录、出院记录以及检查报告单等内容时发现确实存在多条诊断的遗漏,包括胸痛、肝功能异常、后天性乳房缺失、乳腺术后。故本例其他诊断应酌情增补:R07.400 胸痛;R94.500x001 肝功能异常;Z85.300 乳腺恶性肿瘤个人史;Z90.100 乳房后天性缺失;Z98.800x612 乳腺术后。

(二)调整主要诊断依据

1. 医师思路:该患者入院前明确诊断为乳腺癌根治术后全身骨转移和肺转移。此次因左侧胸痛一个多月而住院治疗。入院后给予止痛、吸氧、对症治疗,并通过相关检查,考虑胸痛为乳癌转移所致,同时建议患者行放化疗。医师错误理解和应用了《住院病案首页数据填写质量规范(暂行)》(2016 版)的相关要求,即第十条"主要诊断一般是患者住院的理由,原则上应选择本次住院对患者健康危害最大、消耗医疗资源最多、住院时间最长的疾病诊断",第十一条中主要诊断选择的一般原则的第一项"病因诊断能包括疾病的临床表现,则选择病因诊断作为主要诊断"以及第十三条对肿瘤类疾病主要诊断选择原则第二项的要求"本次住院针对继发肿瘤进行手术治疗或进行确诊的,即使原发肿瘤依然存在，选择继发肿瘤为主要诊断"。因此，误选择"肺继发恶性肿瘤"作为主要诊断。

2. 编码员思路：晚期肿瘤患者的治疗效果和生活质量差，因此对于这部分患者，进行有效的支持治疗可以改善生活质量，减轻患者的症状，并在一定程度上延长患者的生存期。目前关于最佳支持治疗（best supportive care，BSC）的定义并没有统一的标准，Van Cutsem 这样认为："对于肿瘤患者的最佳支持治疗是指除了抗肿瘤药物治疗以外的所有的姑息性治疗。"而 Jassem 等对此有更进一步的解释："不包括抗肿瘤药物在内的一切可以最大限度地提高生活质量的治疗手段，其中包括抗生素、镇痛药、止吐剂、胸腔穿刺术、胸膜剥脱术、输血、营养支持、局部的外照射以控制疼痛、咳嗽、呼吸困难、出血等手段"。所以本例的诊疗内涵完全符合恶性肿瘤支持治疗的范畴。同时，本例不符合针对继发肿瘤进行确诊的情形，因为继发肿瘤早在住院前就已经明确诊断。综上，根据《住院病案首页数据填写质量规范（暂行）》（2016 版）第十条"主要诊断一般是患者住院的理由"的原则，本例主要诊断调整为恶性肿瘤支持治疗 Z51.500x002 更为准确。

（三）修正其他诊断

乳房恶性肿瘤 C50.900 所表达的信息是乳腺恶性肿瘤仍然存在的情形或肿瘤切除术后乳腺原部位又复发的情形。查阅 ICD-10 第二卷指导手册肿瘤一章中案例 7：对于乳癌切除术后肺继发性癌的情况下，Z85.3（乳房恶性肿瘤个人史）可以用作选择性附加编码。故本例乳房恶性肿瘤 C50.900 应修正为乳房恶性肿瘤个人史 Z85.300。

（四）DRG 入组分析

本例主要诊断选择错误导致低码高编错误，原主要诊断为肺继发性恶性肿瘤时，进入 ER13 组（呼吸系统肿瘤，伴并发症与合并症），参考权重 1.35。按照恶性肿瘤编码原则，并结合本例实际情况，主要诊断调整为恶性肿瘤支持治疗后，则进入 RU14 恶性增生性疾病的支持性治疗（住院时间<7 天），与本例病情与诊疗情况更为吻合。

三、小结

恶性肿瘤支持治疗是临床非常常见的案例，低码高编是医保管理机构重点检查内容，一旦发现则给予严厉的经济处罚，对恶性肿瘤支持治疗和周期性化放疗患者，一定要合理编码，避免过度编码的错误。

（祝日杰）

第二十四章 MDCS:感染及寄生虫病 （全身性或不明确部位的）

第一节 创伤后伤口感染

一、疾病 DRG 组调整

患者女性,年龄 60 岁,住院 54 天,医嘱离院,住院总费用 134 022.52 元。原主要诊断下肢皮肤感染 L08.904,入 JD23 组(除皮肤溃疡、蜂窝织炎外的植皮和/或清创,伴并发症与合并症),参考权重 2.03。根据 DRG 分组原则并结合临床实际,对本病例手术/操作进行调整修正,见表 24-1-1。

表 24-1-1 创伤后伤口感染 DRG 入组错误调整方案

项　目	原病历 DRG 入组	调整后 DRG 入组
主要诊断与编码	下肢皮肤感染 L08.904	创伤后伤口感染 T79.300x001
其他诊断与编码	2 型糖尿病 E11.900 高血压 I10.x00x002	2 型糖尿病 E11.900 取除骨折内固定装置 Z47.001 革兰阴性杆菌感染 A49.902 高血压 I10.x00x002
手术名称与编码	带蒂皮瓣迁徙术 86.7200x001 皮瓣预制术 86.7100x009 中厚皮片移植术 86.6902 踝关节内固定装置去除术 78.6705 皮肤和皮下组织非切除性清创 86.2800x012 皮肤和皮下坏死组织切除清创术 86.2200x011	带蒂皮瓣迁徙术 86.7200x001 皮瓣预制术 86.7100x009 中厚皮片移植术 86.6902 踝关节内固定装置去除术 78.6705 皮肤和皮下组织非切除性清创 86.2800x012
DRG 分组	JD23:除皮肤溃疡、蜂窝织炎外的植皮和/或清创,伴并发症与合并症	SB15:全身性感染及寄生虫病手术,不伴并发症与合并症
参考权重	2.03	1.70

注:"参考权重"根据中卫云 DRG 数据会诊云平台的大数据测算,仅供参考。

二、案例解读

(一)审核出院诊断与手术/操作是否遗漏

感染是创伤后常见并发症。查阅病程记录:患者 2 周前因车祸伤及踝关节行内外踝骨折切开复位手术,因既往有糖尿病病史,内踝皮肤部分坏死感染,创面分泌物培养示革兰阴性杆菌感染,经负压引流,抗感染治疗不佳,再次入院治疗。入院后创面分泌物的培养仍然有革兰阴性杆菌,行踝关节骨折内固定装置取出手术。根据《住院病案首页数据填写质量规范(暂行)》(2016 版)第二十条提示,下列情况应当写入其他诊断:"入院前及住院期间与主要诊断相关的并发症;现病史中涉及的疾病和临床表现;主要期间新发生或新发现的疾病和异常所见;对本次住院诊治及预后有影响的既往疾病"。本例其他诊断遗漏,应增补去除骨折内固定装置 Z47.001 和革兰阴性杆菌感染 A49.902。

(二) 调整主要诊断依据

1.医师思路:患者于 2 周前因车祸致右踝粉碎性骨折,伴内踝皮肤部分坏死,入院完善相关检查,后行切开复位内固定术,术后内踝皮肤坏死面积逐渐增大,周围红肿,空心螺钉钉尾外露,经创面负压引流、抗感染治疗,效果不佳。本次入院对感染部位皮肤进行清创植皮等进一步处理,考虑患者以创面皮肤感染为本次入院的原因,所以医师选择下肢皮肤感染为主要诊断。

2.编码员思路:该患者并非单纯的皮肤感染,造成其皮肤感染的原因是车祸伤使其内踝皮肤坏死,加上患者具有糖尿病病史,内固定术后伤口愈合不良,加重了感染程度,根据《住院病案首页数据填写质量规范(暂行)》(2016 版)针对主要诊断选择的原则中第十一条规定:"病因诊断能包括疾病的临床表现,则选择病因诊断作为主要诊断"。本例主要诊断应调整为创伤后伤口感染 T79.300x001。

(三) 修正其他手术/操作

本例其他手术/操作皮肤和皮下坏死组织切除性清创术 86.2200x001 应修正为皮肤和皮下组织非切除性清创 86.2800x012。清创术是一种伤口处理技术,通过去除影响愈合的失活组织、腐肉和坏死组织、异物及愈合不良组织,以达到减少组织损伤,促进组织修复和愈合的目的。清创术有多种方式,ICD-9-CM-3 将皮肤和皮下组织的清创术分为了切除性清创术(86.22)和非切除性清创术(86.28),无论是切除性清创还是非切除性清创均是对坏死组织、坏死物和腐肉进行处理,区别在于切除性清创针对感染严重组织一次彻底清除坏死组织,暴露新鲜组织。非切除性清创是通过刷洗、冲洗术(高压下)、擦洗、洗涤和水刀(喷射)方式进行处理。本病例进行了两次清创操作,根据手术记录描述,均应归类为非切除性清创。

查 ICD-9-CM-3 第三卷:

清创术

一非切除的,NOS 86.28

一一皮肤或皮下组织(烧伤)(感染)(伤口)86.28

核对 86.28 伤口、感染或烧伤的非切除性清创术,坏死组织、坏死物和腐肉去除,用下列方法:刷洗、冲洗术(高压下)、擦洗、洗涤、水刀(喷射),符合本例手术记录描述。

(四) DRG 入组分析

皮肤感染病例创伤性和非创伤性入组区别较大,该病例原主要诊断下肢皮肤感染

L08.904,入 JD23 组(除皮肤溃疡、蜂窝织炎外的植皮和/或清创,伴并发症与合并症),参考权重 2.03。修正主要诊断为创伤后伤口感染 T79.300x001 后,调整入 SB15 组(全身性感染及寄生虫病手术,不伴重要并发症与合并症)。入 SB15 组与增加感染伤口的培养结果革兰阴性杆菌感染编码有很大关系。调整入组,参考权重由 2.03 降低到 1.70,本例系低码高编错误。

三、小结

本例主要诊断选择错误、遗漏其他诊断、其他手术/操作选择错误,造成以上问题的原因主要是编码员未仔细阅读病历,临床知识欠丰富,而最终出现低码高编错误。为提高 DRG 入组的准确性,在临床医师准确全面书写诊断与手术操作的前提下,编码员应不断提高自身业务水平,提高编码的准确率。

(王玉芹)

第二节　羊布鲁杆菌病

一、疾病 DRG 组调整

患者男性,年龄 68 岁,住院 14 天,医嘱离院,住院总费用 5 608.47 元。原主要诊断布鲁杆菌病 A23.900,入 SU15 组(细菌性疾患,不伴并发症与合并症),参考权重 0.42。根据 DRG 分组原则并结合临床实际,对本病例诊断、手术/操作进行调整修正,见表 24-2-1。

表 24-2-1　羊布鲁杆菌病 DRG 入组错误调整方案

项　　目	原病历 DRG 入组	调整后 DRG 入组
主要诊断与编码	布鲁杆菌病 A23.900	羊布鲁杆菌病 A23.000x001
其他诊断与编码	特发性(原发性)高血压 I10.x00 Ⅰ度房室传导阻滞 I44.000 痛风 M10.900	特发性(原发性)高血压 I10.x00 Ⅰ度房室传导阻滞 I44.000 原发性痛风 M10.000x094 高同型半胱氨酸血症 E72.101 肾小球滤过率下降 R94.401 血糖升高 R73.900x001 混合性高脂血症 E78.200
手术名称与编码		
DRG 分组	SU15:细菌性疾患,不伴并发症与合并症	SZ13:其他感染性或寄生虫性疾患,伴并发症与合并症
参考权重	0.42	0.85

注:"参考权重"根据中卫云 DRG 数据会诊云平台的大数据测算,仅供参考。

二、案例解读

(一)了解布鲁杆菌病

布鲁杆菌病又称波浪热,是由布鲁杆菌引起的人畜共患传染病,其临床特征为长期发热、多汗、关节痛,以及肝、脾大等,本病易复发而转为慢性。布鲁杆菌为革兰阴性短小杆菌,分羊、牛、猪、犬、森林鼠及绵羊附睾 6 型。羊型对人类的致病力最强,猪型次之,牛型较弱,犬型偶尔可感染人。我国以羊型占绝对优势,其次为牛型。本菌生长缓慢,从人体内分离细菌时常需一周以上,产生的内毒素(脂多糖)为主要致病因素。各型间有交叉免疫性,在土壤、皮毛、乳制品中可生存数月,对紫外线、热及常用消毒剂敏感。

布鲁杆菌经皮肤和黏膜侵入人体后,在局部淋巴结内大量繁殖,进入血液循环引起菌血症。释放出内毒素和其他物质,引起毒血症症状。细菌随血液播散至全身,主要是肝、脾、骨髓和肾等,引起细胞变性、坏死。病菌主要在单核细胞内繁殖,抗菌物质和抗体难以进入细胞内,因此易多次复发和不易根治。病理变化广泛,以单核巨噬细胞系统、骨、关节、神经系统等最常见,引起肝、脾、淋巴结、骨、关节等处病变。初期细胞变性坏死,炎性细胞浸润,亚急性和慢性期的组织细胞增生,肝、脾淋巴结等处能见到增生性结节和肉芽肿。慢性期部分患者肉芽组织可发生纤维硬化性变,留有后遗症。临床表现轻重不一,羊型菌引起的最重,猪型菌次之,牛型菌最轻,有时无症状。潜伏期一般为 1—3 周。临床上分为急性期和慢性期。

急性期起病大多缓慢,主要表现为发热与多汗,热型不一,典型热型为波浪热,但羊型菌感染多为不规则热和弛张热,持续 2—3 周或更长,间歇数日至 2 周无热后再度发热。牛型菌多不发热。关节炎也为主要表现,常在发病初出现,多发生于大关节,如膝、腰、肩、髋关节,也可以数个关节同时受累。初为游走性痛及针刺样痛,以后为固定在某个关节的疼痛,另外有滑膜炎、腱鞘炎等。其他尚有多系统损害。在神经系统主要由于神经根和神经干受侵害所致;生殖系统表现在男性患者中约 20%—40% 发生睾丸炎,女性患者可发生卵巢炎、输卵管炎及子宫内膜炎;约半数患者可出现肝大和肝区痛,羊、牛型菌感染出现非特异性肝炎或肉芽肿,也可发展为肝硬化,猪型菌感染可引起肝化脓性改变,脾多为轻度肿大。有淋巴结肿大,无明显疼痛。慢性期病程在 1 年以上,症状无特异性,常类似神经官能症,主要表现为乏力、出汗、低热、头痛、失眠、精神抑郁等。固定而顽固的反复发作的关节和肌肉疼痛多见于羊型菌感染,久病者可发生关节强直或挛缩。

(二)审核出院诊断与手术/操作是否遗漏

本例系感染性疾病科收治患者。在该科病案的诊断项中,临床医师往往只注意本科诊断的填写和本次着重治疗的疾病,容易忽视患者的其他疾病情况的填写。通过阅读该病历的既往史、病程记录、出院记录以及检查报告单等内容,发现确实存在多条诊断的遗漏。按照《住院病案首页数据填写质量规范(暂行)》(2016 版)对于其他诊断的填写要求,本例主要遗漏了住院期间新发生或新发现的疾病和异常所见,包括高同型半胱氨酸血症、肾小球滤过率下降、血糖升高以及混合性高脂血症。故其他诊断应增补 E72.101 高同型半胱氨酸血症、R94.401 肾小球滤过率下降、R73.900x001 血糖升高、E78.200 混合性高脂血症。

（三）调整主要诊断依据

1. 医师思路：患者主诉多汗、乏力 3 月余，加重 1 周而就诊，经化验布氏凝集试验阳性，但并未从患者体内分离出具体的病原细菌，因此只能给出较为宽泛的诊断，故主要诊断选择布鲁杆菌病。

2. 编码员思路：查看该患者病历的现病史，发现该患者有羊密切接触史的病历记录，进一步和主管医师沟通且根据《住院病案首页数据填写质量规范（暂行）》（2016 版）针对主要诊断选择的原则中第十一条"病因诊断能包括疾病的临床表现，则选择病因诊断作为主要诊断""以疑似诊断入院，出院时仍未确诊，则选择临床高度怀疑、倾向性最大的疾病诊断作为主要诊断"，以及编码规范中要求尽量避免选择未特指(.9)亚目的规则，本例主要诊断因此调整为羊布鲁杆菌病 A23.000x001。

（四）修正其他诊断

痛风是一个笼统的编码名称。临床上，痛风可分为原发性和继发性两大类。原发性高尿酸血症引起的痛风为原发性痛风，临床一般所说的痛风多指原发性痛风。经和该病历的主管医师沟通确认后，修正原其他诊断痛风 M10.900 为原发性痛风 M10.000x094。

（五）DRG 入组分析

MDCS 全身性或不明确部位的感染及寄生虫病可划分出 16 个 DRG 组，分别为全身性感染及寄生虫病手术 2 组、脓毒血症 2 组、手术后或创伤后感染 3 组、病毒性疾患 2 组、细菌性疾患 2 组、不明原因发热 2 组、其他感染性及寄生虫性疾患 3 组。本例入院后行内科保守治疗且未行手术或有创性操作治疗，应当进入 SZ13 组（其他感染性或寄生虫性疾患，伴并发症与合并症）。但由于主要诊断笼统以及其他诊断的遗漏，导致错入 SU15 组（细菌性疾患，不伴并发症与合并症）的低权重组。经查阅病历资料并修正其诊疗内涵所涉及的 ICD 编码信息后，权重也由 0.42 略微提升至 0.85。本例属于主要诊断不够精准并且漏填其他诊断所导致的高码低编错误。

三、 小结

当患者布氏凝集试验阳性并诊断为布鲁杆菌病而入院接受相关治疗，但最终未能获得明确病原学诊断依据时，主要诊断编码应根据病历中的病原接触史尽量细化，可参考《住院病案首页数据填写质量规范（暂行）》（2016 版）第十一条，选择羊布鲁杆菌病（可能性大）为主要诊断。其他诊断也应尽量细化，从而避免出现笼统的诊断术语。此外，对于入院前及住院期间与主要疾病相关的并发症、现病史中涉及的疾病和临床表现、住院期间新发生或新发现的疾病和异常所见、对本次住院诊治及预后有影响的既往疾病，均应作为其他诊断加以补充完善。

（祝日杰）

第三节 结核性腹膜炎

一、疾病 DRG 组调整

患者女性,年龄 74 岁,住院 12 天,医嘱离院,住院总费用 15 688.58 元。原主要诊断胃息肉 K31.703,入 GK31 组(胃镜治疗操作,伴重要并发症与合并症),参考权重 1.16。根据 DRG 分组原则并结合临床实际,对本例诊断、手术/操作进行调整修正,见表 24-3-1。

表 24-3-1　结核性腹膜炎 DRG 入组错误调整方案

项　目	原病历 DRG 入组	调整后 DRG 入组
主要诊断与编码	胃息肉 K31.703	结核性腹膜炎 A18.314+K67.3*
其他诊断与编码	结核性腹膜炎 A18.314+K67.3* 胸腺良性肿瘤 D15.000	胃息肉 K31.703 胸腺良性肿瘤 D15.000
手术名称与编码	胃镜下胃病损切除术 43.4100x014 结肠镜检查 45.2300	腹腔穿刺引流术 54.9101 胃镜下胃病损切除术 43.4100x014 结肠镜检查 45.2300
DRG 分组	GK31:胃镜治疗操作,伴重要并发症与合并症	SZ15:其他感染性或寄生虫性疾患,不伴并发症与合并症
参考权重	1.16	0.53

注:"参考权重"根据中卫云 DRG 数据会诊云平台的大数据测算,仅供参考。

二、案例解读

(一)了解结核性腹膜炎

结核性腹膜炎是由结核分枝杆菌引起的慢性弥漫性腹膜感染。本病多继发于肺结核或体内其他部位结核病,主要感染途径以腹腔内的结核病灶直接蔓延为主,少数可由淋巴血行播散引起粟粒型结核性腹膜炎。结核性腹膜炎确诊需行腹腔积液检查,腹腔积液多为草绿色渗出液,静置后可自然凝固,少数为混浊或淡血性,偶见乳糜性,比重一般超过 1.018。腹腔积液腺苷脱氨酶(ADA)活性常增高,但需排除恶性肿瘤,如测定 ADA 同工酶 ADA2 升高对本病诊断具有一定特异性。腹腔积液普通细菌培养结果应为阴性,结核分枝杆菌培养阳性率很低,取大量腹腔积液浓缩后行结核分枝杆菌培养或动物接种可明显提高阳性率。

(二)审核出院诊断与手术/操作是否遗漏

该患者因反复腹痛、腹胀,再发半月入院,出院诊断结核性腹膜炎,应考虑是否有进行腹腔积液检查确诊。查看病程记录:昨日留置腹腔引流管,已引流约 2 700 ml,腹胀症状较前好转。查阅实验室检验记录,提示腹腔积液蛋白、ADA 升高,结核抗体阳性等。因此,该患者病案首页漏填手术操作腹腔穿刺引流术 54.9101。

(三)调整主要诊断依据

1. 医师思路:本例住院期间曾行胃镜下胃息肉切除术,医师按照《住院病案首页数据填写质量规范(暂行)》(2016 版)第十一条"以手术治疗为住院目的的,则选择与手术治疗相一致的疾病作为主要诊断",选择"胃息肉"为主要诊断。但在手术/操作项目中遗漏腹腔穿刺引流术。

2. 编码员思路:该案例中医师漏填手术操作,编码员未详细阅读手术记录及病人主诉进行编码,导致主要诊断选择错误。本案例为该患者因"反复腹痛腹胀,再发半月",入院行腹腔穿刺引流术缓解腹胀症状,进行结核性腹膜炎查因。根据《住院病案首页数据填写质量规范(暂行)》(2016 版)针对主要诊断选择的原则中第十条"主要诊断一般是患者住院的理由,原则上应选择本次住院对患者健康危害最大、消耗医疗资源最多、住院时间最长的疾病诊断"。参照以上原则,本例主要诊断应调整为结核性腹膜炎 A18.314＋K67.3*,主要手术/损伤调整为腹腔穿刺引流术 54.9101。

(四)DRG 入组分析

本例主要诊断选择错误导致低码高编错误。原病历漏填写操作"腹腔穿刺引流术",根据手术操作内镜下胃息肉切除术(胃镜下胃病损切除术 43.4100x014),进入 GK31 组(胃镜治疗操作,伴重要并发症与合并症),参考权重 1.16。调整主要诊断并补充手术操作后,进入 SZ15 组(其他感染性及寄生虫性疾患,不伴并发症与合并症),参考权重调整为 0.53。

三、 小结

腹腔积液是结核性腹膜炎的主要表现,确诊需经腹腔穿刺术腹腔积液实验室检查,但临床医师在病案首页填写中往往容易忽略腹腔穿刺术或腹腔穿刺引流术。同时,主要诊断与主要手术选择应符合,避免错误入组。根据主要诊断选择原则,本例选择结核性腹膜炎更合理。

(姚佳欣　陈丹霞)

第二十五章 MDCV：创伤、中毒及药物毒性反应

第一节 手术后切口感染

一、疾病 DRG 组调整

患者男性，年龄 68 岁，住院 34 天，医嘱离院，住院总费用 51 820.69 元。原主要诊断皮肤溃疡 L98.400x002，入 JD15 组（皮肤溃疡、蜂窝织炎的植皮或清创术，不伴并发症与合并症），权重 2.36。根据 DRG 分组原则并结合临床实际，对本病例诊断、手术/操作进行调整修正，见表 25-1-1。

表 25-1-1　手术后切口感染 DRG 入组错误调整方案

项　目	原病历 DRG 入组	调整后 DRG 入组
主要诊断与编码	皮肤溃疡 L98.400x002	手术后切口感染 T81.406
其他诊断与编码	骨折术后 Z98.800x602 高血压 3 级 I10.x05	骨折术后 Z98.800x602 高血压 3 级 I10.x05 房室传导阻滞 I44.303 心房颤动 I48.x01
手术名称与编码	旋转皮瓣移植术 86.7404 筋膜移植术 83.8202 皮瓣预制术 86.7100x009 创面封闭式负压引流术（VSD）86.0401 皮肤和皮下组织非切除性清创术 86.2800x012	带蒂皮瓣移植物前徙术 86.7200 筋膜移植术 83.8202 皮瓣预制术 86.7100x009 刃厚皮片移植术 86.6901 创面封闭式负压引流术（VSD）86.0401 皮肤和皮下组织非切除性清创术 86.2800x012
DRG 分组	JD15：皮肤溃疡、蜂窝织炎的植皮或清创术，不伴并发症与合并症	VB13：损伤的皮肤移植，伴并发症与合并症
参考权重	2.36	2.20

注："参考权重"根据中卫云 DRG 数据会诊云平台的大数据测算，仅供参考。

二、案例解读

（一）了解手术后切口感染

手术后可能发生各种并发症，如术后出血、术后感染、呼吸系统并发症和切口并发症

等。本例属于切口并发症中的伤口裂开并感染,伤口裂开指手术切口的任何一层或全层裂开,切口感染表现为切口局部红、肿、热、疼痛和触痛,有分泌物(浅表伤口感染),伴有或不伴有发热和白细胞增加。

（二）审核出院诊断与手术/操作是否遗漏

通过分析病程记录发现:患者 40 余天前因车祸伤及左小腿,伤后左腿疼痛伴功能障碍,伴心慌、胸闷,以"房室传导阻滞,心房颤动"收入心内科,经治疗病情平稳后转入创伤骨科,27 天前行左胫骨平台切开复位内固定术,术后常规换药及抗感染药物治疗。13 天前刀口拆线,出院。出院后,刀口裂开,未愈合,门诊给予刀口换药等治疗,刀口持续不愈合,并产生较多坏死组织,故门诊以"刀口不愈合"收入院。根据《住院病案首页数据填写质量规范(暂行)》(2016 版)针对主要诊断选择的原则中第二十条"下列情况应当写入其他诊断:入院前及住院期间与主要诊断相关的并发症;现病史中涉及的疾病和临床表现;住院期间新发生或新发现的疾病和异常所见;对本次住院诊治及预后有影响的既往疾病",判断遗漏了房室传导阻滞、心房颤动编码,所以病案首页诊断应增补房室传导阻滞 I44.303 及心房颤动 I48.x01。

阅读手术记录,患者皮瓣转移后,供瓣区部分缝合,部分创面以自体刃厚皮片封闭,判断遗漏了该手术。故手术操作增补刃厚皮片移植术 86.6901。

（三）调整主要诊断依据

1. 医师思路:患者交通事故伤后行左胫骨平台切开复位内固定术,术后常规换药及抗感染药物治疗,拆线后见刀口裂开,未愈合,长约 5cm,见坏死组织及黄白色渗出液,周围红肿。入院后对切口行清创术后进行了皮瓣修补,临床医师清楚患者皮肤溃疡的原因是手术后切口感染。但考虑手术后切口感染属于手术后并发症,影响科室的医疗质量评价,故规避病因诊断,将其直接的临床表现皮肤溃疡选为主要诊断。

2. 编码员思路:通读病历发现,该患者并非单纯的皮肤感染,造成其皮肤感染的原因是手术后伤口感染,根据《住院病案首页数据填写质量规范(暂行)》(2016 版)针对主要诊断选择的原则中第十一条"病因诊断能包括疾病的临床表现,则选择病因诊断作为主要诊断",本例主要诊断由皮肤溃疡 L98.400x002 调整为手术后切口感染 T81.406。

（四）调整主要手术依据

患者经过 2 次清创后对伤口区进行了带蒂皮瓣前移,皮瓣转移适用于修复软组织严重缺损,肌腱、神经、血管裸露,创底血液循环差的深度创面,可概括为带蒂皮瓣移植与游离皮瓣移植两类。带蒂皮瓣移植由一带有血液供应的皮肤与皮下组织所形成,除蒂部与供皮区相连接外,其他三面均与供处分离,此皮瓣可用于修复邻近或较远处的组织缺损,如果供区与受区相连,通过皮瓣前徙或旋转方式转移皮瓣,后期无须进行断蒂术;若供区与受区不相连,皮瓣缝合固定于缺损处后蒂部仍与供处连接,暂时保证皮瓣的血液供应,待皮瓣与创底建立确实的血液循环后再行断蒂处理。核对 86.74 其他部位的带蒂皮瓣或皮瓣移植物附着术,阅读手术记录,此带蒂皮瓣属于邻近区皮瓣前移,无须进行二期断蒂,不属于附着术。

检索 ICD-9-CM-3：

移植物，移植术

—皮肤（板层）（中厚皮片）86.69

——蒂（皮瓣）（管）86.70

———前徙术 86.72

核对 86.72 带蒂皮瓣移植物前徙术，编码正确。

（五）DRG 入组分析

本例主要诊断选择错误，将手术后切口感染误归入皮肤慢性溃疡，遗漏与主要诊断相关的合并症房室传导阻滞和心房纤颤，主要手术选择错误，导致入组错误，误入 JD15 组（皮肤溃疡、蜂窝织炎的植皮或清创术，不伴并发症与合并症），参考权重 2.36。调整主要诊断，补充遗漏的诊断与手术后，进入 VB13 组（损伤的皮肤移植，伴并发症与合并症），参考权重 2.20。虽然调整前后入组权重变化不大，但入组和编码更符合患者的病情与治疗情况。

三、小结

手术后切口感染临床较为常见，本例因编码员完全按照临床医师主要诊断进行编码并遗漏对主要诊断有影响的合并症导致入组错误。编码员在编码过程中应仔细阅读病历，当临床医师诊断与编码原则冲突时，应积极与临床医师进行沟通，提高编码准确率，使病例入组更加合理。

（王玉芹）

第二节　手指开放性伤口不伴有指甲损害

一、疾病 DRG 组调整

患者男性，年龄 45 岁，住院 14 天，医嘱离院，住院总费用 12 264.85 元。原主要诊断手指开放性伤口不伴有指甲损害 S61.000，入 VQY 组。根据 DRG 分组原则并结合临床实际，对本病例手术/操作进行调整修正，见表 25 - 2 - 1。

表 25 - 2 - 1　手指开放性伤口不伴有指甲损害 DRG 入组错误调整方案

项　　目	原病历 DRG 入组	调整后 DRG 入组
主要诊断与编码	手指开放性伤口不伴有指甲损害 S61.000	手指开放性伤口不伴有指甲损害 S61.000
其他诊断与编码	2 型糖尿病 E11.900	2 型糖尿病 E11.900

续表

项 目	原病历 DRG 入组	调整后 DRG 入组
手术名称与编码	游离皮瓣移植术 86.700x0013	手带蒂皮瓣移植术 86.7300x003 皮瓣预制术 86.7100x009 手全厚皮片游离移植术 86.6101 皮肤伤口切除性清创术 86.2201
DRG 分组	VQY:创伤、中毒及药物毒性反应歧义组	VB13:损伤的皮肤移植,伴并发症与合并症
参考权重	—	2.20

注:"参考权重"根据中卫云 DRG 数据会诊云平台的大数据测算,仅供参考。

二、案例解读

(一)了解手开放性损伤

手部由于长期暴露在外,易因各种外伤原因导致皮肤组织缺损,有时还伴有肌腱、骨、关节等外露,因而修复手部正常形态结构,及早恢复手的正常运动及感觉功能非常重要。修复手部软组织缺损主要是通过皮肤移植术。皮肤移植术包括皮肤组织单独移植的游离皮肤移植和皮肤及皮下组织同时移植的皮瓣移植。游离皮肤移植术就是通过切取皮肤的部分厚度或全层厚皮片,完全与供皮区分离,移植到受皮区,以达到整形修复的目的,适合用于修复体表软组织的浅层缺损。

皮瓣是指自身带有血供,包含皮肤与皮下组织或更深层次组织在内的活的组织块。皮瓣移植适用于修复软组织缺损、肌腱、神经、血管等组织裸露的创面,可分为带蒂皮瓣移植和游离皮瓣移植。带蒂皮瓣移植指由带有血液供应的皮肤及其附着皮下组织形成,可用于修复邻近或较远处的组织缺损,皮瓣在缝合固定于缺损处过程中必须有一部分与本体相连,此相连部分称为蒂部,蒂部可暂时保证皮瓣转移后的血液供应来源,术后可能需要进行强迫性体位固定并于3—4周后断蒂。在临床治疗中对手部及前臂的组织缺损修复遵循优先选择带蒂皮瓣的原则。

游离皮瓣移植是指将一块完全游离的自体皮瓣,通过显微外科技术,将皮瓣的血管或神经吻合于缺损区的血管或神经,以保证该皮瓣的血液供应与静脉回流,具有可一期覆盖创面,无须二次手术断蒂的特点。游离皮瓣移植术手术难度大,对技术要求更高。

(二)审核出院诊断与手术/操作是否遗漏

本例出院诊断无遗漏,但存在手术/操作遗漏现象。病程记录提示:患者因外伤致右手小指疼痛、流血3小时由急诊入院。查体:右手小指远端腹侧可见软组织缺损,同时有明显出血,无皮肤潮红,无皮下血肿,有压痛,右手各指无明显感觉异常及活动受限。右手手指 X 线正侧位片报告:右手第5指诸骨未见错位成角骨折征象,其远端腹侧软组织缺损;右手余诸骨未见明显异常。入院后急诊手术,在右侧臂丛神经阻滞麻醉下行右手小指远端邻指皮瓣转移覆盖术＋右前臂取皮＋右环指植皮术,手术过程顺利。本例系手外伤,常规应行清创术,查阅手术记录有:"术中用过氧化氢、碘伏、无菌生理盐水冲洗伤口,修剪坏死组织,修剪皮缘……"故应补充手术编码皮肤伤口切除性清创术 86.2201。

(三) 调整主要手术依据

患者因外伤导致右手第 5 指远端腹侧软组织缺损,诊断手指开放性伤口不伴有指甲损害明确,行右手小指远端邻指皮瓣转移覆盖术＋右前臂取皮＋右环指植皮术。在 ICD-9-CM-3 中,皮肤移植术主要分为游离皮肤移植 86.6 和皮瓣移植 86.7。移植术通常需要受区编码和供区编码,具体规则如下:

1. 游离皮肤移植 86.6 分类轴心为部位和移植物类型,部位包括手、其他部位和毛发。移植物类型根据来源不同分为自体皮肤移植、同种异体皮肤移植、异种皮肤移植和人工皮肤移植,其中自体皮肤移植根据皮片厚度还可细分为刃厚、中厚和全厚。受区编码 86.61—86.69 是主要编码,包括手的皮肤移植 86.61、86.62,其他部位全层皮肤移植术 86.63,毛发移植 86.64,异种移植物至皮肤 86.65,同种移植物至皮肤 86.66,人工皮肤 86.67 和其他皮肤移植物 86.69。供体部位的皮肤切除术 86.91 是次要编码,为省略编码。

2. 皮瓣移植分类于 86.70—86.75。皮瓣准备包括:带蒂皮瓣或皮瓣移植 86.70;带蒂皮瓣或皮瓣移植物的切割术和修补术 86.71。皮瓣转移包括:带蒂皮瓣移植物前徙术 86.72,手和其他部位的带蒂皮瓣或皮瓣移植物附着术 86.73、86.74。皮瓣修复包括:带蒂皮瓣或皮瓣移植物的修复术、清创术和去脂术 86.75。

皮瓣移植术包括两个编码,即受区编码和供区编码,均不可省略。查阅手术记录:"根据右手第 5 指远端腹侧软组织缺损面积于右手环指背侧设计带蒂复合组织皮瓣……再根据皮瓣供区创面面积于右前臂内侧取一相同大小的全厚皮片……将皮片以合适位置覆盖右环指皮瓣供区创面……将皮瓣以合适位置覆盖右手小指软组织缺损创面,间断缝合皮缘……"由手术经过可知患者的皮肤移植术包括两种:一是第 5 指带蒂皮瓣移植术,包括了皮瓣的准备和转移;二是皮瓣供区游离皮片移植术,属于自体的全厚皮片移植术,供体部位的皮肤切除术省略编码。

按主导词"移植物,移植术"在 ICD-9-CM-3 索引中查找可见:

移植物,移植术

一皮肤

一一蒂(皮瓣)(管)

一一一附着至部位

一一一一手 86.73

一一一一设计和抬起 86.71

一一手

一一一全层 86.61

核对类目表,86.71 皮瓣设计和掀起,86.73 手的带蒂皮瓣或皮瓣移植物附着术,86.61 手的全层皮肤移植。综上,本例皮瓣移植术手术/操作不能仅编码为游离皮瓣移植术 86.700x0013,完整编码应包括:手带蒂皮瓣移植术 86.7300x003;皮瓣预制术

86.7100x009；手全厚皮片游离移植术 86.6101。

(四) DRG 入组分析

本例原手术编码错码、漏码导致病例进入歧义组，通过修改手术操作编码，入组 VB13 组(损伤的皮肤移植，伴并发症与合并症)，参考权重 2.20。

三、 小结

皮肤移植术在实际工作中出现错误编码的概率较高，原因主要为编码员混淆移植物的类型，对移植术的具体术式不了解，临床医师书写首页手术操作名称的随意性大，手术分类的编码原则与临床医师书写手术名称也存在一定差异。编码人员除了要掌握皮肤移植术相关移植物类型和常见术式外，还要及时与临床医师沟通，了解具体实施的手术方式，正确解读手术记录，做好编码工作。

（郑东阳）

第三节　前臂多处损伤

一、 疾病 DRG 组调整

患者男性，年龄 40 岁，住院 6 天，医嘱离院，住院总费用 14 808.73 元。原主要诊断在前臂水平的其他肌肉和肌腱的损伤 S56.800，入 IG15 组(肌肉、肌腱手术，不伴并发症与合并症)，参考权重 0.70。根据 DRG 分组原则并结合临床实际，对本病例诊断、手术/操作进行调整修正，见表 25-3-1。

表 25-3-1　前臂多处损伤 DRG 入组错误调整方案

项　　目	原病历 DRG 入组	调整后 DRG 入组
主要诊断与编码	在前臂水平的其他肌肉和肌腱的损伤 S56.800	前臂多处损伤 S59.700
其他诊断与编码	创伤性桡动脉断裂 S55.101 前臂正中神经断裂 S54.101 前臂桡神经损伤 S54.200x001	前臂其他部位的开放性伤口 S51.800 前臂正中神经断裂 S54.101 前臂桡神经损伤 S54.200x001 创伤性桡动脉断裂 S55.101 前臂多处肌肉和肌腱损伤 S56.700x001
手术名称与编码	正中神经缝合术 04.3x10 桡神经缝合术 04.3x12 上肢肌腱缝合术 83.6400x008 皮肤和皮下坏死组织切除清创术 86.2200x011 石膏夹板固定 93.5401	正中神经缝合术 04.3x10 桡神经缝合术 04.3x12 桡动脉结扎术 38.8303 上肢肌腱缝合术 83.6400x008 皮肤和皮下组织非切除性清创 86.2800x012 石膏夹板固定 93.5401

续表

项　目	原病历 DRG 入组	调整后 DRG 入组
DRG 分组	IG15:肌肉、肌腱手术,不伴并发症与合并症	VC13:与损伤有关的清创术,伴并发症与合并症
参考权重	0.70	1.33

注:"参考权重"根据中卫云 DRG 数据会诊云平台的大数据测算,仅供参考。

二、 案例解读

(一)审核出院诊断与手术/操作是否遗漏

1. 诊断增补前臂其他部位的开放性伤口 S51.800:从病历中可知患者为不慎被锯子切割前臂,属于前臂开放性伤口,其他诊断予补充编码前臂其他部位的开放性伤口 S51.800。

2. 诊断增补前臂多处肌肉和肌腱损伤 S56.700x001:本例中临床诊断有前臂正中神经断裂、前臂桡神经损伤,遵循国际疾病分类编码的创作编码规则,多处损伤尽可能采用多数编码逐个编,不予修改。病程中出院诊断有右肱桡肌、桡侧腕屈肌、掌长肌、拇长屈肌、指浅屈肌断裂,需先明确诊断中所涉及肌肉的解剖位置及功能,肱桡肌、桡侧屈腕肌、掌长肌、拇长屈肌、指浅屈肌均是前臂屈肌肌肉,属于同一身体区域的同种类型损伤,其综合编码为 S00—S99 类目的第四位数 .7 亚目。

按主导词"损伤"在 ICD-10 第三卷中查找:损伤

—肌(腱)(筋膜)

——多处

———前臂(水平)S56.7

核对 ICD-10 第一卷,可见 S56.7 在前臂水平的多处肌肉和肌腱损伤编码正确。

3. 手术/操作增加桡动脉结扎术 38.8303:患者诊断右桡动脉断裂,查阅手术记录:"桡动脉毁损、短缩严重,无法吻合,予结扎",故应增加手术编码桡动脉结扎术 38.8303。

(二)调整主要诊断依据

1. 医师思路:患者于 2 小时前在家用锯子锯木头时不慎被锯片划伤右前臂,于急诊送手术室行右前臂清创缝合+右桡动脉结扎+右正中神经、桡神经浅支断裂缝接+右肱桡肌、桡侧腕屈肌、掌长肌、拇长屈肌、指浅屈肌断裂缝接+石膏托外固定术。术后诊断:右前臂切割伤;右肱桡肌、桡侧腕屈肌、掌长肌、拇长屈肌、指浅屈肌断裂;右桡动脉断裂;右正中神经、桡神经浅支断裂。医师在选择主诊时,仅考虑到手术过程时的情况,认为本例有五处肌肉损伤,并且其肌肉损伤的数目和手术过程耗时,均多于两根神经和一根血管的损伤,而忽略了住院期间的整体诊疗情况,没有按照《住院病案首页数据填写质量规范(暂行)》(2016 版)里的要求去选择主要诊断。另外,医师对于损伤的 ICD 分类轴心和多处损伤的综合编码规则也不甚了解。因此,错将前臂水平的其他肌肉损伤作为主要诊断。

2. 编码员思路:本案例涉及多处损伤的综合编码规则:① 多处损伤尽可能采用多数编码逐个编。② 同一身体区域的同种类型损伤,其综合编码为 S00—S99 类目的第四位数 .7 亚目。③ 同一身体区域的不同类型损伤,其综合编码为每一节最后类目的第四位数 .7 亚目,即 S09.7、S19.7、S29.7…S99.7。④ 不同身体区域的同种类型的损伤,综合编码为 T00—T05。⑤ 当多处损伤不能确定哪处损伤更严重,以综合编码为主要诊断。

本例中医师在病程记录的诊断为右肱桡肌、桡侧腕屈肌、掌长肌、拇长屈肌、指浅屈肌断裂,右桡动脉断裂,右正中神经、桡神经浅支断裂,属于同一身体区域(前臂)的不同类型损伤,根据上述规则③与规则⑤,主要诊断修改为综合编码,为前臂多处损伤 S59.700。

按主导词"损伤"查 ICD-10 第三卷:

损伤

一前臂

——和肘,多处 S59.7

核对 ICD-10 第一卷,S59.7 前臂多处损伤,分类于 S50—S58 中一个以上类目的损伤,编码正确。

(三) 修正其他手术/操作

手术/操作中"皮肤和皮下坏死组织切除清创术 86.2200x011"应修改为"皮肤和皮下组织非切除性清创 86.2800x012"。ICD-9-CM-3 中皮肤和皮下组织清创术按切除性和非切除性分为编码 86.22 和编码 86.28,编码时需注意区分具体手术方式。清创术是从外伤或感染的病灶及其附件去除影响愈合的异物、失活或污染的组织,直到暴露周围的健康组织为止,达到促进组织修复和愈合的目的,主要的清创方式包括自溶性清创、酶性(化学性)清创、机械清创、手术利器清创、冲洗清创、生物清创。机械清创指通过水疗、灌洗、湿到干敷料的使用等去除坏死组织,主要用于坏死组织多的创面。手术利器清创指使用手术器械(刮匙、剪刀、刀片)来清除坏死组织,是最有效的清创手段。冲洗清创指用过氧化氢(双氧水)和生理盐水冲洗创面。从概念上可以看出,临床常用的清创术中手术利器清创属于切除性清创,而自溶性清创、酶性(化学性)清创、机械清创、冲洗清创以及生物清创属于非切除性清创。查阅手术记录可见:右前臂掌侧可见长约 10 cm 伤口,皮缘尚齐,创面污染、伴流血,伤口深达骨面,予生理盐水、双氧水、碘伏反复冲洗。可见患者接受的为冲洗清创,属于非切除性清创。

按主导词"清创"查 ICD-9-CM-3:

清创

一非切除的

——伤口(皮肤)86.28

核对 86.28 伤口、感染或烧伤的非切除性清创术,包括清创术 NOS,蛆清创疗法以及通过刷洗、冲洗术、擦洗、洗涤和水刀(喷射)去除坏死组织、坏死物和腐肉。编码正确。

（四）DRG 入组分析

本案例属于高码低编，原入组 IG15 组（肌肉、肌腱手术，不伴并发症与合并症），参考权重 0.70。通过调整主要诊断和主要手术，增补其他诊断和手术编码，进入 VC13 组（与损伤有关的清创术，伴并发症与合并症），参考权重 1.33，且更符合病情及治疗情况。

三、小结

同时存在不同类型损伤患者，诊疗过程中尽早实施手术治疗是挽救患者生命和保留肢体、器官功能的基础，但往往需要多个手术，手术多而复杂，需仔细阅读病历和手术记录，明确患者损伤过程、部位和类型等，是否存在并发症如休克、感染等，核对诊断与手术是否对应，避免漏填。医师应在病历中详细描述损伤和中毒的过程和临床表现、手术记录及治疗经过等，病案首页不漏填、错填，编码员需掌握损伤疾病分类的特定编码规则和正确的查找方法，并熟悉临床诊断书写习惯，了解相关损伤的类型、解剖部位等知识，才能将其准确翻译成 ICD 编码。编码员需明确皮肤和皮下组织切除性清创术和非切除性清创术的概念区别，不能单纯将去除坏死组织等同于切除性清创术。

（郑东阳　祝日杰）

第四节　腹壁开放性伤口

一、疾病 DRG 组调整

患者男性，年龄 64 岁，住院 10 天，医嘱离院，住院总费用 8 947.36 元．原主要诊断腹壁开放性伤口 S31.100，入 VJ13 组（其他损伤的手术室操作，伴并发症与合并症），参考权重 1.61。根据 DRG 分组原则并结合临床实际，对本病例手术/操作进行调整修正，见表 25 - 4 - 1。

表 25 - 4 - 1　腹壁开放性伤口 DRG 入组错误调整方案

项　　目	原病历 DRG 入组	调整后 DRG 入组
主要诊断与编码	腹壁开放性伤口 S31.100	腹壁开放性伤口 S31.100
其他诊断与编码	高血压 1 级 I10.x03 2 型糖尿病 E11.900	高血压 1 级 I10.x03 2 型糖尿病 E11.900
手术名称与编码	肌肉缝合术 83.6501	腹壁裂伤缝合术 54.6301
DRG 分组	VJ13：其他损伤的手术室操作，伴并发症与合并症	VJ13：其他损伤的手术室操作，伴并发症与合并症
参考权重	1.61	1.61

注："参考权重"根据中卫云 DRG 数据会诊云平台的大数据测算，仅供参考。

二、 案例解读

(一)了解腹壁开放性损伤

腹部损伤是临床常见的急腹症,可分为开放性和闭合性,腹部开放性损伤多为刀刃、枪弹、弹片等利器引起。开放性损伤时因腹腔与外界相通,可导致腹部内脏损伤。开放性损伤诊断中需要注意是否有内脏损伤,涉及什么脏器和是否有多发性损伤。由于患者致伤的原因、伤情轻重不同,是否伴有合并伤,以及是否伴有失血性休克、弥漫性腹膜炎等情况,腹部开放性损伤患者的临床表现差异很大。腹腔内大出血、休克和严重感染是主要死亡原因。一般单纯的腹壁损伤的症状和体征较轻,主要表现为受伤部位疼痛、局限性腹壁肿胀和压痛,但仍需注意是否合并有内脏器官损伤。

(二)主要诊断选择依据

1. 医师思路:患者因洗手盆破裂致右下腹侧壁割裂伤2小时入院。入院查体示右下腹侧壁可见一长约8 cm的伤口,深可见肌肉,腹膜未受损。入院后急送手术室在全麻下行右侧腹壁清创缝合术,手术过程顺利。患者系锐性外力所致腹壁割裂伤,应注意是否伤及腹腔内脏器官。单纯腹壁割裂伤,彻底清创后可行一期缝合。根据病情,主要诊断选择腹壁开放性伤口。

2. 编码员思路:《疾病与有关健康问题的国际统计分类第一卷》第十九章"损伤、中毒和外因的某些其他后果"类目中S编码是指单一部位的损伤,编码第二位数是从0至9,根据身体的解剖部位从上至下按顺序编目,即S0头部,S1颈部,S2胸部,S3腰部、下背、腰椎和骨盆,S4肩和上臂,S5肘和前臂,S6腕和手,S7髋和大腿,S8膝和小腿,S9踝和足。编码第三位数代表损伤类型,从0—9按损伤程度由浅到深的顺序进行编目,依次分为,浅表损伤,开放性伤口,骨折,脱位、扭伤和劳损,神经和脊髓损伤,血管损伤,肌肉和肌腱损伤,挤压伤,创伤性切断,内部器官损伤以及其他和未特指的损伤。可见,损伤部位和损伤类型是S编码的两个分类轴心。

在熟悉人体正常解剖部位的基础上,还应对各种损伤程度代表的类型和病历中用词有一定的了解。临床表达浅表损伤通常指身体皮肤浅表的伤口,不伴有大的开放性伤口,病程记录中查体或诊断一般用词为擦伤、挫伤等。开放性伤口指裂伤、挫裂伤、撕脱伤、损毁伤、切割伤、穿刺伤或动物咬伤(不包括毒蛇咬伤)。骨折包括外伤所致的闭合性、开放性、脱位的骨折。脱位、扭伤和劳损包括关节、关节囊、软骨和韧带的扭伤、劳损、撕裂伤。神经和脊髓损伤包括创伤性神经切断、脊髓出血、截瘫和四肢瘫等。血管损伤包括血管的切割伤、撕裂伤、创伤性动静脉瘘、创伤性动静脉破裂等。肌肉和肌腱损伤包括肌肉和肌腱的撕脱、撕裂伤、切割伤等。挤压伤指身体的四肢躯干或其他部位受到压迫而发生缺血缺氧等一系列的病理改变,引起肌肉肿胀、内脏出血或内脏破裂等损伤,常见于暴力挤压、塌方压埋等。创伤性切断指头、颈、胸部、腹部和四肢等离断或截断。内部器官损伤指内部器官的冲击性损伤、震荡、创伤性血肿、破裂、贯通伤等。

损伤常用主导词包括损伤、挫伤、伤口、骨折、脱位、扭伤、挤压和切断等。本例为开

放性伤口,以"伤口"为主导词,检索 ICD-10 第三卷:

伤口,开放性

—腹部

——壁 S31.1

核对 ICD-10 第一卷,S31.1 腹壁开放性伤口编码正确。

(三) 调整主要手术依据

在国际手术操作 ICD-9-CM-3 分类标准中,手术操作名称的各个组成部分均可能影响编码,包括部位、术式、入路、目的、疾病性质、伴随的其他情况等,一些以疾病性质为主书写的手术名称需编码员根据临床知识分析手术的情况,选择正确编码。

本例首页手术医师填写"腹壁清创缝合术",编码员编码为肌肉缝合术 83.6501 则失当。清创缝合术是临床常见的较为宽泛的手术名称,包含两个不同式式。清创术是从外伤或感染的病灶及其附件去除异物、无生命的或污染的组织,直到暴露周围的健康组织为止。缝合术是将已经切开或因外伤断裂的组织、器官进行对合或重建其通道,恢复其功能,是保证良好愈合的基本条件。临床医师习惯将缝合术、清创术统称为清创缝合术,编码培训中常强调重清创而轻缝合,其实可能缝合术只是清创术后的一个步骤,可省略编码,也可能清创术只是缝合术的入路。手术及操作名称一般由部位、术式、入路、疾病性质等要素构成,在医师不能准确填写首页的情况下,编码员应从病历疾病诊断、手术记录中将这些要素提取出来,以正确编码。通过查阅该患者的病历资料与手术记录,可知患者手术治疗主要为以清创为入路的缝合术。

按主导词"缝合",查找 ICD-9-CM-3 索引:

缝合(撕裂,裂伤)

—腹壁 54.63

—肌肉 83.65

核对类目表,54.63 其他腹壁缝合术,腹壁裂伤缝合术,83.65 肌或筋膜的其他缝合术,腹直肌分离修补术。

入院行手术治疗患者的主要手术要与主要诊断对应一致,该患者因腹壁割裂伤后入院行缝合术,应选择腹壁裂伤缝合术 54.63 作为主要手术编码,而不是归属于肌肉骨骼系统手术的肌肉或筋膜的其他缝合术 83.65。

(四) DRG 入组分析

本案例调整前后虽然不影响 DRG 入组,均进入 VJ13 组(其他损伤的手术室操作,伴并发症与合并症),但存在编码错误。主要原因是医师未能正确填写手术名称,编码员也未仔细阅读病历、手术记录等相关资料,查找编码时先入为主,按关键词"缝合"检索得"肌肉缝合术 83.6501",未能认真核对类目表,即选择其为主要手术编码,导致主要手术编码错误。

三、小结

ICD-10 中 S 编码是对单一区域部位不同损伤类型编码,按解剖位置划分各节,再以类目区分损伤类型,最后以亚目说明损伤的具体部位,故编码时应先对各种损伤程度代表的类型和病历中用词有一定的了解,注意先区分解剖位置,再明确损伤类型,最后具体至部位。清创缝合术是临床常见笼统的手术名称,也是首页容易产生错码的手术名称之一,编码人员不但要加强医学基础知识的学习,在编码时阅读病案信息,特别是专科情况、手术记录等,了解疾病性质、手术部位和手术入路,才能进行正确的手术/操作分类。

(郑东阳)

第五节 有机磷中毒

一、疾病 DRG 组调整

患者女性,年龄 83 岁,住院 4 天,非医嘱离院,住院总费用 12 531.90 元。原主要诊断中毒性心肌炎 I40.800x001,入 FZ13 组(循环系统其他疾患,伴并发症与合并症),权重 0.78。根据 DRG 分组原则并结合临床实际,对本病例手术/操作进行调整修正,见表 25 - 5 - 1。

表 25 - 5 - 1 有机磷中毒 DRG 入组错误调整方案

项 目	原病历 DRG 入组	调整后 DRG 入组
主要诊断与编码	中毒性心肌炎 I40.800x001	有机磷中毒 T60.001
其他诊断与编码	主动脉瓣关闭不全 I35.100 心功能Ⅱ级 I50.903 纯高胆固醇血症 E78.000	中毒性心肌炎 I40.800x001 主动脉瓣关闭不全 I35.100 心功能Ⅱ级 I50.903 纯高胆固醇血症 E78.000
手术名称与编码		
DRG 分组	FZ13:循环系统其他疾患,伴并发症与合并症	VS23:药物及其他物质中毒/毒性反应,伴并发症与合并症
参考权重	0.78	1.10

注:"参考权重"根据中卫云 DRG 数据会诊云平台的大数据测算,仅供参考。

二、案例解读

(一)了解有机磷中毒

急性有机磷农药中毒是我国最常见的急性农药中毒,有机磷中毒可引起中毒性心肌炎。中毒性心肌炎往往是全身中毒的一部分重要表现,病情危重或并发严重心功能不全和心律失常者病死率高。有机磷农药中毒症状出现的时间和严重程度与进入途径、农药性质、进入量和吸入量、人体健康情况等均有密切关系。一般急性中毒多在 12 小时内发病。

（二）调整主要诊断依据

1. 医师思路：患者为自服有机磷农药 1 天,恶心、呕吐、大小便失禁且大便有刺鼻气味 6 小时入院。就诊时意识模糊,双上肢不自主抖动,急诊以急性有机磷中毒收入院。入院后行颅脑 CT 及 MRI 未见异常;住院期间出现急性心功能不全,心肌损伤标志物异常,心电图异常。查胆碱酯酶 300 U/L,入院诊断有机磷中毒,行洗胃,阿托品、氯解磷定静注。本例急性有机磷中毒是中毒性心肌炎的病因,也是病人住院就医的原因。临床医师认为此次住院主要针对最严重的临床表现"心肌炎"进行治疗,忽略"中毒"这一病因,因此选择"中毒性心肌炎"作为主要诊断。

2. 编码员思路：《住院病案首页数据填写质量规范（暂行）》(2016 版)针对主要诊断选择的原则中第十七条为"以治疗中毒为主要目的的,选择中毒为主要诊断"。本例心肌炎为有机磷中毒的临床表现,综合以上原则,主要诊断调整为有机磷中毒 T60.001。

（三）DRG 入组分析

该案例调整前主要诊断为"中毒性心肌炎 I40.800x001",其 MDC 大类为"MDCF 循环系统疾病及功能障碍",进入 FZ13 组（循环系统其他疾患,伴并发症与合并症）,参考权重 0.78。调整主要诊断为有机磷中毒 T60.001 后,归入"MDCV 创伤、中毒及药物毒性反应"诊断大类,最终 DRG 分组为 VS23 组（药物及其他物质中毒/毒性反应,伴并发症与合并症）,参考权重 1.10. 本例属于低码高编错误。

三、小结

以治疗中毒为主要目的,应选择中毒作为主要诊断。临床常见的错误是选择中毒的某一重要临床表现作为主要诊断,而忽略"中毒"这一病因,导致主要诊断选择错误,进而影响到 DRG 分组。

（王小乐）

第二十六章 MDCY:HIV 感染疾病及相关操作

第一节 人类免疫缺陷病毒[HIV]病造成的多发性感染（一）

一、疾病 DRG 组调整

患者男性,年龄 46 岁,住院 6 天,非医嘱离院,住院总费用 17 998.74 元。原主要诊断卡氏肺孢子菌肺炎 B59.x00x002+J17.3*,入 EK23 组(呼吸系统诊断伴非侵入性呼吸支持,伴并发症与合并症),参考权重 6.18。根据 DRG 分组原则并结合临床实际,对本病例诊断、手术/操作进行调整修正,见表 26-1-1。

表 26-1-1 人类免疫缺陷病毒[HIV]病造成的多发性感染 DRG 入组错误调整方案

项 目	原病历 DRG 入组	调整后 DRG 入组
主要诊断与编码	卡氏肺孢子菌肺炎 B59.x00x002+J17.3*	人类免疫缺陷病毒[HIV]病造成的多发性感染 B20.700
其他诊断与编码	巨细胞病毒性肺炎 B25.000+J17.1* Ⅰ型呼吸衰竭 J96.900x002 营养不良 E46.x00x003 轻度贫血 D64.901 低蛋白血症 E77.801 人类免疫缺陷病毒阳性（HIV 阳性）R75.x00x001	人类免疫缺陷病毒[HIV]病造成的卡氏肺囊虫肺炎[肺孢子虫病] B20.600 人类免疫缺陷病毒[HIV]病造成的巨细胞病毒感染 B20.200 Ⅰ型呼吸衰竭 J96.900x002 营养不良 E46.x00x003 轻度贫血 D64.901 低蛋白血症 E77.801
手术名称与编码	呼吸机治疗[<96 小时] 96.7101 气管内插管 96.0400	呼吸机治疗[<96 小时] 96.7101 气管内插管 96.0400
DRG 分组	EK23:呼吸系统诊断伴非侵入性呼吸支持,伴并发症与合并症	YB19:HIV 相关疾病的气管切开手术
参考权重	6.18	待定

注:"参考权重"根据中卫云 DRG 数据会诊云平台的大数据测算,仅供参考。

二、　案例解读

（一）了解艾滋病

艾滋病,即获得性免疫缺陷综合征(acquired immunodeficiency syndrome,AIDS),其病原体为人类免疫缺陷病毒(human immunodeficiency virus,HIV),亦称艾滋病病毒。根据感染后临床表现及症状、体征,HIV 感染的全过程可分为急性期、无症状期和艾滋病期。HIV-1/2 抗体检测是 HIV 感染诊断的金标准,HIV 核酸检测(定性和定量)也用于 HIV 感染诊断。HIV-1/2 抗体检测包括筛查试验和补充试验。HIV-1/2 抗体筛查方法包括 ELISA、化学发光或免疫荧光试验、快速试验(斑点 ELISA 和斑点免疫胶体金或胶体硒、免疫层析等)、简单试验(明胶颗粒凝集试验)等。补充试验方法包括抗体确证试验(免疫印迹法,条带/线性免疫试验和快速试验)和核酸试验(定性和定量)。

HIV/AIDS 的诊断需结合流行病学史(包括不安全性生活史、静脉注射毒品史、输入未经抗 HIV 抗体检测的血液或血液制品、HIV 抗体阳性者所生子女或职业暴露史等),临床表现和实验室检查等进行综合分析,慎重做出诊断。成人、青少年及 18 月龄以上儿童,符合下列一项者即可诊断 HIV 感染:① HIV 抗体筛查试验阳性和 HIV 补充试验阳性(抗体补充试验阳性或核酸定性检测阳性或核酸定量＞5 000 拷贝/ml);② HIV 分离试验阳性。

18 月龄及以下儿童,符合下列一项者即可诊断 HIV 感染:① 为 HIV 感染母亲所生和 HIV 分离试验结果阳性;② 为 HIV 感染母亲所生和 2 次 HIV 核酸检测均为阳性(第 2 次检测需在出生 6 周后进行);③ 有医源性暴露史,HIV 分离试验结果阳性或两次 HIV 核酸检测均为阳性。

肺孢子菌肺炎(pneumocystis pneumonia,PCP)是由肺孢子菌引起的呼吸系统机会性感染,主要发生于严重免疫缺陷患者,是 AIDS 患者最常见和最严重的机会性感染之一,常导致呼吸衰竭甚至死亡。PCP 属机会性感染,是 HIV 感染晚期 AIDS 的"标志病"之一。美国 CDC 统计资料显示,AIDS 患者中 60% 以 PCP 为首发症状,85% 在病程中发生一次以上 PCP,至少 25% 死于此病。

人体中常存在巨细胞病毒(CMV)潜伏感染,当机体免疫功能减低时可出现 CMV 活动性感染。艾滋病患者中,CMV 感染最常导致视网膜炎,其次为消化系统、神经系统感染。当出现肺外 CMV 感染,尤其是 CD4＋T 淋巴细胞明显降低(<50 个/μl)或者 HIV RNA 载量升高明显者中,若双肺出现浸润性病灶应警惕合并肺部 CMV 感染,必要时建议早期行纤维支气管镜肺泡灌洗检查(BALF),而 BALF、血清 CMV 抗体、CMV 病毒抗原、CMV PCR 这些检查无法确定是否是现症感染,确诊仍需依赖于肺活组织见巨细胞及核内或包质内形成典型的包涵体。而由于肺活组织检查不易实施,导致临床肺部 CMV 感染确诊率低,但艾滋病患者的尸体检查发现较多合并肺部 CMV 感染。

（二）调整主要诊断依据

1. 医师思路:本例由于住院时间较短,仅筛查试验呈阳性反应,而外送的 HIV 复检和补充试验结果尚未回报,所以诊断艾滋病的依据不足。因此医师根据《住院病案首页数据填写质量规范(暂行)》(2016 版)中的第三条"住院病案首页填写应当客观、真实、及时、规范,项目填写完整,准确反映住院期间诊疗信息"、第五条"住院病案首页应当使用规范的疾病诊断和手术操作名称。诊断依据应在病历中可追溯"、第十条"主要诊断一般是患者住院的理由,原则上应选择本次住院对患者健康危害最大、消耗医疗资源最多、住院时间最长的疾病诊断"的原则,选择"卡氏肺孢子菌肺炎"作为主要诊断。

2. 编码员思路:艾滋病的编码需掌握艾滋病的各临床分期及 ICD-10 编码;HIV 急性感染期 B23.0(急性 HIV 感染综合征),窗口期 R75(HIV 的实验室证据),潜伏期 Z21(无症状 HIV 感染状态),典型艾滋病期 B20—B24(除外 B23.0)。

艾滋病编码规则:① 使用 B20—B24 的编码:一般不要将 HIV 所引起的并发症与 HIV 分别编码,如果医院为了科研的需要,可再加上一个说明并发症的编码作为附加编码。② 当存在可分类到 B20—B22 中某一个类目中两个亚目以上的情况时编码到该类目的 .7。③ 当存在可分类于 B20—B22 中两个或以上类目的情况时,要分类到 B22.7。④ 当 HIV 疾病发生之前已存在某种疾病时,这个疾病不应当作 HIV 并发症来编码,而要按一般编码疾病的方法进行编码,且这个编码要作为附加编码。

本例根据后来回报的 HIV 补充试验阳性确证报告,再结合患者的不安全性生活史以及临床表现最终确诊为艾滋病。根据《住院病案首页数据填写质量规范(暂行)》(2016 版)中第十一条"病因诊断能包括疾病的临床表现,则选择病因诊断作为主要诊断"的原则,本例主要诊断调整为人类免疫缺陷病毒[HIV]病造成的多发性感染 B20.700。

(三) 修正其他诊断

其他诊断卡氏肺孢子菌肺炎 B59.x00x002＋J17.3* 和巨细胞病毒性肺炎 B25.000＋J17.1* 应修正。查阅 ICD-10 第二卷,当主要情况为 HIV 病和卡波西肉瘤时,编码到 HIV 病引起卡波西肉瘤(B21.0)。根据艾滋病编码规则,使用 B20—B24 的编码时,一般不要将 HIV 所引起的并发症与 HIV 分别编码,如果医院为了科研的需要,可再加上一个说明并发症的编码作为附加编码。因此,本例其他诊断应修正为人类免疫缺陷病毒[HIV]病造成的卡氏肺孢子虫肺炎 B20.600 和人类免疫缺陷病毒[HIV]病造成的巨细胞病毒感染 B20.200。

(四) DRG 入组分析

MDCY 情况特殊,主要诊断应包括 HIV 相关诊断,在 CN-DRG2.0 中分为 8 组,手术和内科组分别为 4 组。本例原主要诊断未选择艾滋病系列编码,故进入 MDCE。虽然 EK13(呼吸系统诊断伴非侵入性呼吸支持,伴并发症与合并症)参考权重达 6.18,但不符合本例真实病情。本例主要诊断和其他诊断选择错误,导致入组错误。调整主要诊断,修正其他诊断编码后,进入 YB19 组(该组病例罕见,故中卫云 DRG 数据会诊云平台暂未统计出参考权重)。

三、 小结

MDCY 情况特殊,主要诊断应包括 HIV 相关诊断,应注意避免编码错误。艾滋病的编码需掌握艾滋病的各临床分期及 ICD-10 编码原则，使用 B20-B24 的编码，一般不要将 HIV 所引起的并发症与 HIV 分别编码，当 HIV 疾病发生之前已存在某种疾病时，这个疾病不要当作 HIV 并发症来编码。

（祝日杰）

第二节　人类免疫缺陷病毒［HIV］病造成的多发性感染（二）

一、疾病 DRG 组调整

患者女性，年龄 58 岁，住院 10 天，医嘱离院，住院总费用 15 561.61 元，原主要诊断艾滋病 B24x01，未入组。根据 DRG 分组原则并结合临床实际，对本病例诊断、手术/操作进行调整修正，见表 26-2-1。

表 26-2-1　人类免疫缺陷病毒［HIV］病成的多发性感染 DRG 入组错误调整方案

项　　目	原病历 DRG 入组	调整后 DRG 入组
主要诊断与编码	艾滋病 B24. x01	人类免疫缺陷病毒［HIV］病造成的多发性感染 B20.700
其他诊断与编码	肺曲霉病,其他的 B44.100 肺部感染 J98.414 支气管扩张伴感染 J47. x03 高血压 2 级 I10. x04 神经官能症 F48.901	人类免疫缺陷病毒［HIV］病造成的卡氏肺囊虫肺炎［肺孢子虫病］B20.600 人类免疫缺陷病毒［HIV］病造成的其他真菌病 B20.500 高血压 2 级 I10. x04 神经官能症 F48.901
手术名称与编码	—	—
DRG 组	0000:不入组	YR15:HIV 相关疾病,不伴并发症与合并症
调整参考权重	—	0.93

注："参考权重"根据中卫云 DRG 数据会诊云平台的大数据测算,仅供参考。

二、案例解读

（一）了解艾滋病及相关感染

艾滋病，即获得性免疫缺陷综合征（acquired immunodeficiency syndrome，AIDS），是由人类免疫缺陷病毒（human immunodeficiency virus，HIV）感染所导致的慢性传染病，其特征是逆转录病毒损伤 CD4＋T 细胞，从而引起细胞免疫功能不全，传播途径以血液传播、性传播和母婴传播为主。由于患者免疫力低下，常常合并各种机会性感染。卡氏肺囊虫肺炎（PCP）是卡氏肺囊虫（PC）感染免疫功能低下人群引起的肺部炎性疾病，其中 AIDS 患者占 80%，PCP 是 AIDS 患者肺部最常见、最严重的并发症，占 AIDS 患者肺部机会性感染的 60%—85%，已成为 AIDS 患者死亡的主要原因。PC 对肺组织有较高的亲和力，通常寄生于人类的肺泡中，以包囊和滋养体两种形式交替存在，机体通过细胞免疫和活化巨噬细胞的共同作用将其清除体外，当机体免疫力降低到一定程度时，经内源或外源飞沫等途径感染机体，引起发病。

曲霉菌属条件致病性丝状真菌，其感染多见于免疫缺陷人群，在不同免疫状态人群所表现的临床疾病谱不同，侵袭性曲霉菌病（invasive aspergillosis，IA）为免疫低下人群常见的疾病形式。艾滋病患者由于 CD4＋T 淋巴细胞减少属于 IA 高危人群。肺曲霉菌病诊断标准：① 具有明确的曲霉菌分离阳性的病原学依据或组织病理学依据；② 具有相应感染的临床表现，如发热、咳嗽、咳痰及咯血等；③ 具有相应的影像学表现，如肺空洞、结节病灶、浸润影等。

（二）调整主要诊断依据

本例确诊 AIDS 4 月余，因头面部瘙痒 10 余天入院。临床医师出院小结的诊断为"艾滋病，肺曲霉菌病，肺部感染（PCP 待排）"。PCP 和肺曲霉病是 AIDS 患者常见的机会性感染，患者同时合并高血压和神经官能症。因此，本例为 AIDS 引起的多发性感染入院，并针对并发症给予抗感染、抗病毒、控制血压、营养神经及对症支持治疗。《住院病案首页数据填写质量规范（暂行）》（2016 版）针对主要诊断选择的原则中有"本次住院仅针对某种疾病的并发症进行治疗时，则选择该并发症作为主要诊断"。参照以上原则，本例主要诊断应调整为人类免疫缺陷病毒［HIV］造成的多发性感染 B20.700。

（三）修正其他诊断

该患者为 HIV 确诊患者，因为原病案首页编码的编码员缺乏临床知识，未能明确 PCP 和肺曲霉病与 HIV 之间的关系，又缺少与临床医师的沟通，仅根据疾病诊断名称编码，导致编码错误。本例其他诊断应修正如下：肺曲霉病，其他的 B44.100 修正为人类免疫缺陷病毒［HIV］造成的其他真菌病 B20.500；肺部感染 J98.414 修正为人类免疫缺陷病毒［HIV］造成的卡氏肺囊虫肺炎［肺孢子虫病］B20.600。

（四）DRG 入组分析

本例主要诊断选择错误，未能明确继发性疾病和原发性疾病编码的区别，加之其他诊断编码错误，导致未能入组，不入组病例则不能医保报销费用。调整主要诊断为人类免疫缺陷病毒［HIV］造成的多发性感染 B20.700，其他诊断修正为 HIV 感染的 B20 系列后，则可入组，进入 YR15 组（HIV 相关疾病，不伴并发症与合并症），参考权重 0.93。

三、小结

艾滋病临床分四期，分别为 HIV 急性感染期 B23.0（急性 HIV 感染综合征）、窗口期 R75（HIV 的实验室证据）、潜伏期 Z21（无症状 HIV 感染状态）、典型艾滋病期 B20—B24（除外 B23.0）。而四期编码之间是相互排斥的，即在一次住院期间，不能同时出现。另外，B20—B23 是有明确临床并发症的艾滋病，B24 是指无明确临床并发症的艾滋病，因此

B20—B23 与 B24 也不能同时出现。

　　艾滋病病案编码应遵循如下规则：① 使用 B20—B24 的编码，一般不要将 HIV 所引起的并发症与 HIV 分别编码，如果医院为了科研的需要，可再加上一个说明并发症的编码作为附加编码。② 当存在可分类到 B20—B22 中某一个类目中两个亚目以上的情况时，编码到该类目的 .7。③ 当存在可分类于 B20—B22 中两个或以上类目的情况时，要分类到 B22.7。④ 当 HIV 疾病发生之前就已存在某种疾病时，这个疾病不要当作 HIV 的并发症来合并编码，而要按一般疾病的编码方法进行编码，且这个编码要作为附加编码。

　　本例是以艾滋病引起多发性感染入院，编码员未能明确相应诊断间的因果关系，导致主要诊断和其他诊断的编码错误，从而无法入组。MDCY 情况特殊，主要诊断应包括 HIV 相关诊断，应注意避免编码错误。

（姚佳欣　陈丹霞　祝日杰）

第二十七章　MDCZ:多发严重创伤

第一节　肠系膜裂伤

一、疾病 DRG 组调整

患者男性,年龄 23 岁,住院 20 天,医嘱离院,住院总费用 69 473.09 元。原主要诊断急性弥漫性腹膜炎 K65.003,入 GB23 组[小肠、大肠(含直肠)的大手术,伴并发症与合并症],权重 5.57。根据 DRG 分组原则并结合临床实际,对本病例诊断、手术/操作进行调整修正,见表 27-1-1。

表 27-1-1　肠系膜裂伤 DRG 入组错误调整方案

项　目	原病历 DRG 入组	调整后 DRG 入组
主要诊断与编码	急性弥漫性腹膜炎 K65.003	肠系膜裂伤 S36.802
其他诊断与编码	急性缺血性肠坏死 K55.002 肠系膜裂伤 S36.802 创伤性硬膜下出血 S06.500 肺挫伤 S27.301 传染性病因的全身炎症反应综合征不伴有器官衰竭 R65.000 D 族链球菌性败血症 A40.200	创伤性硬膜下出血 S06.500 肺挫伤 S27.301 急性弥漫性腹膜炎 K65.003 急性缺血性肠坏死 K55.002 传染性病因的全身炎症反应综合征不伴有器官衰竭 R65.000 D 族链球菌性败血症 A40.200
手术名称与编码	腹腔镜下小肠部分切除术 45.6208 呼吸机治疗[<96 小时] 96.7101 气管内插管 96.0400 气管灌洗术 96.5602 全身动脉压监测 89.6100 动脉导管插入术 38.9100	空肠部分切除术 45.6204 腹腔镜检查 54.2100 呼吸机治疗[<96 小时] 96.7101 气管内插管 96.0400 气管灌洗术 96.5602 全身动脉压监测 89.6100 动脉导管插入术 38.9100
DRG 分组	GB23:小肠、大肠(含直肠)的大手术,伴并发症与合并症	ZJ11:多发严重创伤的其他手术室操作,伴重要并发症与合并症
参考权重	5.57	3.60

注:"参考权重"根据中卫云 DRG 数据会诊云平台的大数据测算,仅供参考。

二、 案例解读

（一）了解多发伤及肠系膜损伤

多发性创伤是指同一致伤因素引起的两处或两处以上的解剖部位或脏器的创伤，且至少有一个部位的创伤是危及生命的。肠系膜是悬吊、固定肠管的腹膜的一部分，通往肠的血管、神经多数分布于其上。肠系膜血管包括肠系膜上动、静脉和肠系膜下动、静脉，是腹部脏器血管的主要组成部分，负责几乎全部肠道的血液供应及血液回流。肠系膜血管损伤的病理表现之一是腹部外伤造成的肠系膜挫伤、裂伤。肠系膜血管损伤后，肠系膜血运会不同程度发生障碍，引发肠缺血等一系列病变，严重者最终会造成相应肠段坏死以及延迟性的腹腔感染。

（二）调整主要诊断依据

1. 医师思路：多发性创伤是主要出院诊断、手术/操作选择错误最多的病种之一。多发性创伤的临床特点之一是易发生创伤部位或全身性的并发症，且部分并发症临床表现比创伤本身更为严重，治疗花费时间精力更多更大，故临床医师容易选择并发症为主要诊断。此患者因外伤入院，入院后行急诊腹部 CT 示"缺血性肠坏死、肠系膜裂伤"，遂急诊行腹腔镜下小肠部分切除术。术后转入 ICU 治疗，急性弥漫性腹膜炎、脓毒症（全身炎症反应综合征）在 ICU 治疗多天后出院，临床医师认为治疗腹膜炎、脓毒症所花费时间精力更多、费用更高，故选择"急性弥漫性腹膜炎"为主要诊断。

2. 编码员思路：《住院病案首页数据填写质量规范（暂行）》（2016 版）针对主要诊断选择的原则中有"多部位损伤，以对健康危害最大的损伤或主要治疗的损伤作为主要诊断""以手术治疗为住院目的的，则选择与手术治疗相一致的疾病作为主要诊断"。参照以上原则，本例主要诊断调整为肠系膜裂伤 S36.802。

（三）调整主要手术/操作

原病历主要手术为腹腔镜下小肠部分切除术 45.6208。查看手术记录，该患者经腹腔镜探查后，发现腹腔大量血性混浊恶臭积液，腹腔镜操作困难，决定转开腹进行后续手术。开腹探查腹腔发现空肠起始部约 50 cm 肠系膜破裂，肠管缺血坏死约 50 cm，行小肠坏死部分切除术。故手术切除的部位为坏死空肠，术式为开腹操作。故主要手术应为空肠部分切除术 45.6204。结合初始手术腹腔镜探查，增加腹腔镜检查 54.2100。

（四）DRG 入组分析

本例因错误选择消化系统的并发症诊断为主要诊断，导致错误入组为 GB23 组［小肠、大肠（含直肠）的大手术，伴并发症与合并症］，参考权重 5.57。该患者其他诊断有肠系膜裂伤、创伤性硬膜下出血、肺挫伤多个创伤诊断，经修正主要诊断后，优先分组于 ZJ11 组（多发严重创伤的其他手术室操作，伴重要并发症与合并症），参考权重调整为 3.60。本例属于典型的低码高编错误。

三、 小结

多发伤应以最严重的损伤作为主要诊断，而不能选择损伤后并发症作为主要诊断。

编码员在对病案进行 ICD 编码时,应当充分阅读病案,对各个出院诊断之间的内在关系有深入了解,才能准确地给出编码。

(王小乐)

第二节　多发性骨盆骨折

一、疾病 DRG 组调整

患者男性,年龄 29 岁,住院 44 天,医嘱离院,住院总费用 145 359.53 元。原主要诊断传染性病因的全身炎症反应综合征伴有器官衰竭 R65.100,入 SB11 组(全身性感染及寄生虫病手术,伴重要并发症与合并症),参考权重 6.99。根据 DRG 分组原则并结合临床实际,对本病例诊断、手术/操作进行调整修正,见表 27 - 2 - 1。

表 27 - 2 - 1　多发性骨盆骨折 DRG 入组错误调整方案

项　目	原病历 DRG 入组	调整后 DRG 入组
主要诊断与编码	传染性病因的全身炎症反应综合征伴有器官衰竭 R65.100	多发性骨盆骨折 S32.701
其他诊断与编码	多发性骨盆骨折 S32.701 失血性休克 R57.101 肺挫伤 S27.301 脓毒血症 A41.901 肺炎 J18.900 低蛋白血症 E77.801 多个盆腔器官损伤 S37.700 创伤性气胸 S27.000	传染性病因的全身炎症反应综合征伴有器官衰竭 R65.100 创伤性休克 T79.400 肺挫伤 S27.301 脓毒血症 A41.901 肺炎 J18.900 低蛋白血症 E77.801 多个盆腔器官损伤 S37.700 创伤性气胸 S27.000
手术名称与编码	盆骨骨折切开复位内固定术 79.3901 盆骨外固定术 78.1901 皮肤和皮下坏死组织切除清创术 86.2200x011	盆骨骨折切开复位内固定术 79.3901 盆骨外固定术 78.1901 皮肤和皮下坏死组织切除清创术 86.2200x011 呼吸机治疗[<96 小时] 96.7101 气管内插管 96.0400
DRG 分组	SB11:全身性感染及寄生虫病手术,伴重要并发症与合并症	ZJ11:多发严重创伤的其他手术室操作,伴重要并发症与合并症
参考权重	6.99	3.60

注:"参考权重"根据中卫云 DRG 数据会诊云平台的大数据测算,仅供参考。

二、案例解读

(一)了解多发性骨盆骨折

多发伤是指在同一致伤因子作用下,引起身体两处或两处以上解剖部位或脏器的创伤,其中至少有一处损伤可危及生命。多发伤不同于多处伤,前者是两个以上的解剖部位或脏器遭受严重创伤,后者是同一部位或脏器有两处以上的损伤。多发伤常见于交通事故、爆炸性事故、矿场事故、高处坠落等,某些患者在平地跌倒、从自行车上跌落时也会出现多发伤。多发伤创伤部位多、伤情严重、组织破坏严重,常伴失血性休克或创伤性休克,免疫功能紊乱,高代谢状态,甚至是多器官功能障碍综合征(MODS)。故多发伤是漏填写出院诊断、手术/操作最多见的病种之一。

多发骨盆骨折是一种严重外伤,占骨折总数的 1%—3%,多由高能外伤所致,半数以上伴有合并症或多发伤,致残率高达 50%—60%。常伴有盆腔内器官的损伤、严重出血引起失血性休克和盆腔的继发感染,继发感染严重者又可导致脓毒血症及多器官功能障碍综合征(MODS)。最严重的是创伤性失血性休克及盆腔脏器合并伤,死亡率颇高。

(二)审核出院诊断与手术/操作是否遗漏

本例为交通事故伤所致的多发性骨盆骨折,同时伴有盆腔内器官多发损伤、创伤性休克、脓毒血症及由脓毒血症引起的多器官衰竭等严重合并症及伴随症,随时可能危及生命,此类病例极有可能需要机械通气来维持患者的生命体征,而病案首页并没有填写机械通气的相关操作记录,查阅病程记录发现,果然患者入院时抢救过程中曾行气管插管、呼吸机辅助通气,所以判断首页漏填写相关操作。故手术/操作应增补呼吸机治疗[<96 小时] 96.7101 及气管内插管 96.0400。

(三)调整主要诊断依据

1. 医师思路:本例患者因多发创伤入院,诊断为多发性盆骨骨折、盆腔器官多发损伤、休克,入院后行盆骨骨折切开复位内固定术、伤口切除性清创术。术后转入 ICU,并发全身炎症反应综合征伴器官衰竭。临床医师认为在 ICU 治疗期间主要治疗脓毒症并多器官功能衰竭,故出院诊断选择此传染性病因的全身炎症反应综合征伴有器官衰竭 R65.100 为主要诊断。

2. 编码员思路:根据《住院病案首页数据填写质量规范(暂行)》(2016 版)中针对主要诊断选择的原则中第十条"主要诊断一般是患者住院的理由,原则上应选择本次住院对患者健康危害最大、消耗医疗资源最多、住院时间最长的疾病诊断"、第十五条"多部位损伤,以对健康危害最大的损伤或主要治疗的损伤作为主要诊断"、第十一条"以手术治疗为住院目的的,则选择与手术治疗相一致的疾病作为主要诊断",本例主要诊断调整为多发性骨盆骨折 S32.701。

(四)修正其他诊断

其他诊断中有失血性休克 R57.101。失血性休克是大量失血引起的休克,大量失血不仅常见于创伤引起的出血,还多见于消化性溃疡出血、食管曲张静脉破裂、妇产科疾病所引起的出血。创伤性休克则是由于丧失全血或血浆、水和电解质渗出至创伤部位及其周围组织内,是血液循环量降低所致,基本属于低血容量休克范畴。本例休克明确为创伤所致,故休克诊断应修正为创伤性休克 T79.400。编码过程如下:

查 ICD-10 第三卷:

休克

一血容量不足性 R57.1

——创伤性 T79.4

核对 ICD-10 第一卷,编码于 T79.4 创伤性休克正确。

(五) DRG 入组分析

本例为多发严重创伤案例。MDCZ 多发严重创伤为优先分类的 MDC。本例诊断有多发性骨盆骨折 S32.701、肺挫伤 S27.301、多个盆腔器官损伤 S37.700、创伤性气胸 S27.000 等多个创伤诊断。原主要诊断误为传染性病因的全身炎症反应综合征伴有器官衰竭 R65.100 时,进入 SB11 组(全身性感染及寄生虫病手术,伴重要并发症与合并症),参考权重 6.99。当主要诊断选择多发性骨盆骨折 S32.701,则正确进入 ZJ11 组(多发严重创伤的其他手术室操作,伴重要并发症与合并症),参考权重 3.60。本例是一例典型的低码高编错误。

三、小结

多部位损伤,以对健康危害最大的损伤或主要治疗的损伤作为主要诊断。而传染性病因的全身炎症反应综合征伴有器官衰竭 R65.100 绝不能作为主要诊断,应选择导致 MODS 的具体病因诊断作为主要诊断。但当以"传染性病因的全身炎症反应综合征伴有器官衰竭 R65.100"作为主要诊断时,该病例仍然能入组 SB11,由此可见,DRG 的分组逻辑与 ICD 主要诊断的选择原则之间存在分歧,这需要我们不断完善补充 DRG 的相关分组细则。

(王小乐)

第三节　肺挫伤

一、疾病 DRG 组调整

患者男性,年龄 55 岁,住院 15 天,非医嘱离院,住院总费用 36 431.40 元。原主要诊断急性呼吸窘迫综合征 J80.x00x002,入 EK11 组(呼吸系统诊断伴呼吸机支持,伴重要并发症与合并症),参考权重 7.83。根据 DRG 分组原则并结合临床实际,对本病例诊断、手术/操作进行调整修正,见表 27-3-1。

表 27 - 3 - 1　肺挫伤 DRG 入组错误调整方案

项　目	原病历 DRG 入组	调整后 DRG 入组
主要诊断与编码	急性呼吸窘迫综合征 J80.x00x002	肺挫伤 S27.301
其他诊断与编码	肺挫伤 S27.301 创伤性肝破裂 S36.102 肾挫伤 S37.002 创伤性气胸 S27.000 肋骨多处骨折 S22.400 腹腔干动脉夹层 I72.800x053	急性呼吸窘迫综合征 J80.x00x002 创伤性肝破裂 S36.102 肾挫伤 S37.002 创伤性气胸 S27.000 肋骨多处骨折 S22.400 腹腔干动脉夹层 I72.800x053 胸部多处损伤 S29.700 腹部、下背和骨盆其他多处损伤 S39.700 多脏器损伤 T06.501
手术名称与编码	呼吸机治疗［＜96 小时］96.7101 气管内插管 96.0400	呼吸机治疗［＜96 小时］96.7101 气管内插管 96.0400 胸腔闭式引流术 34.0401
DRG 分组	EK11：呼吸系统诊断伴呼吸机支持，伴重要并发症与合并症	ZJ11：多发严重创伤的其他手术室操作，伴重要并发症与合并症
参考权重	7.83	3.60

注："参考权重"根据中卫云 DRG 数据会诊云平台的大数据测算，仅供参考。

二、案例解读

（一）了解多发伤与肺挫伤

肺挫伤是指钝性创伤作用于肺实质，导致肺间质和肺泡内出血及水肿。主要表现为胸痛、呼吸困难和咳嗽等。可导致严重的肺内分流和低氧血症，严重者导致急性呼吸窘迫综合征，若不能及时纠正，则造成多器官功能衰竭而死亡。

（二）审核出院诊断与手术/操作是否遗漏

查阅病程记录，患者因外伤后胸腹部疼痛难忍平车入院，入院后 CT 检查显示左右肺叶挫伤、右侧气胸、胸腔少量积血、第 4—12 肋骨多发骨折、胸背部软组织多发积气、肝右叶挫裂伤、右侧肾上腺血肿，入院后予胸腔闭式引流、卧床休息、止血、抗感染、营养支持对症治疗。入院后第二天患者出现呼吸急促，查心率 130 次/分，血压 185/95 mmHg，全腹 CT 提示：拟腹腔干局限性夹层形成，患者突然急性呼吸衰竭，口唇、指端发绀，立即转入重症医学科进行抢救，转入后予呼吸机辅助呼吸。临床诊断：急性呼吸窘迫综合征；肺挫伤；创伤性肝破裂；肾挫伤；创伤性液气胸；多发肋骨骨折；腹腔干动脉夹层。

按照 ICD-10 对多处损伤的编码规定，除需要对各个具体损伤类型进行编码以外，还需使用多处损伤的综合编码作为附加码以说明多处损伤的情况。多处损伤的综合编码规则：① 同一身体区域的同种类型损伤，其编码通常为 S00—S99 类目的第四位数 .7。② 同一身体区域的不同类型的损伤，通常编码于每一节最后类目的第四位数 .7。③ 不同身体区域的同种类型的损伤，编码为 T00—T05。因此，结合患者病情，其他创伤诊断有遗漏，应增补胸部多处损伤 S29.7 及腹部、下背和骨盆其他多处损伤 S39.700、多脏器损伤 T06.501。

（三）调整主要诊断依据

1. 医师思路：本例患者因多发创伤入院，入院后诊断为"肺挫伤、创伤性肝破裂脾挫伤、创伤性液气胸、多发肋骨骨折、腹腔干动脉夹层"。入院后第二天患者突发急性呼吸衰竭，口唇、指端发绀，立即转入重症医学科进行抢救，转入后予呼吸机辅助呼吸、胸腔闭式引流等治疗。临床补充诊断：急性呼吸窘迫综合征。在 ICU 住院 14 天后好转出院。临床医师认为患者在 ICU 住院主要针对"急性呼吸窘迫综合征"进行治疗，其对患者的健康危害更大，花费的医疗精力更多，所以选择并发症诊断"急性呼吸窘迫综合征"作为主要诊断，从而忽略了对疾病的发展、转归、治疗和预防都有指导意义的病因诊断应优先作为主要诊断的诊断书写原则。

2. 编码员思路：《住院病案首页数据填写质量规范（暂行）》（2016 版）针对主要诊断选择的原则：①多部位损伤，以对患者健康危害最大的损伤或主要治疗的损伤作为主要诊断；②当有明确的病因时，应该选择病因作为主要诊断。参照以上原则，本例主要诊断应调整为肺挫伤 S27.301。

（四）DRG 入组分析

多发严重创伤 MDCZ 属于 DRG 分组中优先分组的疾病大类。该疾病大类下可具体细分为 9 个 DRG 组：ZB11 多发性重要创伤开颅术，伴重要并发症与合并症；ZB15 多发性重要创伤开颅术，不伴并发症与合并症；ZC11 多发性重要创伤的脊柱、髋、股或肢体手术，伴重要并发症与合并症；ZC15 多发性重要创伤的脊柱、髋、股或肢体手术，不伴并发症与合并症；ZJ11 多发重要创伤的其他手术室操作，伴重要并发症与合并症；ZJ15 多发重要创伤的其他手术室操作，不伴并发症与合并症；ZK19 多发重要创伤，伴呼吸机支持；ZR19 多发性重要创伤住院<5 天死亡或转院；ZR29 多发性重要创伤无手术室操作。该案例患者的手术（操作）编码有呼吸机治疗[<96 小时] 96.7101、气管内插管 96.0400、胸腔闭式引流术 34.0401，其中胸腔闭式引流术 34.0401 在 ICD 国家临床版被定义为操作，但在 DRG 某些疾病的分组中被定义为手术。因此该案例可能进入的 DRG 组为 ZJ11 多发重要创伤的其他手术室操作，伴重要并发症与合并症或 ZJ15 多发重要创伤的其他手术室操作，不伴并发症与合并症或 ZK19 多发重要创伤，伴呼吸机支持。按照 DRG 分组的优先顺序手术组、操作组、内科组，我们可以推测胸腔闭式引流术 34.0401 这个操作未被 DRG 分组器定义为多发重要创伤的其他手术室操作范围内。

三、小结

多部位损伤应以对健康危害最大的损伤或主要治疗的损伤作为主要诊断。编码员在编码过程中除需要对各个具体损伤类型进行编码以外，还需使用多处损伤的综合编码作为附加码以说明多处损伤的情况。同一术式会因为疾病类型、入组规则的不同，导致其在 DRG 中有不同定义。

（邹文通）

附录 1　CHS-DRG 主要诊断大类（MDC）目录

序号	MDC 编码	MDC 名称
1	MDCA	先期分组疾病及相关操作
2	MDCB	神经系统疾病及功能障碍
3	MDCC	眼疾病及功能障碍
4	MDCD	头颈、耳、鼻、口、咽疾病及功能障碍
5	MDCE	呼吸系统疾病及功能障碍
6	MDCF	循环系统疾病及功能障碍
7	MDCG	消化系统疾病及功能障碍
8	MDCH	肝、胆、胰疾病及功能障碍
9	MDCI	肌肉、骨骼疾病及功能障碍
10	MDCJ	皮肤、皮下组织及乳腺疾病及功能障碍
11	MDCK	内分泌、营养、代谢疾病及功能障碍
12	MDCL	肾脏及泌尿系统疾病及功能障碍
13	MDCM	男性生殖系统疾病及功能障碍
14	MDCN	女性生殖系统疾病及功能障碍
15	MDCO	妊娠、分娩及产褥期
16	MDCP	新生儿及其他围产期新生儿疾病
17	MDCQ	血液、造血器官及免疫疾病和功能障碍
18	MDCR	骨髓增生疾病和功能障碍，低分化肿瘤
19	MDCS	感染及寄生虫病（全身性或不明确部位的）
20	MDCT	精神疾病及功能障碍
21	MDCU	酒精/药物使用及其引起的器质性精神功能障碍
22	MDCV	创伤、中毒及药物毒性反应
23	MDCW	烧伤
24	MDCX	影响健康因素及其他就医情况
25	MDCY	HIV 感染疾病及相关操作
26	MDCZ	多发严重创伤

附录 2　本书收录 DRG 入组案例索引表

DRG 组编码	DRG 组名称	主要诊断	页码
CB19	玻璃体、视网膜手术	2 型糖尿病性增殖性视网膜病	110
CB19	玻璃体、视网膜手术	黄斑前膜	111
CB19	玻璃体、视网膜手术	眼球贯通伤不伴有异物	113
CB19	玻璃体、视网膜手术	老年性白内障	115
CD19	眼眶手术	眶脂肪脱垂	117
CC19	角膜、巩膜、结膜手术	翼状胬肉	119
DA19	头颈恶性肿瘤大手术	舌部及口底恶性肿瘤	121
DC19	中耳/内耳/侧颅底手术	慢性化脓性中耳炎	123
DG25	口腔科中手术,不伴并发症与合并症	颌骨角化囊肿	125
DK19	头颈、耳、鼻、咽、口诊断伴呼吸机支持	声带恶性肿瘤	128
EJ13	呼吸系统其他手术,伴并发症与合并症	结核性胸膜炎	130
EK11	呼吸系统诊断伴呼吸机支持,伴重要并发症与合并症	克雷伯杆菌性肺炎	132
EK23	呼吸系统诊断伴非侵入性呼吸支持,伴并发症与合并症	甲型 H1N1 流行性感冒性肺炎	134
ET13	慢性气道阻塞病,伴并发症与合并症	慢性阻塞性肺病伴有急性下呼吸道感染	136
EC25	胸部的中等手术,不伴重要并发症与合并症	胸骨骨折	139
FE13	复杂主动脉介入术,伴并发症与合并症	降主动脉夹层	141
FL19	经皮心脏消融术,伴房颤和/或房扑	心房颤动	143
FL19	经皮心脏消融术,伴房颤和/或房扑	阵发性心房颤动	146

DRG 组编码	DRG 组名称	主要诊断	页码
FN13	永久性起搏器植入,伴并发症与合并症	暴发性心肌炎(二)	147
FN39	除装置再植外的心脏起搏器更新	心脏起搏器电极移位	149
FF31	静脉系统复杂手术,伴重要并发症与合并症	二尖瓣主动脉瓣狭窄关闭不全伴三尖瓣关闭不全	152
FQ11	经皮心导管检查操作,伴 AMI/HF/SHOCK	急性前壁心肌梗死	154
FR23	心力衰竭、休克,伴并发症与合并症	心力衰竭	156
FZ13	循环系统其他疾患,伴并发症与合并症	病毒性心肌炎	159
FK19	循环系统诊断伴随呼吸机支持	腹腔或肠系膜动脉损伤	160
GB23	小肠、大肠(含直肠)的大手术,伴并发症与合并症	肠套叠	164
GB25	小肠、大肠(含直肠)的大手术,不伴并发症与合并症	空肠恶性肿瘤	166
GB25	小肠、大肠(含直肠)的大手术,不伴并发症与合并症	回肠克罗恩病	168
GB23	小肠、大肠(含直肠)的大手术,伴并发症与合并症	单侧腹股沟疝,伴有坏疽	170
GB23	小肠、大肠(含直肠)的大手术,伴并发症与合并症	乙状结肠恶性肿瘤	172
GJ13	消化系统其他手术,伴并发症与合并症	多发性结肠息肉	174
GK25	结肠镜治疗操作,不伴并发症与合并症	结肠出血	176
HB15	胰、肝切除和/或分流手术,不伴重要并发症与合并症	肝细胞癌	180
HC23	除仅做胆囊切除术以外的胆道手术,伴并发症与合并症	胆囊恶性肿瘤	184
HC23	除仅做胆囊切除术以外的胆道手术,伴并发症与合并症	胆总管梗阻	186
HJ13	与肝、胆或胰腺疾患有关的其他手术,伴并发症与合并症	肝硬化伴食管胃底静脉曲张破裂出血	188

续表

DRG 组编码	DRG 组名称	主要诊断	页码
NA19	女性生殖器官恶性肿瘤含有广泛性、廓清术、清扫术等手术	卵巢恶性肿瘤	233
NA29	女性生殖器官恶性肿瘤除广泛性、廓清术、清扫术以外的手术	侵袭性葡萄胎	235
NB19	女性生殖系统重建手术	Ⅱ度子宫脱垂	239
NB19	女性生殖系统重建手术	膀胱阴道瘘	241
ND13	原位癌和非恶性病损（除异位妊娠）附件及子宫内膜手术，伴并发症或合并症	子宫内避孕装置的机械性并发症	243
ND15	原位癌和非恶性病损（除异位妊娠）附件及子宫内膜手术，不伴并发症与合并症	输卵管阻塞性不孕	245
NC15	原位癌和非恶性病损（除异位妊娠）子宫（除内膜以外）的手术，不伴并发症与合并症	子宫憩室	247
ND15	原位癌和非恶性病损（除异位妊娠）附件及子宫内膜手术，不伴并发症与合并症	卵巢的子宫内膜异位症	248
NE19	外阴、阴道、宫颈手术	子宫黏膜下平滑肌瘤	251
OB21	剖宫产，伴重要并发症与合并症	产后弥散性血管内凝血	253
OB25	剖宫产，不伴并发症与合并症	臀先露引起的梗阻性分娩	255
OB23	剖宫产，伴并发症与合并症	胎盘早期剥离伴有凝血缺陷	257
OB23	剖宫产，伴并发症与合并症	子宫瘢痕引起的梗阻性分娩	260
OB25	剖宫产，不伴并发症与合并症	妊娠合并传染病	262
OC13	经阴道分娩伴手术，伴并发症与合并症	胎盘粘连伴出血	265
OD33	流产伴宫颈扩张及刮宫、清宫或子宫切开术，伴并发症与合并症	中期人工流产	269
PR29	新生儿伴呼吸窘迫综合征	新生儿呼吸窘迫综合征	272

参考文献

1. 国家医疗保障局,财政部,国家卫生健康委,等. 关于印发按疾病诊断相关分组付费国家试点城市名单的通知[EB/OL]. (2019-06-05). http://www. nhsa. gov. cn/art/2019/6/5/art_37_1362. html.

2. 国家医疗保障局. 关于印发疾病诊断相关分组(DRG)付费国家试点技术规范和分组方案的通知[EB/OL]. (2019-10-24). http://www. nhsa. gov. cn/art/2019/10/24/art_37_1878. html.

3. 国家医疗保障局. 国家医疗保障疾病诊断相关分组(CHS-DRG)分组与技术规范[EB/OL]. (2019-10-24). http://www. nhsa. gov. cn/module/download/downfile. jsp?classid=0&filename=a3cbb51dc6354dd4b6a5ab09bec18121. pdf.

4. 国家医疗保障局. 国家医疗保障疾病诊断相关分组(CHS-DRG)分组方案[EB/OL]. (2019-10-24). http://www. nhsa. gov. cn/module/download/downfile. jsp?classid=0&filename=289d4e344c30423b95e33e81ddd086e7. pdf.

5. 国家卫生与计划生育委员会. 住院病案首页数据填写质量规范(暂行). [EB/OL]. (2016-06-27). http://www. nhfpc. gov. cn/yzygj/s2909/201606/fa8a993ec972456097a2a47379276f03. shtml.

6. 国家卫生计生委办公厅关于印发住院医师规范化培训基地认定标准(试行)和住院医师规范化培训内容与标准(试行)的通知[EB/OL]. (2014-08-22)[2019-10-10]. http://www. nhc. gov. cn/qjjys/s3593/201408/946b17f463fa4e5dbcfb4f7c68834c41. shtml.

7. 中华人民共和国国家质量监督检验检疫总局,中国国家标准化管理委员会. 学科分类与代码:GB/T 13745—2009[S]. 北京:中国标准出版社,2009.

8. 张宗久. 2018年国家医疗服务与质量安全报告[M]. 北京:科学技术文献出版社,2018.

9. 国家卫生健康委办公厅关于印发国家三级公立医院绩效考核操作手册(2019版)的通知[EB/OL]. (2019-05-22)[2019-10-10]. http://www. nhc. gov. cn/yzygj/s3593g/201905/63feeb5dae7c4125a06d31f3600c0bc8. shtml.

10. 国务院办公厅关于加强三级公立医院绩效考核工作的意见[EB/OL]. (2019-01-06)[2019-10-10]. http://www. nhc. gov. cn/yzygj/s7653/201901/5da6e59268b04e659574e3006c3b6615. shtml.

11. 关于印发医疗机构手术分级管理办法(试行)的通知[EB/OL]. (2012-08-03)[2019-10-10]. http://www. nhc. gov. cn/wjw/ywfw/201306/def185b8d52e48918cf7e12

e43e956d6. shtml.

12. 人力资源社会保障部对十二届全国人大五次会议第 9132 号建议的答复[EB/OL]．(2017-08-22)[2018-10-05]. http://www. mohrss. gov. cn/gkml/zhgl/jytabl/jydf/201711/t20171103_280604. html.

13. 北京市医院管理研究所,国家卫生和计划生育委员会医政医管局．CN-DRGs 分组方案(2014 版)[M]．北京:中国医药科技出版社,2015.

14. 邓小虹．CN-DRGs 分组方案[M]．北京:中国医药科技出版社,2015.

15. 邓小虹．北京 DRGs 系统的研究与应用[M]．北京:北京大学医学出版社,2015.

16. 曹荣桂,刘爱民．医院管理学:病案管理分册[M]．2 版．北京:人民卫生出版社,2011.

17. 刘爱民．病案信息学[M]．2 版．北京:人民卫生出版社,2014.

18. 董景五,主译．疾病和有关健康问题的国际统计分类(第十次修订本):第一卷[M]．2 版．北京:人民卫生出版社,2015.

19. 董景五,主译．疾病和有关健康问题的国际统计分类 ICD-10(第二卷)指导手册[M]．2 版．北京:人民卫生出版社,2015.

20. 董景五,主译．疾病和有关健康问题的国际统计分类(第十次修订本):第三卷[M]．2 版．北京:人民卫生出版社,2015.

21. 刘爱民,主编译．国际疾病分类第九版临床修订本手术与操作[M]．北京:人民军医出版社,2013.

22. 全国卫生专业技术资格考试用书编写专家委员会．病案信息技术[M]．北京:人民卫生出版社,2015.

23. 弗里茨．国际疾病分类肿瘤学专辑[M]．3 版．董景五,译. 北京:人民卫生出版社,2003.

24. 杨天潼,尤萌．国际疾病分类(ICD)的发展史[J]．证据科学,2014,22(5):622－631.

25. 周柳英,刘慧悦,张静,等．住院病案首页其他诊断漏填情况分析[J]．中国病案,2019,20(1):9－11,112.

26. 展丽潇,史文峰．主要诊断 ICD 编码错误案例分析[J]．中国病案,2018,19(7):17－20.

27. 陈丽君,刘毅,张德明,等．住院病案首页质量对 DRGs 入组率的影响[J]．中国病案,2019,20(1):7－9.

28. 袁向东,旋妮玲,陈志添,等．基于 DRGs 的住院病案首页数据质量改进实践探索[J]．中国医院管理,2019,39(3):42－43.

29. 陈文彬,潘祥林．诊断学[M]．7 版．北京:人民卫生出版社,2008.

30. 万学红,卢雪峰．诊断学[M]．8 版．北京:人民卫生出版社,2013.

31. 万学红,卢雪峰．诊断学[M]．9 版．北京:人民卫生出版社,2018.

32. 陈灏珠,等. 实用内科学[M]. 北京:人民卫生出版社,2005.

33. 陈灏珠,钟南山,陆再英. 内科学[M]. 8 版. 北京:人民卫生出版社,2014.

34. 葛均波,徐永健,王辰. 内科学[M]. 9 版. 北京:人民卫生出版社,2018.

35. 张延龄,吴肇汉. 实用外科学[M]. 15 版. 北京:人民卫生出版社,2012.

36. 吴孟超,吴在德,吴肇汉. 外科学[M]. 8 版. 北京:人民卫生出版社,2013.

37. 赵玉沛,陈孝平. 外科学[M]. 3 版. 北京:人民卫生出版社,2015.

38. 陈孝平,汪建平,赵继宗. 外科学[M]. 9 版. 北京:人民卫生出版社,2018.

39. 龙村. ECMO——体外膜肺氧合[M]. 北京:人民卫生出版社,2010.

40. 王毅,潘鹏飞,于湘友. 静脉-静脉体外膜氧合与静脉-动脉体外膜氧合的应用时机:如何把握[J]. 中华重症医学电子杂志,2016,2(1):59 - 62.

41. 中华医学会呼吸病学分会. 中国成人社区获得性肺炎诊断和治疗指南(2016 年版)[J]. 中华结核和呼吸杂志,2016,39(4):253 - 279.

42. 刘又宁,陈民钧,赵铁梅,等. 中国城市成人社区获得性肺炎 665 例病原学多中心调查[J]. 中华结核和呼吸杂志,2006,29(1):3 - 8.

43. 穆魁津,何权瀛. 肺部感染[M]. 北京:北京医科大学中国协和医科大学联合出版社,1996.

44. 解立新,刘又宁. 正确评价有创和无创正压机械通气[J]. 军医进修学院学报,2011,32(3):201 - 202.

45. 杨哲烽,胡梓生. COPD 并呼吸衰竭患者采用有创和无创呼吸机序贯治疗的效果评价[J]. 现代诊断与治疗,2019,30(12):2055 - 2056.

46. 彭夏莹,李春桃,梁宗安. 三种简易量表对慢性阻塞性肺疾病急性加重伴 Ⅱ 型呼吸衰竭患者病情的评估价值[J]. 中国呼吸与危重监护杂志,2014,13(5):453 - 458.

47. 戴月梅,杨建忠,陆影,等. 平均容积保障压力支持通气治疗慢性阻塞性肺疾病急性加重期呼吸衰竭临床研究[J]. 中国实用内科杂志,2016,36(12):1070 - 1073.

48. 贾建平,陈生弟. 神经病学[M]. 8 版. 北京:人民卫生出版社,2018.

49. 贾建平,崔丽英,王伟. 神经病学[M]. 6 版. 北京:人民卫生出版社,2018.

50. 王建枝,殷莲华. 病理生理学[M]. 8 版. 北京:人民卫生出版社,2016.

51. 赵继宗,周定标. 神经外科学[M]. 3 版. 北京:人民卫生出版社,2014.

52. 舒培刚. 生物型人工硬脑膜在颅脑损伤硬膜修补术中应用效果[J]. 健康大视野,2019(3):199 - 200.

53. 梁斗. 硬脑膜重建材料的研究进展[J]. 右江医学,2017(1):109 - 112.

54. 张娜,马志晖. 外伤性颅内血肿的编码分析[J]. 中国病案,2019(6):21 - 23.

55. 吕洪志. 颅内动脉瘤性蛛网膜下腔出血不同时机开颅手术及血管内治疗的疗效及预后因素分析[J]. 中外医疗,2017(5):78 - 80.

56. 韩伟一,陶英群. 侧脑室出血外科治疗的研究进展[J]. 中华神经外科杂志,2015(12):1282 - 1284.

57. 段传志,何旭英. 实用颅内动脉瘤血管内治疗学[M]. 沈阳:辽宁科学技术出版社,2017.

58. 董建,胡代灵,黄建伟,等. 无骨折脱位型颈脊髓损伤的外科治疗[J]. 中国保健营养,2019(17):330-331.

59. 任学文,段瑞峰,贾峰昌,等. 下颈椎骨折脱位治疗方式选择[J]. 中国药物与临床,2018(6):995-997.

60. 岳月英,尹劲峰. 脊柱融合术编码的探讨[J]. 中国病案,2010(5):41-42.

61. 边鹏,张英辉. 新版 ICD-9-CM-3 中脊柱融合术编码探讨[J]. 中国病案,2013(11):38-39.

62. 王衍刚,张俊杰,杜顺利,等. 手术治疗脑静脉窦血栓形成并发脑疝两例经验探讨[J]. 中华神经医学杂志,2018,17(5):512-516.

63. 中华医学会神经外科学分会. 自发性脑出血诊断治疗中国多学科专家共识[J]. 中华急诊医学杂志,2015(12):1319-1323.

64. 李晶,刘秋英,赵文斌,等. 耳带状疱疹合并前庭功能障碍的相关性研究[J]. 中国医药指南,2016,14(31):143.

65. 汪萍. Ramsay Hunt 综合征 30 例临床分析[J]. 江西医药,2013(12):1258-1260.

66. 段沁江,李建华. 耳带状疱疹 ICD-10 编码分析[J]. 现代医院,2018,18(5):680-683.

67. 李智. 脑膜瘤的组织病理学诊断与鉴别诊断要点[J]. 广东医学,2017,38(24):3713-3719.

68. 韩彦钧. 嗅沟脑膜瘤的手术治疗经验[J]. 山西医药杂志,2011,40(17):912-913.

69. 刘家琦,李凤鸣. 实用眼科学[M]. 3 版. 北京:人民卫生出版社,2010.

70. 葛坚,王宁利. 眼科学[M]. 北京:人民卫生出版社,2015.

71. 黎晓新,王宁利. 眼科学[M]. 北京:人民卫生出版社,2017.

72. 毕宏生,温莹,张建华,等. 玻璃体切割术治疗异物引起的眼球贯通伤[J]. 中华眼视光学与视觉科学杂志,2012,14(1):53-55.

73. 黄选兆,汪吉宝,孙维佳,等. 实用耳鼻咽喉头颈外科学[M]. 2 版. 北京:人民卫生出版社,2007.

74. 孙维佳. 耳鼻咽喉头颈外科学[M]. 8 版. 北京:人民卫生出版社,2010.

75. 田勇泉. 耳鼻咽喉头颈外科学[M]. 8 版. 北京:人民卫生出版社,2013.

76. 刘丹,裴珮,李丽华. 鼓室成形术编码质量分析[J]. 中国病案,2017,18(9):41-44.

77. 张志愿,俞光岩. 口腔科学[M]. 8 版. 北京:人民卫生出版社,2013.

78. 张振康,俞光岩. 实用口腔病学[M]. 3 版. 北京:人民卫生出版社,2013.

79. 周凤书. 喉梗阻常见原因及其诊治建议[J]. 中华医学信息导报,2019,34(9):7.

80. 钱迪,敬光怀,陈翠霞,等. 急性喉梗阻时应用环甲膜切开或气管切开术的体会[J]. 中国医药指南,2019,17(24):36 - 37.

81. 李兰娟,任红. 传染病学[M]. 8 版. 北京:人民卫生出版社,2013.

82. 钟南山,刘又宁. 呼吸病学[M]. 2 版. 北京:人民卫生出版社,2016.

83. 中华人民共和国卫生部. 甲型 H1N1 流感诊疗方案(2009 年第三版)[J]. 中华临床感染病杂志,2009,2(5):257 - 259.

84. 张睿,杨帆. 140 例流行性感冒 ICD-10 编码质量分析[J]. 中国病案,2019,20(9):26 - 28.

85. 郭丽. 胸骨固定器在胸骨骨折手术中护理中的应用价值[J]. 世界最新医学信息文摘,2015(68):201.

86. 刘大为. Orion 钢板内固定治疗胸骨骨折的效果观察[J]. 中国伤残医学,2017,25(3):28 - 30.

87. 陈灏珠. 实用心脏病学[M]. 5 版. 上海:上海科学技术出版社,2016.

88. 孙玉杰,张海澄. 2013 EHRA/ESC 心脏起搏器和心脏再同步治疗指南解读[J]. 中国医学前沿杂志(电子版),2013(11):65 - 69.

89. 中华医学会心电生理和起搏分会起搏学组. 植入性心脏起搏器治疗:目前认识和建议(2010 年修订版)[J]. 中国继续医学教育,2011(11):40 - 54.

90. 中国生物医学工程学会心律分会. 心律植入装置感染与处理的中国专家共识 2013[J]. 临床心电学杂志,2013,22(4):241 - 253.

91. 芮世宝,王劲风,蔚有权. 心脏起搏器并发症的临床分析[J]. 临床心电学杂志,2010(3):193 - 195.

92. 孙泽琳,谢启应,杨天伦,等. 永久性心脏起搏器囊袋破溃的临床表现和处理[J]. 中国现代医学杂志,2015,25(8):76 - 79.

93. 李林锋,洪浪,王洪,等. 永久性起搏器囊袋破溃及电极脱位的处理[J]. 岭南心血管病杂志,2007,13(6):436 - 437.

94. 方崇亮,马志晖,孙辉. 冠心病编码思路[J]. 中国病案,2014,15(4):29 - 32.

95. 王昆,郭靖涛. 缺血性心肌病血运重建策略及相关指南荟萃[J]. 中国循证心血管医学杂志,2018, 10(11):1281 - 1284.

96. 彭莹莹,王方园,杨振戬,等. 原发性小肠恶性肿瘤的诊治研究进展[J]. 癌症进展,2019,17(3):256 - 259,283.

97. 王革非. 克罗恩病并发肠梗阻的诊断与治疗[J]. 肠外与肠内营养,2019,26(1):1 - 5.

98. 郑银城,韩超,李艳伟,等. 2012 年与 2017 年 3065 例肝硬化病因及其并发症对比分析[J]. 中国实用内科杂志,2019,39(3):278 - 281.

99. 张天. 124 例慢性肝硬化失代偿期患者感染病原菌特点及危险因素[J]. 中国真菌学杂志,2018,13(4):235 - 238.

100. 向治纬,田江,田超,等.肝炎肝硬化合并缺铁性贫血患者的血液指标分析[J].广东医学,2015,36(6):875-877.

101. 宋雯,赵梁,朱萍,等.肠息肉发生发展与诊治研究新进展[J].胃肠病学和肝病学杂志,2012,21(9):876-879.

102. 张凯军,罗毓铭.内镜下大肠息肉切除术后迟发性出血的危险因素分析[J].分子影像学杂志,2017,40(2):129-132.

103. 毛华,金少琴.内镜下大肠息肉切除术后出血的防治[J].中国内镜杂志,2012,18(10):1058-1062.

104. 赵斌,张虹雨,黄敏,等.结肠息肉切除术后并发出血的内镜治疗[J].中国药物经济学,2015(1):127-128.

105. 邓维,李强,张睿杰,等.开腹肝癌切除术与腹腔镜肝癌切除术治疗肝细胞癌患者临床疗效的比较[J].中国老年学杂志,2016,36(17):4226-4228.

106. 毛献双.肝癌患者手术治疗的临床研究进展[J].现代医学与健康研究电子杂志,2016,3(1):15-16.

107. 刘艳艳,丁毅,唐建东,等.治疗性内镜逆行胰胆管造影术的手术操作编码探讨[J].中国病案,2018,19(6):21-24.

108. 张尧,徐哲,吕浩,等.人工膝关节置换后感染:诊断与治疗的新话题[J].中国组织工程研究,2017,21(19):3088-3094.

109. 方恺.人工膝关节置换后的假体周围感染[J].中国组织工程研究与临床康复,2010,14(30):5650-5653.

110. 中华医学会糖尿病学分会.中国2型糖尿病防治指南(2017年版)[J].中国实用内科杂志,2018,38(4):292-344.

111. 汤一帆,顾则娟,邢双双,等.胫骨骨折切开复位内固定术后感染危险因素的Meta分析[J].中国骨与关节损伤杂志,2018,33(5):488-491.

112. 戴磊.胫骨平台骨折切开复位内固定术治疗体会[J].中国伤残医学,2014(2):52-53.

113. 张学军.皮肤性病学[M].8版.北京:人民卫生出版社,2013.

114. 中华医学会感染病学分会肝衰竭与人工肝学组,中华医学会肝病学分会重型肝病与人工肝学组.肝衰竭诊治指南(2018年版)[J].西南医科大学学报,2019,42(2):99-106.

115. 陈笑,肖晖,郁正亚.单侧甲状腺腺叶切除+对侧肿物切除或大部切除术与双侧甲状腺大部切除术治疗双侧结节性甲状腺肿的对比研究[J].中国医学装备,2017,14(2):53-55.

116. 曹宏泰,韩继祥,张冬红,等.甲状腺全切除术治疗多发结节性甲状腺肿的Meta分析[J].中南大学学报(医学版),2014,39(6):625-631.

117. 刘长城,孙冠铎,刘云力,等.肾细胞癌的诊疗进展[J].癌症进展,2018,16(4):

402 - 405.

118. 付启超,李传洪,王峰. 单中心 58 例肾癌手术治疗的临床分析[J]. 世界最新医学信息文摘,2019,19(28):203 - 205.

119. 陈兴发. EAU2013 版结石诊疗指南新意解读[J]. 现代泌尿外科杂志,2014,19(3):145 - 148.

120. 张晋,王学民. 泌尿系结石诊疗手册[M]. 北京:人民军医出版社,2013.

121. 胡卫国,李建兴,叶章群. 2019 年欧洲泌尿外科学会年会泌尿系结石诊治热点和进展[J]. 中华泌尿外科杂志,2019,40(4):251 - 252.

122. 孙颖浩. 吴阶平泌尿外科学[M]. 北京:人民卫生出版社,2019.

123. 赵志易,张慕淳,谷安娜,等. 男性尿道狭窄或闭锁的手术治疗:单中心 3 年回顾性研究[J]. 现代泌尿外科杂志,2019,24(5):365 - 368.

124. 蒋东鹏,王保中,杨大祥. 外伤性尿道狭窄的腔内手术治疗分析[J]. 世界最新医学信息文摘,2019,19(56):95 - 96.

125. 但加容,韩宗英. 贫血临床分类与 ICD-10 编码[J]. 中国病案,2017,18(6):52 - 54.

126. 高妍,孙鹏,李卫红. 某院慢性肾脏病终末期血液透析患者疾病诊断和手术操作编码质量分析[J]. 中国病案,2016,17(11):37 - 40.

127. 赵守国,赵南,马云波,等. 肾损伤 92 例诊治分析[J]. 临床泌尿外科杂志,2007(8):633 - 635.

128. 汤晓静,梅长林. KDIGO 指南解读:急性肾损伤的诊治[J]. 中国实用内科杂志,2012,32(12):914 - 917.

129. 中华医学会小儿外科学分会泌尿外科学组. 隐睾诊疗专家共识[J]. 中华小儿外科杂志,2018,39(7):484 - 487.

130. 史济洲,谷现恩. 良性前列腺增生的诊疗[J]. 中国临床医生,2012,40(4):6 - 10.

131. 朱建平. 前列腺炎并发前列腺增生的手术治疗效果分析[J]. 基层医学论坛,2019,23(20):2950 - 2951.

132. 谢幸,孔北华,段涛. 妇产科学[M].9 版. 北京:人民卫生出版社,2018.

133. 国家卫生健康委员会. 卵巢癌诊疗规范(2018 年版)[J]. 肿瘤综合治疗电子杂志,2019,5(2):87 - 96.

134. 马艳玲. 卵巢肿瘤疑难编码解析[J]. 中国病案,2013,14(8):26 - 27.

135. 陆双华. 妊娠滋养细胞疾病的 ICD-10 编码案例分析[J]. 中国病案,2016(3):36 - 37,72.

136. 訾聘,杨英捷,龚飞凤,等. 133 例子宫脱垂病例临床分析[J]. 中国妇幼保健,2010,25:3719 - 3720.

137. 郑芹林,王明明,秦明丽,等. 联合腔镜技术在宫内节育器嵌顿/异位诊治中的应用[J].中国现代医药杂志,2015,17(10):13-15.

138.黄安安,董敏,高丽.宫腔镜、腹腔镜在宫内节育器异位诊治中的价值[J].中国内镜杂志,2013,19(3):306-308.

139.中华医学会妇产科学分会子宫内膜异位症协作组.子宫内膜异位症的诊治指南[J].中华妇产科杂志,2015(3):161-169.

140.黄敏,肖晓兰.出生体重和早产的编码解析[J].中国病案,2016,17(9):38-39.

141.鲍晨怡,蒋晨昱,刘兴会.最新未足月胎膜早破临床指南解读[J].实用妇产科杂志,2019(7):498-501.

142.杨小红.产后胎盘滞留的原因、预防和处理体会[J].养生保健指南,2017(44):170,197.

143.郭丽萍.胎盘滞留的因素分析及治疗方法[J].中国保健营养,2017(13):431-432.

144.马新献.不同胎龄及不同程度的呼吸窘迫综合征新生儿治疗后肺功能情况分析[J].中外医疗,2019(15):60-62.

145.陈彩霞,赵卉升.早产及体重异常新生儿的ICD-10编码要点探讨[J].湖南医学高等专科学校学报,2002,4(4):70-71.

146.陈凌,孟阳,朱玲玲.早产儿肺炎发病的相关因素分析[J].现代医学,2016,44(02),223-227.

147.王卫平,孙锟,常立文,等.儿科学[M].9版.北京:人民卫生出版社,2018.

148.彭城,张雪梅,洪英,等.2150例恶性肿瘤患者编码质量分析[J].中国病案,2018,19(1):26-28.

149.陈伟伟,黄坤,刘锐,等.经皮肝穿刺胆管引流术联合胆道支架植入术治疗高位恶性梗阻性黄疸的效果及预后影响因素分析[J].临床肝胆病杂志,2019,35(3):559-564.

150.廖美琳,周允中.肺癌[M].3版.上海:上海科学技术出版社,2012.

151.田冰洁,王璐,王红红.慢性伤口清创术的研究进展[J].护理学杂志,2016,31(16):101-104.

152.宋诗铎.传染病学[M].北京:北京大学医学出版社,2010.

153.薛耀明,张倩,王丹.痛风防治实用指导[M].3版.郑州:河南科学技术出版社,2018.

154.岳月英,尹劲峰.皮肤移植术的ICD编码辨析[J].中国病案,2010,11(6):29-30.

155.祁佐良,李青峰.外科学:整形外科分册[M].北京:人民卫生出版社,2016.

156.刘鹏飞,张广,裴绍龙.皮瓣移植修复手外伤组织缺损的临床效果观察[J].临床医学研究与实践,2016,1(19):63-65.

157.张杨杨,贾赤宇.外科皮瓣修复手外伤组织缺损的应用进展[J].中华损伤与修复杂志(电子版),2014,9(2):195-197.

158. 黄志强. 腹部外科手术学[M]. 长沙:湖南科学技术出版社,2001.

159. 中华医学会感染病学分会艾滋病丙型肝炎学组,中国疾病预防与控制中心. 中国艾滋病诊疗指南(2018 版)[J]. 新发传染病电子杂志,2019,4(2):65-84.

160. 彭君,徐联芳,张永喜,等. 艾滋病 ICD-10 常见编码错误案例分析[J]. 中国病案,2016,17(10):27,34.

161. 石岩,刘大为,徐英春,等. 合并 HIV 感染对卡氏肺孢菌肺炎临床及预后的影响[J]. 中国感染与化疗杂志,2007(2):104-107.

162. 杨蓬,吴森泉,王凌伟. 慢性肺曲霉病 12 例临床特点及误诊原因分析[J]. 中国感染与化疗杂志,2016,16(4):398-401.

163. 中华医学会创伤学分会创伤急救与多发伤学组. 多发伤病历与诊断:专家共识意见(2013 版)[J]. 创伤外科杂志,2014,16(2):192-193.

164. 范士志,蒋耀光. 现代创伤治疗学[M]. 北京:人民军医出版社,2009.